· 国家卫生和计划生育委员会“十三五”规划教材
· 全国高等学校教材

供眼视光学专业用

眼视光公共卫生学

第3版

主　　编　赵家良
副 主 编　管怀进　刘春玲
编　　者（以姓氏笔画为序）

刘春玲	四川大学	官春红	国际奥比斯
李建军	首都医科大学	赵家良	北京协和医学院
何　伟	沈阳何氏医学院	姜丽萍	上海交通大学
闵寒毅	北京协和医学院	鹿　庆	国际奥比斯
郑曰忠	天津医科大学	管怀进	南通大学医学院

编写秘书　闵寒毅　北京协和医学院
融合教材数字资源负责人　赵家良　北京协和医学院
融合教材数字资源秘书　闵寒毅　北京协和医学院

人民卫生出版社

图书在版编目（CIP）数据

眼视光公共卫生学 / 赵家良主编. —3 版. —北京：人民卫生出版社，2017

ISBN 978-7-117-24750-4

Ⅰ. ①眼… Ⅱ. ①赵… Ⅲ. ①眼科学－公共卫生学－高等学校－教材 Ⅳ. ①R77

中国版本图书馆 CIP 数据核字（2017）第 205525 号

眼视光公共卫生学

第 3 版

主　　编：赵家良
出版发行：人民卫生出版社（中继线 010-59780011）
地　　址：北京市朝阳区潘家园南里 19 号
邮　　编：100021
E - mail：pmph @ pmph.com
购书热线：010-59787592　010-59787584　010-65264830
印　　刷：北京盛通数码印刷有限公司
经　　销：新华书店
开　　本：850 × 1168　1/16　　**印张：**13
字　　数：394 千字
版　　次：2004 年 7 月第 1 版　　2017 年 11 月第 3 版
2025 年 1 月第 3 版第 9 次印刷（总第 13 次印刷）
标准书号：ISBN 978-7-117-24750-4
定　　价：46.00 元

第三轮全国高等学校眼视光学专业本科国家级规划教材(融合教材)修订说明

第三轮全国高等学校眼视光学专业本科国家卫生计生委规划教材，是在第二轮全国高等学校眼视光学专业本科卫生部规划教材基础上，以纸质为载体，融入富媒体资源、网络素材、数字教材和慕课课程形成的“五位一体”的一套眼视光学专业创新融合教材。

第一轮全国普通高等教育“十五”国家级规划教材、全国高等学校眼视光学专业卫生部规划教材于2003年启动，是我国第一套供眼视光学专业本科使用的国家级规划教材，其出版对于我国眼视光学高等教育以及眼视光学专业的发展具有重要的、里程碑式的意义，为我国眼视光学高级人才培养做出了历史性的巨大贡献。本套教材第二轮修订于2011年完成，其中《眼镜学》为普通高等教育“十二五”国家级规划教材。两轮国家级眼视光专业规划教材建设对推动我国眼视光学专业发展和人才培养、促进人民群众眼保健和健康起到了重要作用。

在本套第三轮教材的修订之时，正逢我国医疗卫生和医学教育面临重大发展的重要时期，我们贯彻落实全国卫生健康大会精神和《健康中国2030规划纲要》，按照全国卫生计生工作方针、医药协同综合改革意见，以及传统媒体和新兴媒体融合发展的要求，推动第三轮全国高等学校眼视光学专业本科国家级规划教材(融合教材)的修订工作。

本轮修订坚持中国特色的教材建设模式，即根据教育部培养目标、国家卫生计生委用人要求，医教协同，由国家卫生计生委领导、指导和支持，教材评审委员会规划、论证和评审，知名院士、专家、教授指导、审定和把关，各大院校积极参与支持，专家教授组织编写，人民卫生出版社出版的全方位教材建设体系，开启融合教材修订工作。

本轮教材修订具有以下特点：

1. 本轮教材经过了全国范围的调研，累计共有全国25个省市自治区，27所院校的90名专家教授进行了申报，最终建立了来自15个省市自治区，25个院校，由52名主编、副主编组成的编写团队，代表了目前我国眼视光专业发展的水平和方向，也代表了我国眼视光教育最先进的教学思想、教学模式和教学理念。

2. 课程设置上，由第二轮教材“13+3”到本轮教材“13+5”的转变，从教师、学生的需要出发，以问题为导向，新增《低视力学实训指导》及《眼视光学习题集》。

3. 对各本教材中交叉重复的内容进行了整体规划，通过调整教材大纲，加强各本教材主编之间的交流，力图从不同角度和侧重点进行诠释，避免知识点的简单重复。

4. 构建纸质+数字生态圈，完成“互联网+”立体化纸数融合教材的编写。除了纸质部分，新增二维码扫码阅读数字资源，数字资源包括：习题、视频、动画、彩图、PPT课件、知识拓展等。

5. 依然严格遵守“三基”、“五性”、“三特定”的教材编写原则。

6. 较上一版教材从习题类型、数量上进行完善，每章增加选择题。选择题和问答题的数量均大幅增加，目的是帮助学生课后及时、有效地巩固课堂知识点。每道习题配有答案和解析，学生可进行自我练习。自我练习由学生借助手机或平板电脑终端完成，操作简便，激发学习兴趣。

本套教材为2017年秋季教材，供眼视光学专业本科院校使用。

第三轮教材（融合教材）目录

眼镜学（第3版）	主编　瞿　佳　陈　浩
眼科学基础（第3版）	主编　刘祖国
眼病学（第3版）	主编　李筱荣
接触镜学（第3版）	主编　吕　帆
眼视光学理论和方法（第3版）	主编　瞿　佳
眼视光器械学（第3版）	主编　刘党会
视觉神经生理学（第3版）	主编　刘晓玲
眼视光公共卫生学（第3版）	主编　赵家良
低视力学（第3版）	主编　周翔天
屈光手术学（第3版）	主编　王勤美
双眼视觉学（第3版）	主编　王光霁
斜视弱视学（第2版）	主编　赵堪兴
眼视光应用光学（第2版）	主编　曾骏文

获取融合教材配套数字资源的步骤说明

① 扫描封底红标二维码，获取图书“使用说明”。

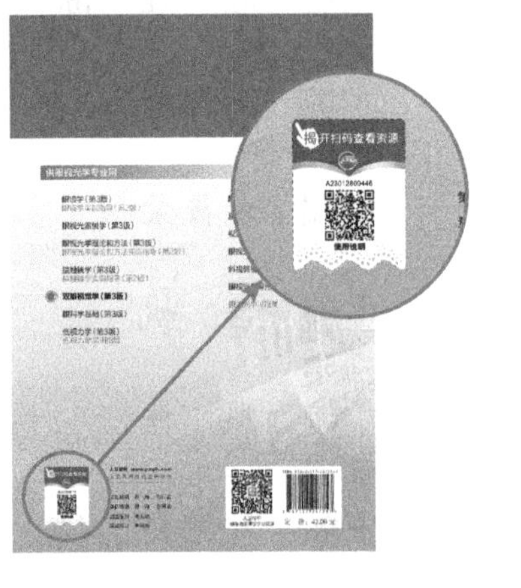

② 揭开红标，扫描绿标激活码，注册/登录人卫账号获取数字资源。

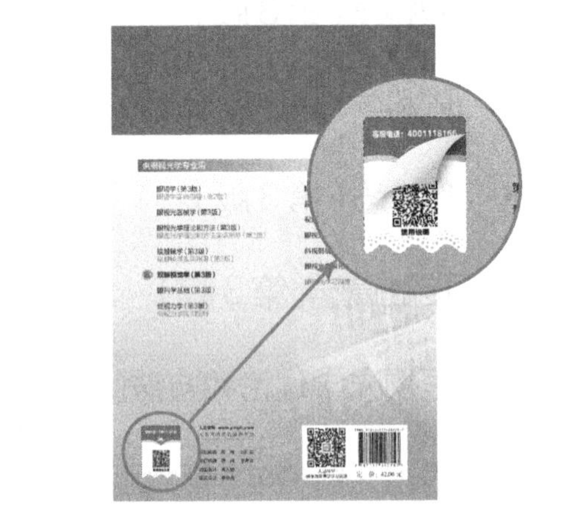

③ 扫描书内二维码或封底绿标激活码随时查看数字资源。

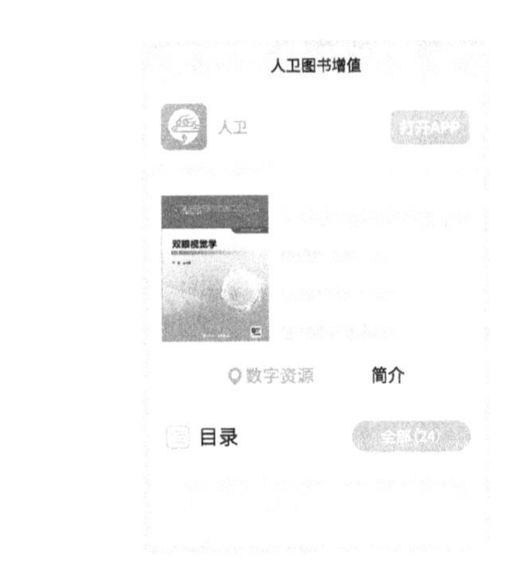

④ 登录 zengzhi.ipmph.com 或下载应用体验更多功能和服务。

扫描下载应用

客户服务热线 400-111-8166

关注人卫眼科公众号
新书介绍　最新书目

第三届全国高等学校眼视光学专业教材(融合教材)评审委员会名单

主任委员

瞿　佳　温州医科大学

副主任委员

赵堪兴　天津医科大学

赵家良　北京协和医学院

吕　帆　温州医科大学

委　　员（以姓氏笔画为序）

王云创　滨州医学院

王保君　新乡医学院

兰长骏　川北医学院

毕宏生　山东中医药大学

吕　帆　温州医科大学

刘陇黔　四川大学

刘祖国　厦门大学

李筱荣　天津医科大学

何　伟　辽宁何氏医学院

赵家良　北京协和医学院

赵堪兴　天津医科大学

胡　琦　哈尔滨医科大学

袁援生　昆明医科大学

徐国兴　福建医科大学

郭　锐　南京中医药大学

蒋　沁　南京医科大学

曾骏文　中山大学

廖洪斐　南昌大学

瞿　佳　温州医科大学

秘 书 长

刘红霞　人民卫生出版社

秘　　书

姜思宇　温州医科大学

李海凌　人民卫生出版社

前 言

在第三轮全国高等学校眼视光学专业规划教材的编写中，依然保留了《眼视光公共卫生学》。这是根据我国眼视光学专业快速发展的实际需要，根据培养的学生将来工作的实际需要而采取的措施。和其他临床医学相似，眼科学和视光学不但要关注大量的临床问题，处理大量的病人，而且还要关注眼病和视光疾病在人群中发生、发展和分布的特征，关注眼病和视光疾病是否得到及时有效的治疗。要解决这些问题，单靠临床工作是不够的，还需要我们从群体的角度来看待和处理这些问题。眼视光学专业的医务人员不但有责任做好临床工作，为一个个病人解除病痛，而且也有责任解决社区人群中存在的危害健康的眼科和视光疾病。作为眼视光学专业的学生不但需要学习眼视光学的专业知识和技能，还应当学习公共卫生的基本原则和方法。虽然目前已有大量的公共卫生的教材和专著，但是还没有结合眼科学和视光学专业的公共卫生教材。正是在这样的背景下，在众多专家的支持下，我们再次编写了我国的《眼视光公共卫生学》。

本书的第1版编写于2004年，第2版编写于2011年。第2版的内容取舍和编排比较合理和成熟，这一版主要是在第2版的基础上改编而成。公共卫生学的基础是流行病学和统计学，因此在本书中首先介绍了流行病学的原理和主要研究方法，介绍了统计学的基本知识，介绍了眼病现况调查和筛查的基本概念和特点，并结合实例介绍了如何进行眼病现况调查。在这一版中，还增加了可避免盲的快速评估。这种调查方法与现况调查有很大的区别，它只调查50岁及以上人群的情况，眼部检查方法简单，资料处理和结果分析方便，可以适用于50万～500万人群的调查，比较适合于我国县和地区的盲、中重度视觉损伤和眼病的调查。由于我国各地的盲和视觉损伤发生情况有相当大的差别，需要定期进行流行病调查，因此我们预计这种方法将会大量采用。同前两版一样，我们介绍了全球和我国盲和视觉损伤的状况，介绍了白内障等几种主要眼病的群体防治方法，并总结了我国多年来开展防盲治盲工作的经验，介绍了如何组织防盲和防治眼病项目的实施，如何培训眼保健工作人员。此外，我们对眼视光学领域中的信息处理、循证医学和卫生经济学在眼视光学中的应用进行了介绍。因此本书不仅可作为眼视光学专业学生的教材，也可作为我国眼视光学工作者的参考用书。由于低视力的内容与本套教材中《低视力学》有重复，因此在第3版中将有关低视力的内容删去。

学习眼视光公共卫生学并非易事，并不是"照本宣科"或"死啃书本"就能教好、学好。我们希望在充分理解本书内容的基础上，结合实例讲解，只有这样，学习眼视光公共卫生学的过程才会充满乐趣，读者才能很好地掌握实质性内容。

由于我们的学识有限，虽然经过三次编写，但肯定存在着许多不足。我们期望聆听到专家和同道们对本书的批评意见，以期促进我们编写出更符合我国实际需要的眼视光公共卫生学。

赵家良

2017年2月5日

目　录

融合教材数字资源目录

第十二章

第十三章

第十四章

第一章 绪 论

本章学习要点

- 掌握：学习眼视光公共卫生学的理由。
- 熟悉：眼科学和视光学的发展需要眼视光公共卫生学。
- 了解：眼视光公共卫生学的研究范围；学习眼视光公共卫生学的方法。

关键词 公共卫生学 群体

第一节 眼科学和视光学的发展需要眼视光公共卫生学

眼视光公共卫生学是研究眼科学和视光学中有关公共卫生问题的一门学科。经过长期不懈的努力，眼科学和视光学已经属于临床医学的一部分，它为解除公众的眼疾，提供眼保健服务做出了很大的贡献。和其他临床医学一样，长期以来眼科学和视光学只是以个别病人作为对象，来研究疾病的特征、诊断和治疗的方法。这种状况已经不能适应医学的发展和公众的需要了。医学的发展要求临床医师不但能诊断和治疗疾病，也能预防疾病；不但能解决个别病人的病痛，也能解决社区人群中存在的危害健康的公共问题；不但从个别病人的诊断和治疗中总结经验，还能进行临床研究，进行以人群为基础的调查研究，以便获得更多的眼科学和视光学疾病发生、发展和转归等信息，促进学科的发展和医疗服务能力的提高。这就要求从事眼科学和视光学专业的医务人员不但学习眼科学和视光学的专门知识和技能，还应当学习公共卫生的基本原则和方法。正是在这样的背景下，在众多专家的支持下，我们编写了我国第一部眼视光公共卫生学。本书已经是第三次修订。

公共卫生是为消除或改变对所有的人，包括对病人和健康人都会产生不良影响的因素所采取的有组织的集体行动。公共卫生学是从群体的角度看问题，应用流行病学的概念、原理和方法，来解决临床医学的问题，解决社区和人群中存在的疾病和健康问题。公共卫生学为人类控制疾病做出了巨大贡献。正是在与疾病的斗争中，公共卫生学得到了快速的发展。它从最初只关注传染病的控制，发展到关注社区、国家或全球范围内与健康相关的所有活动；从关注卫生管理，发展到关注人们的生活方式；从关注环境对健康的影响，发展对遗传疾病的控制；从关注预防疾病，发展到关注健康服务的组织和管理。因此将公共卫生学引入眼科学和视光学领域，并将两者结合起来，形成眼视光公共卫生学，将为眼科学和视光学的进一步发展提供更宽的视界和更多的机会。

在眼科学和视光学领域，通过应用公共卫生学的原则和方法，已经解决了不少问题。通过世界和我国各地的眼病现况调查，我们基本上了解了全球和我国的盲和视觉损伤的现状、原因和趋势，为全球和我国开展防盲治盲工作明确了目标。正是通过世界卫生组织统

笔记

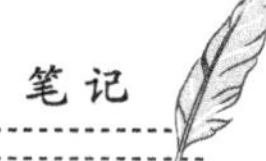

一组织的以人群为基础的学龄期儿童屈光不正调查，摸清了儿童屈光不正的现状，将屈光不正和低视力列为全球最大规模的防盲项目“视觉 2020”行动的重点之一。对于眼视光公共卫生学所取得的成绩，我们应当认真地总结和推广，以便使眼视光公共卫生学在我国眼科和视光学的发展中起到更大的作用。

眼科和视光学的医务人员不仅从事医疗活动，而且还有机会从事临床研究。临床研究的过程非常复杂。这是因为临床研究的对象是人，研究所取得的成果也要应用于人。人是世界上最复杂的生命体，不但有生理活动，还有复杂的心理活动；不但有病理改变，社会活动也会对疾病过程产生明显的影响。在医学研究中，许多因素并没有控制在研究者手中。因此我们在临床研究中需要应用公共卫生学的知识，使研究的设计更加合理，数据的测量更加准确，结果的评价更加客观，才能得到恰如其分的结论。

做好社区人群中的眼健康服务是眼科和视光学工作者的任务之一。要完成这样的任务，就需要对社区人群的眼病发生情况和变化趋势有所了解，对社区眼保健服务项目的实施和管理有所了解。在这方面也亟需眼视光公共卫生学的知识。

第二节 眼视光公共卫生学的任务及其研究范围

公共卫生学的内容十分丰富，其主要的基础是流行病学和统计学。眼视光公共卫生学的任务是应用流行病学和统计学的原理和方法，解决眼科学和视光学中一些重要的问题。其研究范围可以涵盖眼科学和视光学的各个方面，如了解眼病的发生、发展状况，确定防盲治盲和眼保健工作的重点，探寻一些眼病的危险因素和发病原因，筛查一些眼病的早期病人和具有发病高危因素者，评价一些干预措施对预防和治疗眼病的作用等。

由于眼科学和视光学工作者主要学习和掌握眼科学和视光学的知识和技能，很难有大量时间学习公共卫生学的知识和技能，因此我们根据眼科学和视光学领域的实际需要，选择一些公共卫生学的基本内容进行介绍。这些内容包括：①流行病学基础知识，以及流行病学的主要研究方法；②统计学在眼视光学中的应用；③结合具体例子说明如何进行眼病现况调查；④可避免盲的快速评估；⑤眼病筛查的基本概念和特点。同时我们从公共卫生学角度研究和审视眼科学和视光学问题，介绍了：①全球和我国盲和视觉损伤的状况；②白内障等几种主要眼病的防治；③如何组织防盲和防治眼病项目的实施；④如何培训眼保健工作人员。这些内容不仅有助于年轻的眼视光学工作者了解我国盲和视觉损伤的现状，更能了解到从群体的角度开展眼病防治和防盲治盲的重要性和迫切性。此外，我们对信息处理、循证医学和卫生经济学在眼视光学中的应用进行了介绍。我们相信，掌握这些知识对从事眼视光学专业的临床和研究，以及防盲治盲都是有益的。

第三节 学习眼视光公共卫生学应注意的问题

眼视光公共卫生学是理论性和实践性都很强的学科。在学习眼视光公共卫生学时，应当注重理论的学习，要掌握流行病学研究的理论和方法，要理解各种统计方法的基本概念和原理，要注意各种研究方法和统计学方法的适用范围。对于一些统计公式，应当着重了解其意义、方法和适用范围。在学习过程中，要注意联系实际。如有条件，应当参与一些正在进行的眼病流行病学和防盲治盲项目，了解如何在实际中应用眼视光公共卫生学的知识，来解决眼科学和视光学中所面临的一些难题。同时，结合一些有关的医学文献进行学习，评价其设计、测量和评估方面的优缺点，从中汲取经验和教训。只有反复地将理论知识与实践相结合，才能加深对眼视光公共卫生学重要意义的认识。

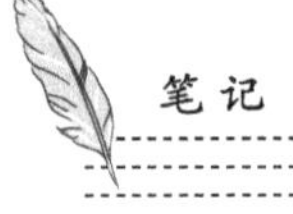

在学习眼视光公共卫生学时，应当与眼科学和视光学理论和方法的学习紧密结合起来。眼视光公共卫生学就是将公共卫生学与眼科学和视光学相结合的结果，是应用流行病学和统计学的理论和方法来解决眼科学和视光学问题的结果。当学习眼视光公共卫生学时，应当考虑到我们常用的眼科学和视光学检测方法，如视力测量、视网膜检影、电脑验光等方法作为筛查试验或诊断试验的真实性、可靠性和实用性。当我们进行近视眼发病情况调查时，应当考虑到目标人群、样本大小、检测方法等是否合适。我们还应当注意到眼科学和视光学领域的一些特殊问题，例如一个人有双眼，当我们抽取样本时，是以眼为单位，还是以人为单位。只有将眼视光公共卫生学与眼科学和视光学的其他知识的学习结合起来，眼视光公共卫生学才会发挥更大的作用，才会使我们开阔视界，掌握更多的解决眼科学和视光学领域中难题的方法。

(赵家良)

二维码 1-1 扫一扫，测一测

笔记

第二章

流行病学基础知识

本章学习要点

- 掌握：发病率和患病率的区别；描述性研究和分析性研究的区别；开展抽样调查的步骤，以及常用的随机抽样方法；测量疾病分布的主要指标和计算方法；病例对照研究和队列研究的区别。
- 熟悉：流行病学的概念和主要研究内容；通过观察疾病的分布来建立病因假设；验证病因假设的方法。
- 了解：流行病学的原理；随机对照临床试验的基本思路和优点。

关键词 发病率 患病率 描述性研究 分析性研究 观察性研究 病例报告 描述性横断面研究 抽样调查 病例对照研究 队列研究 实验性研究 临床试验

本章主要为眼科和视光医师提供一些常用的流行病学基础知识，包括流行病学的概念、原理和研究方法。一些应用流行病学的特殊例子，如横断面调查、筛查和临床试验，已在眼科学和视光学的研究和临床工作中发挥了重要的作用，将分别在第四、五、六和七章中做进一步阐述。

第一节　流行病学的概念和研究范围

流行病学(epidemiology)是公共卫生学的基础，是建立在观察、推理和计算基础上的一门科学。数十年来，随着危害人类健康的疾病谱的变化，随着医学模式从单纯生物学向着生物学、心理学和社会医学相结合的模式转变，流行病学的概念也在发展，研究范围不断扩大。流行病学是在人类与传染病作斗争的过程中发展起来的，长期以来也主要用于传染病的防治，对于了解传染病的发生、发展、分布以及根治传染病方面发挥了重要的作用。随着传染病逐渐得以控制，死亡率明显下降，非传染性疾病如心血管疾病、恶性肿瘤的致死率明显升高。加强研究这些非传染性疾病的发病危险因素，探索防治的有效方法，也成了流行病学研究的重要任务。健康是相对于疾病的一种状态，对其进行研究有助于了解疾病的状态，有助于提出和评价预防疾病和保健的对策，有助于提高人群的健康水平，流行病学研究范围又延伸到健康的研究中。因此流行病学可以定义为研究疾病、健康和卫生事件在人群中发生、发展和分布的规律，以及制定预防、控制和消灭疾病的对策与措施的学科。

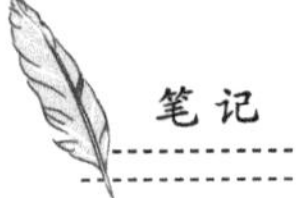

笔记

在长期的医学实践中，传统的流行病学所形成的科学方法在医学众多领域里发挥着重要作用。流行病学不但渗入到预防医学的领域，也渗入到临床和基础医学的各个领域，它与相关学科相互结合、相互渗透、逐渐交融，产生了许多交叉学科，例如分子流行病学、药物流行病学、遗传流行病学、临床流行病学等。因此要解决这些非传染性疾病也必须重视和应用流行病学的概念和研究方法。目前，流行病学研究的范围相当广泛，几乎每种疾病的研究都需要应用流行病学方法。研究的内容主要有：

1. 调查患病人群的年龄、性别、职业、地区和时间的分布，明确什么人在什么时候和在什么地方容易患病。了解疾病的患病率、发病率、死亡率及在人群中消长情况和其性质的变化，了解疾病在人群中发生、发展和分布的状况，为制订控制疾病的规划提供依据。

2. 探索疾病的病因与性质，并在医疗实践中验证其致病作用，以便采取有针对性的防治措施。

3. 研究影响疾病发生、发展或流行的因素。不同时期如季节、气候条件，不同地区的地理条件、经济状况及人们的文化水平可能影响到某种疾病的发生或流行，成为影响疾病发生或流行的危险因素。例如卫生条件差、住房拥挤等因素会加重沙眼的流行。以流行病学的方法发现和控制这些因素后，就有可能有效地控制沙眼的传播。

4. 了解疾病的自然病程，为提出准确的治疗和预防措施提供依据。

5. 根据流行病学研究结果，明确疾病的原因及其危险因素，制定出合理而有效的防治措施，以便控制或根治某些疾病。

6. 评价防治疾病的效果。

长期以来，眼科学的任务主要是对特定患病个体和某种特定的眼病进行医疗处理。随着眼科学的发展，已经认识到单从个体的角度还不足于解决眼科疾病，需要从群体或社会医学角度研究眼病的发生原因和影响因素，研究预防和治疗措施，即从宏观上对眼病加以研究。而且，对于眼病的研究也需要应用流行病学的原理和方法，这样就产生了眼科流行病学。早在 1974 年，第 22 届巴黎国际眼科大会提出了“公共卫生眼科学”的概念。眼科流行病学是公共卫生眼科学的重要内容之一。眼科流行病学也不仅仅限于对传染性眼病，例如沙眼、流行性出血性结角膜炎的研究和防治，而是更多地关注严重的非传染性致盲性眼病，例如白内障、屈光不正、青光眼和糖尿病视网膜病变的研究和防治。

第二节　流行病学原理

流行病学的基本原理包括两个方面，即疾病分布原理，以及病因论和疾病的因果关系推断。

一、疾病分布原理

任何疾病在人群中都具有一定的分布形式，根据其分布特点可以探讨疾病发生或流行的规律，为制订疾病的防治策略和措施提供依据，这是流行病学的基本原理之一，也是流行病学研究始终关注的问题。许多成功的流行病学就是从研究疾病的分布开始的。

在有关流行病学的疾病分布原理的应用中，已经将研究的“疾病”的概念加以扩展。疾病可以指传染性疾病，也可以指包括心脑血管、肿瘤、白内障、青光眼和屈光不正等非传染性疾病，而且也延伸到健康及与健康相关的事件，包括对精神状况、心理状况、行为问题和环境适应的研究，以及对健康相关的卫生事件如灾害、伤害和卫生服务的研究。对于“分布”所涉及的内容也有延伸，从疾病的流行或暴发延伸到少数散发的病例。而且随着对疾病发生、流行理论的认识不断深入，注意到任何一种疾病在人群中发生时，病例的数量是一个随着时间而变动的动态过程，有时表现为病例数较多的流行状态，有时则为病例数很少的非流行状态，二者互相衔接，形成一个连续的过程。因此对于“分布”的研究，既包括流行

笔记

状态，也包括非流行状态的研究。

（一）疾病分布的测量及其指标

1. 疾病分布的测量 疾病的分布都是可以应用数量来表示的，这样才能互相比较，发现差异。表示疾病分布的指标有率或比。率指某种事物在总体中出现的几率，表示的是局部与总体之间的关系。例如在一个中学中共有学生2000名，其中男、女学生分别为800名和1200名。其中200名男生和400名女生患有近视眼，那么该校的近视眼发生率则为男生和女生中近视眼总人数除于全校学生数，为(200+400)/2000=30.0%。而比表示的是不同事物间的比值。例如上述学校中患有近视眼的男、女学生人数之比为200∶400，即为1∶2，也可以说男生中患有近视眼的人数总全校近视眼总人数的比为200/(200+400)=33.3%，女生中近视眼的人数占全校近视眼总人数的比为400/(200+400)=66.7%，男、女生中近视眼人数之比仍为1∶2(33.3%比66.7%)，表示的是构成比。率和比是不同的指标，如果混同，就会造成错误的判断。只有用发病率才能比较男、女学生中近视眼发病的强度。在上述学校中，男、女生近视眼的发病率分别为25.0%(男生中近视眼人数除于男生总人数，为200/800)和33.3%(女生中近视眼人数除于女生总人数，为400/1200)，表明女生中近视眼的发生率高于男生。

2. 常用的表示疾病分布的指标

(1) 发病率(incidence rate)：表示一定时期内在一定人群中某病新病人出现的频率。其计算公式为：

发病率(1/10万)=(一定期间内某人群中某病新病例数/同期的暴露人口)×10万

计算发病率时观察的时间单位可以根据所研究的病种及研究问题的特点而决定。通常以年来表示。也可以用一天、一周或一个月来表示。发病率多用10万分率，有时也用千分率来表示。计算时所用的分子是一定时期间内新发病人数。对于发病时间难以确定的一些疾病可以将初次诊断的时间作为发病时间。分母是同期的暴露人群，对那些不可能患病的人(如传染病的非易感者)不应当计入分母内。但在实际工作中往往不易实现，当描述某些地区特定人群的某病发病率时，多用该时间段内特定人群的平均人口作为分母。例如观察时间以年为单位时，可用年初和年终人口之和除以2所得的平均人口数或以当年7月1日0时的人口数作为分母。

发病率可以按不同特征，如年龄、性别、职业、民族和婚姻状况分别计算，称为发病专率。

发病率可以反映疾病发生的比率，因此它可以用来描述疾病的分布。发病率的变化意味着病因因素发生变化。通过比较不同人群的某种疾病的发病率来帮助确定可能的病因，探讨发病因素，提出病因假说，评价防治措施的效果。

(2) 罹患率(attack rate)：罹患率与发病率同样是衡量人群中新发病例情况的指标，一般用于小范围或短期间内流行的疾病，也可以用百分率或千分率表示。它的优点是能根据暴露程度更为精确地测量发病的几率，在探讨病因中经常使用。观察期一般以周或月为单位，分子是新发病例数，分母为暴露人口。当用百分率表示罹患率时，计算公式为：

罹患率(%)=(观察期内的某病新病例数/同期的暴露人口数)×100%

(3) 患病率(prevalence rate)：也称现患率，是指某一特定时间内总人口中某种疾病的病例所占的比例。按观察的时间不同，患病率可以分为时点患病率和期间患病率，以前者较为常用。其计算公式为：

时点患病率(1/1000或1/10万)=(某一时点的新旧病例数/该时点该人群人口数)×1000(或100 000万)

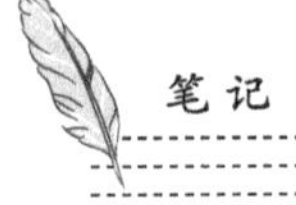
笔记

期间患病率=(某期间的一定人群中新旧病例数/同期该人群平均人口数)×1000(或10万)

通常，时点患病率的时间不超过 1 个月，而期间患病率的期间是指一段特定的时间，常常超过 1 个月。期间患病率实际上是某一特定期间开始时的患病率加上该期间内的发病率。

一些因素会影响疾病的患病率。患病率增高的因素包括：①病程延长；②未治愈者寿命延长；③新病例增加（即在观察期间疾病发病率增加）；④病例迁入；⑤疾病易感者迁入；⑥健康者迁出；⑦诊断水平提高后发现更多病例。患病率降低的因素包括：①病程缩短；②病死率增高；③新病例减少（即在观察期间疾病发病率下降）；④健康者迁入；⑤患病者迁出；⑥治愈率提高。

当某地某种疾病的发病率和该病的病程在相当长时期内保持稳定时，患病率、发病率和病程三者间的关系为：患病率（P）= 发病率（I）× 病程（D）。通过这样的关系，可以计算某些疾病的病程。

患病率通常用来表示病程较长的慢性病发生或流行情况，可以为规划医疗设施，估计医院床位、卫生设施及人员的需要量，评估医疗质量和医疗费用的投入等提供科学依据。

（4）死亡率（mortality rate）：是指在一定时期内一定人群中死于某种疾病或死于所有原因的频率，是测量人群死亡危险最常用的指标。计算时，常以年为单位。多用千分率或 10 万分率。其计算公式为：

死亡率（1/1000 或 1/10 万）=（某人群的年间死亡总数 / 该人群同年的平均人口）× 1000（或 10 万）

死于所有原因的死亡率是一种未经调整的率，也称为死亡粗率（crude death rate）。死亡率也可以按不同特征，如年龄、性别、职业、民族或病因等分别计算，称为死亡专率。

死亡率是用于衡量某一时期、某一地区的人群死亡危险性大小的指标。死亡专率可以提供某病死亡在人群、时间和地区中变化的信息，也可用于探讨病因和评价防治措施。

（5）病死率（fatality rate）：是表示一定时期内（通常为 1 年）患某病的全部病人中因该病死亡的频率。其计算公式为：

病死率（%）=（因某病而死亡的总数 / 该病病人总数）×100%

病死率常以百分率表示，可以表明疾病的严重程度，也反映医疗水平和诊治能力。当比较不同的医院治疗某种疾病的病死率时，应当注意可比性。这是由于一些大医院虽然医疗设备好、医疗力量强，但是收治的病人也可能比较危重，因而治疗某种疾病的病死率有可能反而比小医院还要高。

在眼科学中，除了应用上述的率之外，还经常应用下列的一些率：

（1）致盲率（prevalence of blindness）：是指某一特定时间内在总人口中盲人所占的比例。实际上它是盲的患病率。

（2）白内障手术率（cataract surgical rate，CSR）：是指每年每百万人群中白内障手术的例（眼）数。

（3）白内障手术覆盖率（cataract surgical coverage rate，CSC）：是指应当施行白内障手术的人群中一眼或双眼接受白内障手术者的频率。计算时，以接受白内障手术的人数加上未接受白内障手术的因白内障致盲的人数为分母，以接受白内障手术的人数为分母，以百分率来表示。

（二）疾病分布

1. 疾病分布的形式　疾病在时间和空间的分布表现为多种形式：

（1）散发（sporadic）：在小范围内发生少数病例可以称为散发病例。散发是在同一地区中同一病种历年发病率之间比较的结果，表现为疾病的发病率低，病人在时间和空间的分布常常不明显集中。

(2) 流行(epidemics):当某地区某病的发病率显著超过历年的(散发)发病率水平时称为流行,是与散发相比较的流行强度指标。当某地某病达到流行水平时,意味着有促使发病的因素在起作用,应当引起关注。

(3) 大流行(pandemic):某病的发病率远远超过流行水平时称为大流行,其特点为疾病传播迅速。

(4) 暴发(outbreak):是指在集体单位或小范围居民区内突然发生病例的现象。疾病暴发的原因主要是由于通过共同的传播途径而感染或有共同的传染源。所谓短时间主要是指在该病的最长潜伏期内。如果暴发的初发病例和最后病例的时间间隔超过该病最长潜伏期时,则应当考虑并非只有一次暴露的结果。

(5) 地方性(endemic):有些疾病经常存在于某一地区或某一人群时,该病就称为地方性疾病。

(6) 输入性(imported infectious disease):凡是本国不存在或已经消灭的传染病,由国外传入时就称为输入性传染病。在一国之内某种传染病由一个地区传到另一个地区称为传入或带入。

2. 疾病的人间、地区和时间分布 当研究疾病分布时,往往要考虑哪些人、哪些地区和什么时候最容易患病,这就是要了解疾病的人间分布、地区分布和时间分布。

(1) 人间分布:考虑某病或者某种健康状况的原因时常常首先考虑哪些人容易患病。人群的特征表现在年龄、性别、职业、受教育程度和种族等分布方面。了解疾病的人间分布有利于探寻致病因素的线索。盲和视觉损伤容易发生在高龄的人群中,在女性、受教育程度低的人群中致盲率也较高;原发性闭角型青光眼在东亚人群中患病率较高;在中国的年轻人群中近视眼的患病率较高,这些都表明许多眼病在人间分布是具有明显特征的。

(2) 地区分布:考虑某病的原因时要考虑到该病在哪些地区最易发生。不同国家之间,城市与乡村之间,平原与山区之间,疾病的发生情况可能是明显不同的。这种情况可能与不同地区之间的自然地理环境、社会经济状况、人口密度、生活习惯、卫生条件、医疗设施存在着差异有关。因此考虑疾病的地区分布可能为探寻疾病的原因和影响因素提供线索。

(3) 时间分布:疾病的频率是随着时间而不断地发生变动。离开时间就无法判断疾病分布指标的意义。疾病的时间分布包括以下几种形式:①短期波动:指在较大人群中出现的某种疾病的流行或暴发。疾病的短期波动所引起的社会影响大,原因也较易判明。②季节性:指疾病的频率在一定季节里出现升高的现象。一般来说,传染病的季节性表现较为明显,非传染病发病缓慢,季节性表现常不明显。在眼科疾病中,春季结膜炎具有明显的季节发病的特点。③长期变异;多指长达几十年的观察,以便探讨疾病的各种变化。在长期观察疾病的动态时要注意疾病诊断标准的变化和诊断技术进步的影响。从眼病的长期趋势来说,随着我国近视眼患病率不断增高,原发性闭角型青光眼的患病率有可能降低,这是因为前者是与前房加深相联系的,而后者则是与前房变浅相联系的。

在实际工作中,应当将疾病的人群、地区和时间分布综合起来考虑,才能全面地了解疾病的分布。

二、病因论和疾病的因果推断

病因论及疾病的因果推断是流行病学的另一个基本原理。开展流行病学工作的目的是预防疾病,为此有必要了解疾病是如何发生的。

(一)有关病因的一些学说

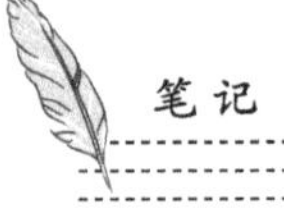
笔记

19 世纪末,随着微生物学的发展,发现某些疾病是由微生物感染所引起的,不同的微生物可能导致不同的疾病,因此逐渐形成了病原体决定传染病的概念。随着对疾病发生及流行理论的认识不断加深，人们逐渐发现单一的病因不足以导致疾病的发生，特别不能适合于一些慢性非传染性疾病的病因探讨。即使对于传染病来说，不仅仅有了细菌就会发病，还会由于宿主和环境因素的影响而导致发病。于是出现了病因、宿主和环境的平衡失调引起疾病的理论。

环境是人类生活于其中的各种要素的总和。自然环境包括日照、气温、海拔高度等，社会环境包括婚姻、社会经济地位、居住条件以及居住地的城市化程度。环境不但会影响着人们的生活、生产，甚至会影响着人类的遗传。就眼科疾病来说，在长日照、高海拔和低营养水平的地方，年龄相关性白内障的患病率明显增高；在户外活动少、照明差、学习负担重的儿童中近视眼患病率会增高。这些都是环境影响疾病发生的典型例子。

影响疾病发生的宿主方面因素包括肉体和精神等因素。机体具有遗传特征，而许多疾病的发生与遗传因素有关。机体的免疫力也会影响到疾病的发生。机体的适应能力与机体的生理、心理状态和文化水平有关，也会影响到疾病的发生。

病因来自于宿主和环境等方面。生物因素，如各种病原体和一些有毒动物、植物会引起疾病。人类需要的营养物质和维生素的缺乏，食物添加剂的应用，空气和水中化学物质的增加，放射线等都会导致疾病。

除了认识到疾病发生中病因、宿主和环境相互作用之外，还认识到一些疾病的发生是由多种原因引起的，例如日照时间长和营养缺乏的作用相叠加，可以引起白内障的发生。一些疾病是由于因果关系而导致一种疾病发生的，例如感冒引起机体抵抗力的下降，而机体抵抗力下降则容易导致单纯疱疹病毒性角膜炎的发生。实际参与发病的有关因素更为复杂，这就产生了疾病发生的病因网络学说。流行病学探讨的病因实际上就是要通过疾病的分布从病因网络或病因链中找出与疾病发生关系密切的关键因素。

（二）病因的探讨

流行病学探讨病因是以疾病的实际分布为根据来提出病因假设的，然后通过流行病学方法反复检验，来验证这些假设的病因与疾病之间的因果关系。

1. 观察疾病的分布来建立病因假设　根据疾病的流行病学调查结果，仔细地研究疾病的分布，通过分布的特点提出关于病因的假设。假设是根据疾病的分布和医学知识进行推理而建立的。在提出疾病病因假设时可以应用下列几种方法：

(1) 差异法：如果两组人群中某种疾病的发病率明显差异，而且发现这两组人群中某些因素也有差别，那么这种因素就很可能是致病的原因。

(2) 协同法：如果在不同情况下发生某种疾病的病人均有类同的因素时，则这种因素有可能是疾病的原因。

(3) 共变法：当某一因素的量变引起疾病的发病率发生变化时，表明这种因素有可能是病因。

(4) 类比法：当某种疾病的分布与已知病因的一种疾病具有相同的分布时，则可以考虑这两种疾病具有某种共同的发病因素。

2. 验证假设　所假设的病因可以通过实验的方法在动物或人群中进行证实。由于动物模型的建立并非易事，而且动物中获得的结果也不能轻率地应用于人类，因此在动物中证实病因是有相当大的难度。在人群中进行证实病因假设的实验也非易事。较好的方法是首先进行现场调查和流行病学分析，如进行病例对照研究。然后再进行流行病学的实验研究，针对假设的病因进行干预，来观察对疾病发生的影响。如果研究结果能得到发病机制的研究支持，则能最后确定病因。

(1) 联系及其种类：流行病学在探讨病因时，要先判明某种疾病与某种事物之间是否有联系，然后判断联系的意义，在许多事物中找出与疾病发生具有因果关系的事物。当两事

笔记

物之间存在密切的数量关系时表明两者之间存在着联系。事物之间是否存在着联系是通过统计学方法来判定的。在统计学上，两种事物之间的联系有以下几种形式：①人为的联系：这是在调查研究中由于偶然因素或有意造成的假象。例如在研究中判断某种治疗方法的疗效时并没有客观的指标，全凭受试者的主观反应来判断，就有可能不能真实地反映两种事物间的联系。②间接的联系：如果事物甲既能引起事物乙，又能引起事物丙时，事物乙和事物丙之间也会发生统计学相关，但是这种相关只是一种间接联系，不能期望干预事物乙能使事物丙发生改变。③因果关系：在统计学上相关的事物中，某事物常常继另一种事物发生而发生，那么这两种事物间可能是因果联系。

（2）判断存在因果联系的条件：当判断疾病与发病因素之间是否存在因果关系时，应当考虑的条件包括：①联系的强度是否大：联系强度越大，存在因果关系的可能也就越大。②联系是否具有特异性：如果某种因系与多种疾病有关，其特异性就会降低。如果这种因素仅与某种疾病有关，其特异性就会增高。③联系的普遍性：当某种因素与某种疾病之间的关系在任何时间、任何地点、任何人群中都能得到同样有意义的结果时，存在因果关系的可能性更大。④联系的时间性：当两种事物之间有因果关系时，原因总是发生在结果之前。⑤剂量效应：当作为病因的因素的剂量变化影响人群发病率变化时，则可能存在着因果关系。⑥分布相符：作为病因的因素分布与疾病的空间分布、时间分布相符时，该因素与疾病的因果关系可能性大。⑦实验根据：有实验根据支持两事物间因果关系时，确定两事物间的因果关系的把握就更大。

当满足上述的条件越多，判断两事物间因果关系时出现的错误就越小。如果能够完全满足，则因果关系的可能性就越大。但是，即使不能完全满足上述的条件，也不能否定因果关系的存在。

第三节 流行病学研究方法

传统的流行病学在长期发展中所形成的研究方法已在众多的医学领域里发挥着重要作用。临床流行病学是将流行病学的研究方法引入到临床医学领域，从群体角度来研究疾病的自然史、诊断方法及疗效评价，是一门科学地观察和解释临床问题的方法学。它的目的和任务是解决各种临床问题，包括疾病的分布规律、治疗、预后影响因素、疾病病因和危险因素等。流行病学在眼科学中的应用就是流行病学在临床医学应用领域中的一个分支。

临床研究的对象是人。在世界上人是最复杂的生命体，除了生物医学因素外，人的社会因素、心理因素等都对临床研究产生一定影响。在这种情况下，选择恰当的研究方法可能会顺利地完成临床研究，因此选择研究方法是进行临床研究的核心。在本节中，我们将讨论各种流行病学研究方法，它主要分为两种类型，即描述性研究和分析性研究。

一、描述性研究

描述性研究（descriptive study）是对已有的资料或通过特殊调查，如问卷调查、面谈、观察等方法所收集到的资料进行整理归纳，对疾病或健康状态在人群中的分布情况加以描述。它的研究目的不是专门检验病因假设，而是研究疾病在一定人群中发生数量及其分布特点。它主要回答是谁、什么地区和什么时候易患这种疾病。通过分析，可以形成有关致病因素的假设和进一步分析研究的方向。因此，当出现某种临床现象或健康状态等情况时，一般都从描述性研究开始，通过了解事件或疾病分布的基本特征，获取信息，形成进一步分析研究的假设。描述性研究主要包括病例报告、疾病发生的流行病学描述、描述性横断面研究及生态学研究。

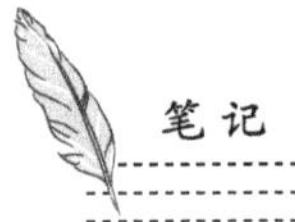
笔记

（一）病例报告

1. 概念 病例报告（case report）包括个案报告和系列病例分析，是指研究具有某一种或一系列具体情况，或接受某一种治疗的临床病例。病例报告的特点是无特设对照组，只是描述所研究疾病的发生和分布，因而不能用于估计发生该病的危险程度。病例报告往往对一些罕见或特殊的疾病进行报道，全面介绍疾病的发生、发展与转归，报道疾病的诊断、治疗和疗效的评定结果。个案报告是研究少见病的常用方法，通过对临床上一个或几个特殊病例的报道，往往可以提供许多有价值的信息。

2. 内容 一般要求病例报告中包括下列五个方面内容：①说明该病例为何值得报道。②对病例进行描述，提供有关的数据资料。③说明判断该病例未曾报道过的依据，或指出该病例的独特之处，并加以讨论。④该病例的各种特点是否还有其他可能的解释。⑤指出该病例给予作者和读者的启示，做出结论。

3. 病例报告的步骤

（1）选择合适的病例是写好病例报告的关键。应当选择特殊的病例，诊断或治疗某种疾病新方法，或者常见疾病的异常现象等。为此，应当在写病例报告之前进行文献检索，确定此报告属于罕见、少见的情况，才值得报道。

（2）提供完整的资料，说明报告病例的诊断及依据。对于个案报告资料均须强调资料的完整性，包括病人的性别、年龄、职业、主诉、现病史、既往史、体格检查、实验室检查、特殊检查、诊断与鉴别诊断的依据。在临床资料部分中，叙述治疗措施及效果是重点内容。病例报告的资料来源于一些经常性医疗资料，如医疗卫生工作中日常记录及有关的报告卡，医疗卫生工作和非医疗卫生工作统计报表，疾病监测资料，包括疾病、环境、药物不良反应监测等。

系列病例报告是对一组相同疾病的临床资料进行整理、统计、分析、总结并得出结论的一种研究方法。在临床科研中，这种回顾性病例分析是临床医师主要研究手段之一。

4. 病例报告的优缺点 病例报告是一种描述性研究方法，其优点是容易收集资料，所需的人力、物力和时间较少，在研究过程中病人能得到相应的治疗，研究中不涉及伦理道德的问题，因此容易为医师和病人接受。其缺点是论证强度较低，可信性较差。由于未设对照组，可能会导致错误结论。研究对象仅为病例，没有发生这种疾病的危险人群，因此不能估计该病发生的危险。

（二）疾病发生的流行病学描述

根据个体特征（如年龄、性别、种族、受教育程度、职业、婚姻、社会经济状况和个性等）、地区（如城市、农村、国家等）及时间（如季节等）来收集疾病在人群中发生分布的资料，其研究的目的是了解谁、什么地区和什么时候最容易患病。

（三）描述性横断面研究

1. 概念 又称现况研究（prevalence study）或横断面研究（cross-sectional study），是运用某种手段收集特定人群在某个时间断面的疾病信息，能了解某一时点或时段的疾病患病率。研究的目的不是为了检验某种联系的假设。

如果在研究时，不仅收集特定人群在某一时间断面的疾病信息，同时还测量暴露因素，并了解疾病与暴露因素之间的关系，这样的研究就由描述性横断面研究转变为分析性横断面研究。与描述性横断面研究相比，分析性横断面研究可以获取更多的资料和信息，因此在实际工作中一般不会只做描述性横断面研究。在这里，我们一并介绍描述性和分析性横断面研究。在第四章，再以具体的实例进一步介绍现况研究。

2. 目的及用途

（1）描述疾病或健康状况或某一事件的发生及其分布特征，即通过对一个地区进行疾

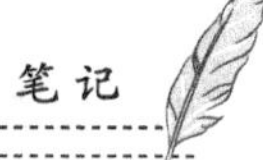

病或健康状况的调查，找出该地区危害人群健康和生命的最严重的疾病和卫生问题，以确定该地区防病工作的重点。

（2）描述与疾病或卫生事件有关的暴露因素，并了解这些因素与疾病的联系强度，为病因学研究提供线索和建立病因假设。

（3）监测高危人群，在人群中进行普查或筛检，达到早期诊断、早期治疗病人的目标。

（4）了解人群的健康水平，对疾病防治措施的效果和医疗卫生工作的质量进行评价。

现况调查适用于研究病程长、发病频率较高的疾病，适用于研究比较稳定的暴露因素，但不适合研究病程较短，或者在短期内可以逆转的危险因素。

3. 种类和方法

（1）普查：是在特定时间内，对特定范围的人群中所有成员进行某种疾病或某种健康状况的调查。特定时间应当是一个时点，或是一个很短的时段。特定范围是指某一地区或具有某种特征的人群。进行普查的目的除了了解疾病在人群中发生情况及其危险因素之外，还要在人群中早期发现病人，并及时给予治疗，例如开展青少年视力状况的普查，可以了解青少年中视力低下和屈光不正的状况，并根据调查结果开展屈光不正的防治工作。

开展某种疾病普查时需要注意的原则包括：①明确普查的主要目标是为了早期发现病例并给予治疗。②普查的疾病最好是患病率比较高的疾病，以便在短时间内发现足够多的病例。③普查时所用的检查方法应具备灵敏度和特异度高，易于在现场实施的特点。④要有足够的人力、物力和财力支持普查工作。

实施疾病普查的优点包括：①可以获得人群中某种疾病发生的实际情况和病人的绝对数，可以发现人群中全部病例，以便早期治疗。②可以较全面地描述疾病的分布和特征，提供与疾病有关的危险因素及流行因素，为病因学研究提供线索。③可以普及医学卫生知识。④由于人群中所有人都是调查对象，因此在调查中确定调查对象比较简单、容易。

疾病普查的缺点包括：①由于普查时受检对象相对多，所获的资料较粗，准确性较低。②调查时费时、费人力、费用大。③对发病率低或诊断复杂的疾病不适用，不适合目前尚无简易诊断手段的疾病。④无应答率较高。⑤组织工作的难度大。⑥由于参与普查的工作人员多，调查质量难于控制。⑦从普查中不能得到发病率资料。

（2）抽样调查：是一种非全面调查。在实际工作中，如果为了揭示疾病分布规律，可以从研究人群的总体中抽取一部分样本进行调查，来估计该人群中某种疾病患病率或某种特征的情况。抽样调查是以代表性样本来估计总体的一种研究方法，在流行病学研究方法中占有重要地位，几乎可以实现现况研究的所有目标。

在进行抽样调查时，首先要确定样本量。由于抽样调查的个体或单位间存在着差异，所以样本量不能太少，否则结果的变异性太大，不能反映总体的情况。但是，如果样本量太大，则在调查时耗费人力、物力和时间太多，也不太可能实施调查。在眼病流行病学调查中常用的计算样本量的方法如下：

$$n=\left(\frac{U_\alpha}{\delta}\right)^2 P(1-P)$$

式中的 n 为所需样本的大小，U_α 为正态分布中累积概率为 $\alpha/2$ 时的 U 值，δ 为允许误差，P 为可能出现的样本率中最靠近 50% 的值。

举例计算样本量如下：

某县现有人口 472 215 人，拟进行盲患病率的流行病学调查。根据以往文献资料，知道盲的患病率约为 0.5%=0.005，取 $\alpha=0.05$，允许误差 $\delta=0.15\%=0.0015$，则 $U_\alpha=1.96$，代入公式，则得

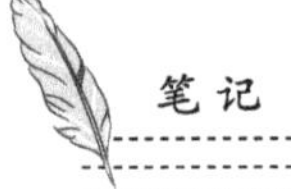
笔记

$$n=\left(\frac{1.96}{0.0015}\right)^2\times 0.005\times(1-0.005)=8494$$

允许误差δ定得越小，则所需的样本量越大。本调查应取样本量为8494人。该县总人口为472 215人，则抽样比=8494/472 215=1.8%。

由于抽样调查是从整个研究人群中抽取一部分人进行研究，如果要使所得的调查结果或结论在相当程度上能够代表整个研究人群，首要的条件就是采用随机化原则抽取样本。常用的抽样方法有单纯随机抽样、系统抽样、分层抽样、整群抽样和多级抽样。

1）单纯随机抽样（simple random sampling）：使研究人群中每一个体都有相同的概率被抽中成为研究对象。通常可以采用抽签、随机数字表或计算机对排序的研究人群进行抽样。单纯随机抽样简便、易行，不需要专门的工作。但不适用于样本量很大的研究，也不适用于个体差异很大的研究。

2）系统抽样（systematic sampling）：是按照一定顺序机械地、每隔一定数量单位抽取一个对象。例如要调查白内障盲人，如果在1000人中抽取10%的人进行调查，则应抽取100人，抽样间隔为10。可在1～10之间随机抽一数字，假设为5时，则5、15、25……即为本调查的样本。这种抽样方法简便易行，抽取的样本在总体中分布比较均匀，抽样误差比单纯随机抽样小，代表性好。但是如果总体中观察单位存在着按顺序有周期性变化的趋势或单调的增减趋势时，可能会产生偏倚。

3）分层抽样（stratified sampling）：先将研究的总体按不同特征进行分层，然后分别在各层中进行随机抽样。例如，将总体按年龄、性别、职业等分为若干组（在统计学上称为层），然后在每层中随机抽取样本，再组合成为总体的一个样本。分层抽样的优点为精确度比单纯随机抽样高；各层间容易对比；抽样误差比单纯随机抽样小。其缺点为所得结论有局限性；抽样前需要有完整的研究人群资料，工作难度大。

4）整群抽样（cluster sampling）：为适应大范围调查的需要，抽样时不是以个体为抽样单位，而是以群体为抽样单位。被抽中的群体中所有成员均作为研究对象。这种方法的优点是方便易行，便于组织，效率较高，节省人力和物力。但是这种抽样方法要求各群的变异与总体变异一样大，各群间的变异越小越好。其缺点是抽样误差大，样本量需以抽样作用系数矫正。

5）多级抽样（multi-stage sampling）：是在大型调查时常用的抽样方法。先从总体中抽取范围较大的单元，为一级抽样单元，再从中抽取范围较小的二级单元。可依次抽取范围更小的单元。这种抽样方法的优点是节省人力、物力；多级抽样的观察单位在总体中分布较均匀，能提高统计学的精确度。其缺点是抽样前需了解各级调查单位的人口资料和特点，使抽样的实施和结果分析产生困难。

4. 实施步骤

（1）根据研究目的，确定采用普查或抽样调查，进行资料的收集。资料收集是现况调查的成功与否的根本保证。资料分为经常性资料，如日常医疗工作记录和统计报表，包括病历、检查记录等，以及一时性资料，如专门调查的结果。

（2）设计调查表：调查表的内容一般包括三个部分：①一般性项目，包括姓名、性别、出生年月、职业等；②调查研究的实质部分，主要是本次调查有关项目，尽量选用客观指标来调查研究对象；③有关调查者的项目，列出“调查者”和“调查日期”，有助于查询和明确责任。

（3）确定测量方法和检验方法：进行调查时，尽量采用简单易行的技术和高灵敏度的检验方法。同时对调查员进行培训，使他们在调查时按照标准进行调查。

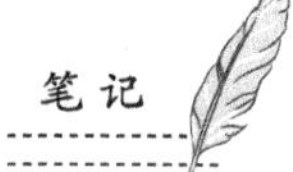

5. 现况调查中常见的偏倚及控制方法 在现况调查中，常由于某些人为的因素造成偏倚，导致研究结果不可靠。常见的偏倚有选择偏倚和信息偏倚。

（1）选择偏倚：指在选择研究对象过程中所产生的偏倚。例如选择研究对象时没有按照随机抽样的方案进行，而是随意地由他人代替，从而破坏了样本的代表性和同质性。无应答偏倚也是一种选择偏倚，研究对象由于种种原因而不能或拒绝参加调查，造成受检率降低。在实际调查中，若受检率低于80%，就难于反映所调查人群的全貌。因此，在抽样过程中要坚持随机化原则，严格按照抽样方案选取研究对象。调查前开展广泛的宣传和动员，采用补漏调查，都能提高受检率。

（2）信息偏倚：指在调查过程中获取信息时所产生的偏倚，主要来自研究对象或研究者以及所用的测量仪器和设备。常见的情况有，调查对象回答不真实或不准确造成回忆偏倚和报告偏倚；调查者没有按照“标准化”的方法进行调查所造成的偏倚；测量的工具或检测的方法不够精确所造成的偏倚。控制这些偏倚的方法主要是选用精确的仪器设备，按照“标准化”方法进行各项调查。

6. 横断面研究的优缺点

（1）优点包括：①所需费用少，容易施行。②不需要随访时间。③可以研究几种疾病与多种暴露因素之间的联系。④能为制定人群的健康计划提供有用的材料。⑤不影响研究对象的工作和生活，容易取得配合。

（2）缺点包括：①是在同一时间测量疾病和暴露因素，不能确定它们之间的时间顺序，不能建立疾病与暴露因素之间的因果关系。②不能用于研究患病率极低的疾病。③在大范围人群中随机选择样本困难。④只能测量疾病的患病率，而不能测量疾病的发病率或其发生的相对危险性。

（四）生态学研究（ecology study）

在现况调查中，当被观察单位为生态单位时，就变成了描述性生态学研究。生态学研究亦称集聚研究，是在群体水平进行观察和比较，它以组而不是以人为分析单位，描述疾病在各人群中所占百分数或比数，以及各项特征者在各人群中所占的百分数或比数，寻找疾病的分布与哪些特征的分布相近或相关，从而在众多的因素中探索病因线索。常用的方法有生态比较研究和生态趋势研究。

二、分析性研究

分析性研究是检验特定病因假设时所用的研究方法，可以通过观察某一危险因素的暴露和疾病发生之间的关系，来确定病因。分析性研究分为观察性研究和实验性研究两大类。

（一）观察性研究

在观察性研究（observational study）中，所研究的某一危险因素的暴露程度不被研究者所控制，只是通过观察和分析来达到研究的目的。常用的观察性研究有分析性横断面研究、病例对照研究和队列研究。前者已经在描述性横断面研究中作了介绍。

1. 病例对照研究（case control study）

（1）概念：病例对照研究是由果及因的回顾性研究，主要用于探索疾病的病因和发生的危险因素，是对临床及基础研究中形成的病因假设进行检验的方法。在病例对照研究中，比较患有某病的病人组与未患该病的对照组在过去和现在暴露于某种可疑危险因素或具有某一特征所占比率的差异，由此建立该病的发生与可疑因素之间是否存在关联。病例对照研究在临床研究中被广泛应用，尤其在研究慢性病和罕见病时。其模式见图2-1。

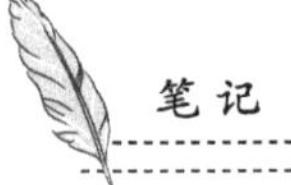

暴露（exposure）是指曾经接触过某种因素或具备某种特征。暴露因素包括环境因素、个人行为因素、人类生物学因素等，它可以是危险因素，也可以是保护因素。

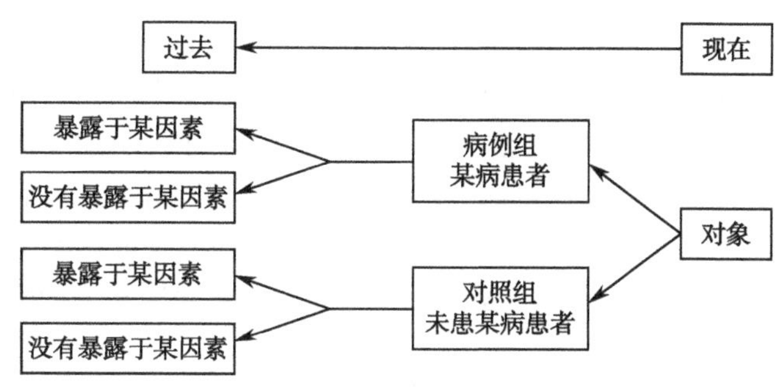

图 2-1　病例对照研究模式图

（2）病例对照研究的特点：①是一种回顾性调查研究。因为在研究进行时暴露与否已成为事实，因此研究者不能主动控制病例组和对照组的危险因素有无暴露或暴露多少。②是一种由"果"到"因"的研究，在研究疾病与暴露因素的先后关系时，先已知研究对象患某病或未患某病，再追溯与其可能与疾病相关原因。因此调查方向是回顾性的，按照从果到因的时间顺序进行研究。③病例对照研究设有对照组，由没有患有研究的疾病的人所组成。

（3）研究步骤

1）提出假设：确定待研究的疾病和危险因素。

2）选择研究对象：这是研究设计中的一项重要内容。

①病例组的选择：凡被选为病例者均应符合疾病的定义和选择标准，并应当具有代表性和暴露于危险因素的可能性。尽可能选用新发生的病例，因其发病不久，所提供的疾病危险因素的信息较为可靠。收集现患病例和死亡病例的资料时易产生回忆偏倚。病例的来源可以为医院的病人或社区人群中的病人。

②对照组的选择：选择对照的目的是为了正确地估计病例组人群中暴露的分布情况。被选入对照组的人必须是未患所调查疾病的人，可以是正常人，也可以是患有其他疾病的病人，但不能是与调查疾病属于同一系统疾病的病人。对照组主要来源于医院其他疾病病人、同住一个街区的健康人、病人的亲属、朋友等。

3）对照组确定后，应与病例组就有关项目进行均衡性检验，要求两组除研究因素外，其他非研究性因素尽量齐同、可比。

匹配（matching）是一种常用的选择对照方法，匹配的目的在于控制可疑的混杂因素对研究因素与疾病之间联系的影响。具体的做法是在选择对象时，使病例组与对照组在那些已知与发病危险有关的因素如性别、年龄、经济状况和职业等方面保持一致。1 个病例可以匹配 1 个或 2～3 个对照，但是匹配比例数与研究效率的提高不成正比关系，过多的匹配将影响结果的正确性。

4）样本量计算：病例对照研究的样本量估计是在满足一定条件下的一个粗略估计值，只具有相对意义。样本量的估计取决于以下几个因素：人群中暴露于该研究因素的比例；与该病有关的相对危险度（RR）估计值，或暴露的比值比（odds ratio，OR）估计值；第一类错误的概率（α），通常取 $\alpha=0.05$ 或 0.01；第二类错误的概率（β），通常取 $\beta=0.10$ 或 0.20，研究的把握度（$1-\beta$）为 90% 或 80%。上述数值确定后，可以采用计算法或查表法得出所需要的病例和对照例数。样本量并非越大越好，过大会影响调查工作质量，负担重，耗时长，受检率和复查率都难以达到。

5）设计调查表：根据调查的疾病和危险因素，设计调查表，记录所获取暴露信息，包括所研究的危险因素及其他可疑的危险因素、混杂因素暴露的程度和时间。调查表设计及方法同横断面调查。

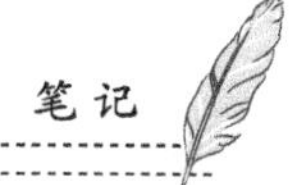

（4）结果分析：病例对照研究收集资料结束后，将资料进行汇总、整理、核对和分析。分析的内容包括：①描述性分析：对病例对照研究资料概况和特征进行描述，如两组对象的一般特征，包括年龄、性别、职业、经济状况等差异。对病例组与对照组的特征进行均衡性分析，确定两组间是否具有良好的可比性，但研究的因素应当除外。若两组的特征差异具有显著的统计学意义，在分析时要考虑其对主要关联可能产生的影响。②推断性分析：通过回顾比较病例组和对照组在患病前暴露于某种可能的危险因素方面差异，分析暴露因素与疾病的关联程度。

资料归纳整理：简单的病例对照研究所得结果可以归纳为如下形式（表2-1）：

表 2-1 病例对照研究资料的模式

组别	既往有暴露	既往无暴露	合计	%
病例	a	c	$a+c$	$P_1=a/(a+c)$
对照	b	d	$b+d$	$P_0=b/(b+d)$

进行显著性检验：检验病例组与对照组暴露的差异是否具有统计学意义。χ^2 检验是常用的统计检验方法。

计算疾病与暴露之间关联程度：疾病与暴露之间关联程度可用OR，说明某事件发生可能性与不发生可能性之比。在病例对照研究中，病例组暴露的比值为：

$$[a/(a+c)]/[c/(a+c)]=a/c$$

对照组的暴露比值为：

$$[b/(b+d)]/[d/(b+d)]=b/d$$

OR＝病例组的暴露比值／对照组暴露比值＝$[a/c]/[b/d]=ad/bc$。

OR 的含义与相对危险度相似，指暴露组的疾病危险性为非暴露组的多少倍。OR>1 说明疾病危险度增加，称为“正”关联；OR<1 说明疾病的危险度减少，称为“负”关联。

（5）病例对照研究中偏倚和混杂：病例对照研究是一种回顾性观察研究，容易产生偏倚，主要有选择偏倚和信息偏倚。偏倚是指在研究设计、实施及分析过程中出现的系统误差，它会歪曲暴露与疾病之间联系的性质或强度，以致出现暴露与疾病之间联系错误的结论。因此，在流行学研究中避免或减少偏倚是非常重要的。

1）选择偏倚：是由于研究对象与非研究对象间的特征具有系统差别所产生的误差。常发生在研究的设计阶段。

2）信息偏倚：信息偏倚指在收集资料阶段调查暴露史时，两组所用的标准不一致或有缺陷，而导致两组结果不一。例如：在调查时被调查者应答时心理状态不稳定或回忆不准确所导致的偏倚。

3）混杂偏倚：混杂是指研究暴露因素与疾病之间关系时，由于其他因素所产生的效应干扰研究的因素，造成研究的危险因素与疾病之间发生关联。例如吸烟与肺癌之间存在着关联。吸烟与饮酒有联系，吸烟者中饮酒者居多，看起来饮酒会使肺癌发生的危险性增加。实际上饮酒只是一个混杂因素。

（6）病例对照研究的优缺点：

优点包括下列几项：①适用于研究罕见病或潜伏期较长的疾病。②需要的样本量相对较少，研究的周期短，节省人力、物力和财力。

缺点包括下列几项：①研究少见的暴露因素时效率不高。②回顾性收集资料的可靠性较差。③不能研究疾病与暴露因素之间的时间顺序，难于确定暴露因素和疾病之间因果关系。④选择病例组和对照组时产生偏倚的几率很大。⑤通常只限于研究一个暴露因素。⑥不能得到有关疾病患病率、发病率和发病相对危险性的结果。

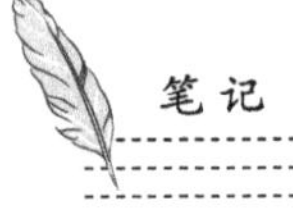

2. 队列研究(cohort study)

(1) 概念:队列研究是比较一组具有某种疾病发病危险因素的暴露组和另一组无这种危险因素的对照组,在经过一定时期随访后,观察这种疾病在不同组别中的发生情况。如果暴露组(或大剂量组)的发病率显著高于未暴露组(或小剂量组)的发病率,则可认为这种暴露与疾病之间存在联系。队列研究的目的之一是检验病因假设,验证某种暴露因素对某种疾病发生率或死亡率的影响,同时可以观察某种暴露因素对多种疾病的影响。例如,在吸烟与肺癌关系的队列研究中,可以同时观察吸烟对人群其他疾病或健康状态影响。一般在队列研究之前先进行一次现况调查,以明确人群中各成员的暴露情况及有关情况,作为选择研究队列依据。队列研究的基本模式见图 2-2。

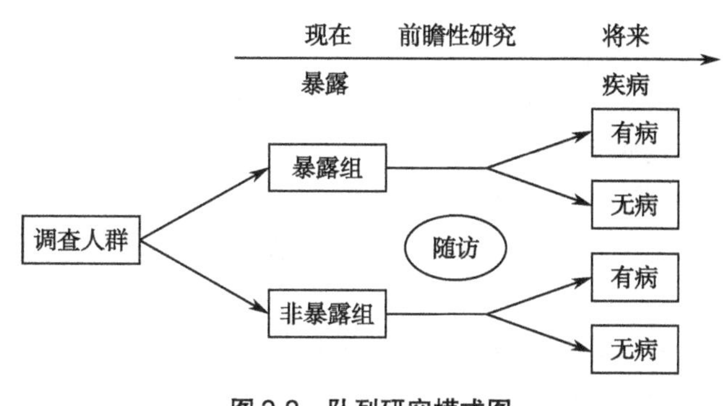

图 2-2 队列研究模式图

(2) 队列研究的特点:①是一种观察性研究,暴露不是人为给予,而是客观存在;②设立对照组,对照组可与暴露组来自同一人群,也可以来自不同人群;③是由"因"及"果"的研究,在探求暴露因素与疾病的先后关系上,先确认是否暴露于某因素,再纵向观察由这种暴露产生的结果;④能进一步证实暴露与疾病的关联,可以计算出疾病的发病率,即人群发病危险程度;⑤根据作为观察终点的事件在研究开始时是否已经发生,可将队列研究分为前瞻性和历史性回顾性两类。前瞻性研究是研究开始时,观察终点的事件尚未发生。历史性回顾性研究是在研究时观察终点的事件已经发生,可以通过病历等资料了解这些事件的发生情况。也可以在过去资料的基础上,继续向将来方向观察事件的进一步演变情况。

(3) 研究对象和样本量:前瞻性队列研究首先根据研究对象在加入研究时的暴露情况分组,以后通过直接观察或其他信息确定在某段时间内发生的病例或死亡,最后比较各组的发病率或死亡率。

1) 研究对象选择:

①暴露组选择:通常在以下三种人群中选择:

第一种是特殊暴露人群中选择。特殊暴露人群指高度暴露于某种可疑病因的情况。选择对某一危险因素暴露特别严重的人群作为研究对象,不但所需样本量少,而且较易发现暴露与患病之间可能存在的联系。所以在队列研究中,常常首选特别暴露人群作为研究对象。

第二种是在一般人群中选择。一般人群指某行政区域或地理区域内居住人群,将其暴露于所研究因素的人作为研究队列。选择一般人群主要是从两个方面考虑的:首先,所研究的因素与疾病在人群中是常见的;其次,计划观察一般人群的发病情况,特别是观察环境与疾病的关系。

第三种是在有一定组织,如群众团体或专业团体的成员中选择。在这些人群中选择的个体往往有共同暴露于某因素的经历,可有效地收集随访资料。

②未暴露组(对照组)选择:设立对照组的目的是为了比较,因此要注意对照组和暴露

笔记

组之间的可比性。对照组除未暴露于所研究因素外，其他各种特征，如年龄、性别、职业、文化程度等尽可能与暴露组相似。未暴露组的选择有以下几种：

第一种是内对照：在同一研究人群中，将其中暴露于研究因素的对象分出，成为暴露组，其余为非暴露组作为对照。

第二种是外对照：当选择特殊暴露人群作为暴露组时，往往需要另外选择一组人群作为对照组。对照组除不暴露于特殊因素外，其他人口学特征应与暴露组一致。

第三种是人口总对照：把暴露组的率与全人群的率进行比较，因为对特殊暴露（例如职业、医药）而言，暴露者在人群内总是少数或极少数，所以可以将全人群的百分率视作为未暴露者的百分率。

2）样本量的估计：队列研究所需要的样本量往往大于病例对照研究的样本量，所需的样本量大小取决于以下四因素：

第一，一般人群中所研究疾病的发病率水平 P_0：P_0 越接近 0.5，所需观察的人数越少。

第二，暴露人群的发病率 P_1：用一般人群发病率 P_0 代替非暴露组的发病率。两组之差 $d=P_1-P_0$，d 值越大，所需观察人数越少。

第三，显著性水平：用 α 表示，显著性水平要求越高，需观察的人数越多。通常取值 0.05。

第四，把握度（1－β）：要求把握度越大，所需观察人数越多。通常 β 取值为 0.10。

队列研究的样本量公式为：

$$n=2\,\overline{p}\overline{q}\,(U\alpha+U\beta)/(P_1-P_0)^2$$

式中 P_1 与 P_0 分别代表暴露组和非暴露组的发病率，$\overline{p}$ 为两组发病率的平均值，$\overline{q}=1-\overline{p}$。

（4）资料的统计分析：对于队列研究的资料一般先做描述性分析，将研究对象的组成、随访的经过、结果和失随访的情况做出描述，检验各组的发病率或死亡率是否有显著性差异，从而分析暴露因素与疾病是否有联系。若有联系，进一步计算有关指标以分析联系强度。队列研究的基本数据按四格表形式归纳，见表 2-2。

表 2-2 队列研究的资料模式

	病例	非病例	合计	发病率
暴露组	a	b	$N_1=a+b$	a/N_1
非暴露组	c	d	$N_0=c+d$	c/N_0
合计	$M_1=a+c$	$M_0=b+d$	T	

1）率的计算：

①累积发病率（cumulative incidence，CI）：当观察人群比较稳定时，而且人数较多时，以开始观察时的人口数为分母，整个观察期内发病的病人数为分子，计算这一观察期的累积发病率。

②发病密度（incidence density，ID）：当观察人群不稳定（有失访、死于其他疾病等）时，可以用发病密度计算发病率。发病密度又称人年发病率，即以"人时"为单位计算的率。人时的计算公式为：观察人数 × 观察时间。

③标化死亡比（standardized mortality ratio，SMR）：当特殊暴露人群的人数少、死亡率或发病率较低时，可以用 SMR 来分析。计算该人群的理论死亡（发病）人数，即预期死亡人数。实际死亡（发病）人数与预期之比为标化比。

SMR＝研究人群中观察死亡数（O）/ 按全人口计算的预期死亡数（E）

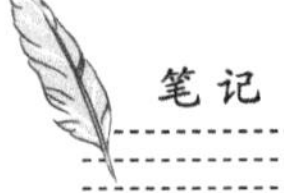
笔记

2）暴露与疾病的关联强度指标：主要有相对危险度（relative risk，RR），它表示暴露组发病或死亡的危险是非暴露组的多少倍。RR＝1 表明两组的发病率或死亡率没有差别；

RR>1 表示暴露组的发病或死亡率高于非暴露组，该暴露因素为危险因素；RR<1 表明暴露组的发病或死亡率低于非暴露组，该暴露因素为保护因素。无论 RR 大于或小于 1，都应进行显著性检验。

RR 计算的公式如下：

$$RR = I_e/I_u = [a/N_1]/[c/N_0]$$

式中的 I_e 或 a/N_1 为暴露组的发病率，I_u 或 c/N_0 为非暴露组的发病率，同时需计算 RR 的 95% 可信区间，估计 RR 值的总体所在范围。

（5）队列研究常见的偏倚：队列一般是全人群的一个有高度选择性的亚群，所以队列研究的结论不能无条件地推及全人群。常见的偏倚有：选择偏倚、信息偏倚、混杂偏倚。

在队列研究中值得注意的偏倚是"失访"。所谓失访偏倚是指在研究过程中，某些选定的对象因为种种原因脱离了观察，研究者无法继续随访。在队列研究中，由于研究时间长、观察人数较多，失访往往是不可避免的。失访所产生的偏倚大小主要取决于失访率的大小、失访者的特征，对研究结果产生影响较大偏倚是"高危人群"的失访。一般不应当超过 10%。

（6）队列研究的优缺点：

优点：①暴露因素的影响在疾病发生之前，可以确定疾病与暴露因素之间因果关系。②由于疾病发生在接受暴露因素影响之后，所以疾病的状况不会影响研究对象的选择和暴露因素的测量。③是确定疾病发病率和了解其可能病因的好方法。④较容易研究在一种暴露因素的影响下，几种疾病的发生情况及这些疾病与暴露因素之间的联系。

缺点：①不适用于少见病的病因研究。②所需投入的力量大，耗费人力、财力和时间。③研究对象的失随访会减少有效的样本数。④暴露于某种因素的人群在随访期结束前病人数显著增加时，会产生严重的医学伦理道德的问题。

（二）实验性研究

（1）概念：流行病学实验（epidemiological experiment）是流行病学研究的重要方法之一。它将人（病人或正常人）作为研究对象。研究者将研究对象随机分为试验组和对照组，对试验组的研究对象给予干预措施，随访观察并比较两组人群的结果，对比分析试验组与对照组之间在效应上的差别，来判断干预措施的效果，实验性研究的模式如图 2-3 所示。

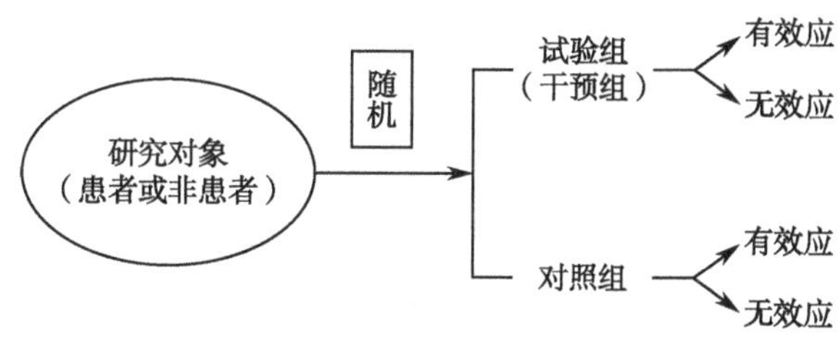

图 2-3　实验性研究的模式图

（2）实验性研究的特征：①是一种前瞻性研究，即直接观察研究对象。这些研究对象必须从一个确定的起点开始研究。②施加一种或多种干预措施，这些干预措施可以是预防疾病的疫苗，也可以治疗疾病的药物、方法等，但措施必须由研究者所控制。③研究对象必须来自同一个总体，严格采取随机化分组原则，将研究对象分为实验组和对照组。

由于实验性研究是由研究者来控制研究措施，研究人群的分组是随机的，因此对研究结果进行解释时，能较好地排除外部因素的干扰，在检验效应能力上优于描述性研究和观察性研究。

（3）实验性研究的分类：根据不同的研究目的和研究对象，通常将流行病学实验研究分

笔记

为临床试验、现场试验和社区试验。

1）临床试验（clinical trail）：研究对象是以病人为单位进行实验分组的实验方法。常用于对某种药物或治疗方法的效果进行检验和评价。临床试验分为单中心临床试验和多中心临床试验，前者在一家医学中心或医疗中心施行，而后者由多家医学中心共同施行，相对比较复杂。本章中将主要叙述单中心临床试验，在第六章中将进一步叙述多中心临床试验的组织和实施。

2）现场试验（field trail）：是以未患病的人作为研究对象进行实验分组的实验方法，例如接种疫苗预防疾病时。

3）社区试验（community trail）：是以人群作为整体进行实验观察，常用于对某种预防措施或方法进行考核或评价。是现场试验的一种扩展。例如在沙眼流行区进行群体口服阿奇霉素来控制和根除活动性沙眼。

（4）临床试验的设计：进行临床试验时，所遇到的影响因素远比实验室工作复杂得多，而且不易控制。因此必须要进行周密的合乎科学的设计，以比较经济的人力、物力和时间，最大限度地获得可靠的资料，并从中得出有说服力的结论。

1）确定临床试验的目的：临床试验是以病人为研究对象，以临床治疗为研究内容，按随机分配的原则分组，加以某种干预措施，并对这些措施进行评价。临床试验的目的就是研究者试图通过研究，在科学认识的基础上，应用现代的临床研究方法，有效地提高疾病的治愈率，降低致残率和死亡率。在设计中首先应当明确试验研究的目的。选题可来自于临床问题，也可来自于文献资料的启发思路，其目的是研究药物、手术、放射治疗以及其他各种治疗措施的疗效和不良反应。

2）研究对象：试验对象为人，其代表性受多种因素的影响，除疾病本身影响外，社会因素、心理因素等也产生较多影响。临床上同一疾病的严重程度不一，病人的性别、年龄差异较大，其结果不一定能代表病人群的总体。因此在做试验前应当考虑好样本的代表性。试验前应需根据目的要求，确定明确的受检者纳入和排除标准。确定诊断标准后必须严格按标准纳入及排除试验对象。入选对象在疾病类型、病情以及年龄、性别等方面具备某病病人的特征。入选对象的治疗依从性应当较高。所采用的干预试验必须证实确属对人无害、安全可靠。研究对象能从研究中受益。对干预措施容易出现不良反应的老、弱、幼、孕妇等在研究中一般予以排除。

3）研究因素：研究因素即所施加的干预措施，注意其性质、强度、影响因素及水平等。应当在研究前明确规定研究的因素。研究因素的性质包括生物因素，如细菌、病毒等；化学因素，如药物；物理因素如高温、噪音等；以及心理因素等。因此病人所具有的人口学特征、遗传因素、不良的行为和生活方式等也常常作为研究因素。

研究因素的强度指临床试验所使用的药物或措施的总量、次数、剂量、疗程等。在研究设计时要注意掌握研究因素的使用强度，过大可能使研究对象受到伤害，或在临床实践无法实施，过小则难以出现预期效应。一般通过阅读文献或开展小规模的预试验来确定研究因素的适宜强度。有的临床试验研究因素是单一的，即每次研究只观察一个研究因素的效应；但有时可有不同的水平或等级，即观察一种药物及不同剂量的疗效，不同的药物剂量就是不同水平。

4）效应指标：临床试验是通过观察研究的因素在研究对象身上产生效应来验证疗效和因果关系，因此需要运用恰当的指标进行评价。常用的指标有发病率、死亡率、治愈率、缓解率等，以及副作用、实验室测定结果等。在具体选用指标时要充分考虑其真实性和可靠性，同时要考察其可行性。

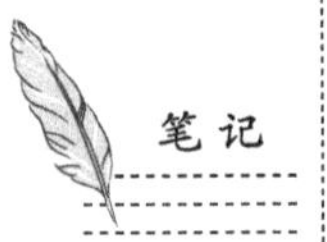

（5）临床试验研究的基本原则：为获得真实可靠的研究结果，设置对照、随机分组和盲

法是流行病学实验研究的基本原则。

1）在均衡和齐同条件下设立对照组：对照组是临床试验的比较基础。正确设置对照组是试验设计的一个核心问题。设置对照组的作用在于用对比鉴别的方法来研究处理因素的效应，可以排除非研究因素对疗效的影响，可以减少或防止偏倚和机遇产生的误差对试验结果的影响。尤其对可以自然痊愈及变化的疾病，有季节变化的慢性病，在以主观感觉或心理效应作为主要观察指标时，都要有相应的对照，以减少由于自愈、季节变化和主观心理效应带来的偏倚。否则会误认为用一种药物或一种疗法治疗某病，病情有好转，该药就一定有效，或者认为该药是病情好转的主要原因。为了使实验组与对照组之间具有可比性，两组均衡性越好，越能显示研究因素的作用。

严格地说，对照要求除了研究因素之外，其他条件均应与试验组尽量一致。这就是均衡可比的原则。常用的对照设计有以下 3 种方法：

①配对比较设计：将研究对象按某些特征或条件配成对子，这样每遇到一对就分别给予不同处理，如在疾病治疗工作中，可以选取同年龄组（年龄可以相差 5 岁以内）、同性别、同疾病、同病情的病人配对进行对比观察。统计方法可采用配对资料 t 检验或配对 χ^2 检验。配对设计能减少每一对内部的实验误差，因此其研究效率比组间比较的设计要高。

②自身对照设计：即用同一病人，按治疗前后进行疗效的比较。如 50 例即得 50 个差值，有了此数据即可以进行治疗前、后的均数差异显著性检验（t 检验）。这种设计方法既可减少研究对象，又容易控制试验条件，因为对照和试验在同一病人身上进行，是比较好的一种设计。

③组间比较设计：设计时将病例分为试验组和对照组。在临床试验中对病人的处理比较复杂，经常的做法是以常规有效或传统的疗法作对照。在两组确实可比的情况下，将可得到的数据用两均数或 χ^2 检验进行统计学处理，才能判断其结果。这种设计的研究效率不如配对设计，常要用较多的观察单位才能得到与其他设计相似的效果。如果两组例数相等，则研究效率又比兩組例数不等时的研究效率要高。

总之，设立对照组的原则包括：①对照组必须在试验前设计好；②同时期的对照比不同时期的对照要好，在本单位的对照比外单位的对照要好；③对照组与试验组均应按随机分配的原则进行分组。

2）随机分组：临床试验必须遵循随机化原则分组。在进行一项临床试验时，往往由于时间、人力、物力限制不能把所有病人都作为研究对象，而只能抽取其中一部分作为样本来代表总体。如果分组遵循随机化原则，则研究结果能够推至总体。随机抽样不等于随便抽样，病人分到试验组或对照组是不凭医师或病人的主观意愿的。随机化是需要一定的技术来实现的。

随机抽样是从总体中抽取样本时，使每个个体都有同等的抽中机会。随机抽样有单纯、分层、机械及整群随机抽样等方法，这几种方法常结合使用。随机化的方法很多，除用抽签、抓阄、掷骰等法外，比较科学和方便的方法是应用随机数字表。随机数字表是按随机抽样的原理编制并经统计学方法检验，其结果比抽签方法更理想。这是一种最简便实用的随机化方法。使用时可参阅有关的统计学书籍。目前，除了查阅随机数目表得到随机数字外，更简单的方法是用带随机数字的电子计算器或计算机等可直接由按键而得出一系列随机数字。

因此当进行临床试验时，应当将可能影响结果的所有因素和顺序，一律加以随机化，并在一定数量重复的情况下，再进行显著性检验，从而对试验的结果做出有意义的评价。

3）盲法（blind trial）：任何临床试验都希望得到无偏倚的试验结果，但从临床试验的设计到结果分析的任何一个环节都可能出现偏倚，这可以来自于参加研究的人员，也可以来

笔记

自于受试者。应用盲法可以有效地避免这些偏倚。

根据施行盲法的程度，可以將盲法可以分为单盲、双盲和三盲法：

①单盲法：研究者知道每个研究对象用药的具体内容，但研究对象对此完全不知道。单盲法的方法简单、容易进行，可以消除受试者的心理偏性，治疗中遇到的问题便于医师及时做出处理，但在收集和评价资料时，有可能受到来自研究者所产生的偏倚的影响。有时研究者在判断疗效标准中对治疗组和对照组掌握不一致，或担心对照组没有得到治疗而感到不安，自觉或不自觉地给对照组病人加以"补偿性"治疗等。这些显然会影响试验结果的准确性。

对照组可以应用安慰剂(placebo)。安慰剂是一种在外形上与"有效"的药物相同，但又不具有特异有效成分的制剂。安慰剂还要与试验药物的颜色、气味、溶解度和包装上高度相似。如果安慰剂对病人病情不利时，可以应用标准的药品，但它也要与试验药的色、形、味或剂型相同。

②双盲法：研究对象和观察者都不知道研究对象的分组、接受何种治疗，这样可以减少两者主观因素造成的信息偏倚。实行双盲法比较困难。双盲法要求有一整套完善代号和保密制度，还要有一套保证安全的措施。对一些危重病人的治疗不宜采用。

③三盲法：即受试者、观察者和资料分析或报告者都不知道参与受试的对象分在哪个组。它可避免资料分析者引起的偏倚，但执行过程中有时会有一定困难。

在临床试验中通常应用"双盲"随机对照试验。

总之，盲法试验适用于疗效评价依赖于病人或医师的药物试验。例如，镇定药或安眠药的评定及抗精神病药物的评定等。主要根据病人的主诉来决定药效的试验可用单盲法；主要由医师主观判定决定药效的试验须用双盲法。

(6) 临床试验的样本量估计：临床试验中如何估计样本大小是一个非常重要的问题。由于生物体之间的个体差异，无论多么高明的抽样技术都不可能使样本完全反映总体的情况，所以抽样误差总是存在的。根据数理统计原理，样本越小，误差越大。例如，某研究者应用某种药物治疗 5 例高血压病人，全部治愈，于是就说治愈率为 100%。实际上，这种结论并不妥当，因为根据这 5 例的治疗结果，通过计算得到治愈率的抽样误差的 95% 可信限是 47.8%～100%，表明这种药物对高血压的真正治愈率可能高达 100%，也可能低至 47.8%。如果治疗的例数增加到 50 例，仍然全部治愈，其治愈百分率的 95% 可信限为 93%～100%。这一例子说明样本量必须够大，才能得出比较正确的结论，不然往往难于区分差异是研究因素还是其他偶然因素所造成的。

一般说，试验的样本愈大，研究的结果愈可靠，但是试验对象过多，有时反而不易达到准确、迅速完成试验，甚至造成不必要的浪费。而如果样本量太少，又不易得出有显著差别的结果。

估计样本大小时需要考虑的条件包括：①采用何种试验设计方法。②估计试验人群和对照人群的阳性率和标准差各为多少。如无过去经验作参考，可以较少的试验对象先做一个预试验，以便得到这些数据。③明确规定两个率或平均数间显著差别时最小的相差数。医学研究中，统计资料一般分为测量资料和计数资料两大类，不同的统计资料进行样本含量大小估计时要用不同的方法。

(7) 常用的临床试验研究方案

1) 随机对照试验(randomized controlled trial，RCT)：RCT 是严格按照随机化的方法，将研究对象分为试验组(或干预组)和对照组，同时分别给予规定的治疗措施和安慰剂或不给予任何措施，采用盲法前瞻性地观察两组结果，然后进行分析比较、评价，从而得出研究的结论。随机对照试验模式图(图 2-4)如下：

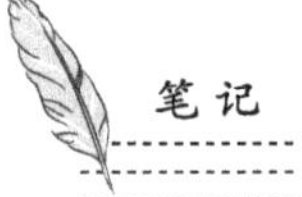

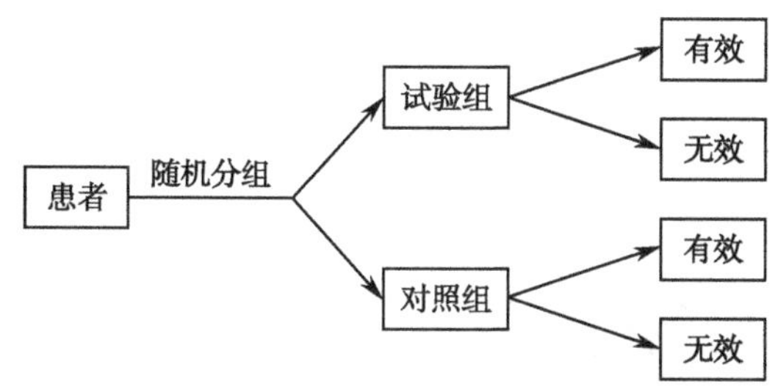

图 2-4　随机对照临床试验模式图

其优点为：①随机分配试验对象可以防止一些干扰因素的影响，并维持两组间情况的相对一致性，从而保证了研究结果的可比性；②采用盲法可以使试验的干扰减到最小程度，所得的结果与结论将更为客观可信；③研究对象具有一定的选择标准，研究措施和评价结果的方法标准化，可以保证试验的可重复性；④在随机对照试验的基础上进行统计学分析，具有更强的说服力。

其缺点为：①在时间、人力、财力上花费较大；②代表性仅限于符合条件的受检者，其结果不能随意推广，具有一定局限性；③有时会出伦理道德的问题，例如安慰剂使用不当，会使疾病不能得到有效的治疗；④当试验的随诊时间较长时，受检者流失率增加。

2）非随机对照试验（non-randomized controlled trial）：如果研究对象的分配没有按照随机化原则进行，而是由研究者分配，或按不同医院为依据进行分组，即一所医院或病房作为对照组给予对照措施，另一所医院或病房给予试验的新疗法，经过一段时间观察后比较两组的疗效。这种设计方案简便易行，也易为病人和医师接受。缺点是不同医院收治的病人在基本临床特征与主要预后因素的分布上并不均衡。如果受试者是非随机分配的，试验组和对照组在基线时难于一致，可能会将轻型病人、预后好的病人分在试验组，结果会夸大虚假的疗效，致使临床试验的结论产生偏倚。

3）序贯试验（sequential trial）：序贯试验是每次做少量的成对比较试验，将比较的结果录于事先设计好的表格中，连续不断地分析获得的资料，一旦达到统计学上的显著性，就可以停止试验。序贯试验的设计是对现有样本一个接一个或一对接一对地展开试验，循序而连贯的进行，直至出现规定的结果时便适可而止地结束试验。这种试验没有预先估计的样本含量，下一步试验均根据上一步结果来决定。序贯试验最大特点是省时、省力、省样本，可以克服组间比较的盲目性，同时比较符合临床实际。在临床研究中，要初步比较两种处理时，最为适用。主要用于单因素研究分析，常用于疗程短，见效快的疾病研究。序贯试验的设计类型：

质反应与量反应：质反应性序贯试验观察指标是计数资料；量反应性序贯试验观察指标是计量资料。

开放型与闭锁型：开放型序贯试验不预先确定最多样本数，而闭锁型试验须预先确定最多样本数，以便防止样本过大，迟迟做不出结论。

单向与双向：当比较 2 个药物（A 与 B）的疗效时，第一种情况是只要求回答 A 药是否优于 B，结论可以是 A 药优于 B 药，或 A 药不优于 B 药，这种情况属单向序贯试验。第二种情况是不但要求回答 A 药是否优于 B 药，而且要求回答 B 药是否优于 A 药。这种情况属双向序贯试验。以上情况可归纳为许多类型的序贯试验。

（赵家良　姜丽萍）

二维码 2-1
扫一扫，测一测

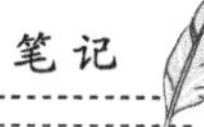

第三章

统计学基本知识

本章学习要点

- 掌握：医学资料收集、整理和分析的基本步骤；统计资料的类别；应用 P 值的注意事项。
- 熟悉：统计学的基本概念和常用方法；样本均数与标准差的计算方法；计量资料的显著性检验方法；率的显著性检验方法；卡方检验的方法；非参数统计方法；直接相关的概念和计算方法。
- 了解：秩和检验的方法；Ridit 分析方法；符号检验方法；常见统计学的缺陷。

关键词 总体 样本 统计量 参数 概率 误差 平均数 标准差 标准误 t 检验 u 检验 方差分析 相对数 率 构成比

卫生统计学（health statistics）是将数理统计理论和方法用于居民健康状况研究、医药卫生实践和医学研究的一门科学。正确的统计分析有利于我们正确地认识事物的客观规律。卫生统计学在医学中的应用非常普遍，对某一疾病发病危险因素、诊断方法、药物疗效以及疾病预后的评估等均离不开卫生统计学。在眼科学和视光学临床实践和科研工作中，经常需要对各种测量值，如视力、眼压、眼屈光度以及眼轴长度等进行计算和比较。因此掌握卫生统计学的基本知识有利于眼科医师和视光学医师的临床实践与科研工作。

第一节 统计学基本概念与步骤

一、统计学基本概念

1. 总体（population） 根据研究目的确定的同质观察单位（即研究对象）的全体称为总体，如研究青少年的屈光状态时，所有的青少年都应当处于研究之列，这就是一个总体。有时总体所包含的观察单位的数目是无穷大，称为无限总体。若观察单位的数目有限，则称为有限总体。

2. 样本（sample） 从总体中随机抽取具有代表性的部分观察单位称为样本，抽取的观察单位的数量多少称为样本量或样本数。由于直接研究总体常常是不可能的，因而大多数研究采用抽样研究（sampling），即通过随机抽取样本来推断总体的情况。例如研究某地区青少年的屈光状态，我们可以从该地区的青少年中随机抽取 1000 名青少年进行研究，这 1000 名青少年就是一个样本，其样本量为 1000。

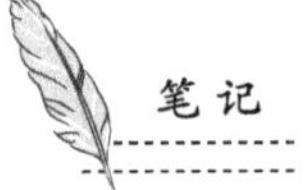

3. 统计量（statistic） 对样本中的研究对象进行观察，依据观察值所得出的样本统计指标，如样本均数、样本率等。例如我们想了解健康人的屈光度或眼轴长度，可以测定几十

个"健康人"的屈光度或眼轴长度，计算所得的均数和标准差称为统计量。

4. 参数（parameter） 通过上述统计量估计所得的总体平均数、总体标准差或总体率等总体指标称为参数。在多数情况下，很难知道总体参数，但是可以通过随机抽取的有代表性的样本的统计量来估算总体参数。

5. 同质（homogeneity） 性质相同或相近的事物或个体称为同质，各观察单位间同质性是科学研究的前提和必要条件，缺乏同质性的观察单位是不能混在一起进行统计分析的，例如不同年龄组人群的白细胞计数，同龄组儿童不同性别的升高或体重等。

6. 变异（variation） 在自然状态下，任何同质的两个病人或研究群体间都会存在差异，表现为各种生理测量值的参差不齐，这种个体间测量结果的差异称为变异。

7. 误差（error） 指各种原因造成的观测值与真值之间的差异，可以分为系统误差、随机测量误差和抽样误差。

（1）系统误差（systematic error）：在收集资料时，由于仪器的不准确、检查者掌握标准过高或过低等原因，致使观察结果出现方向一致性地偏离真值，称为系统误差。这类误差可以使原始资料失去准确性，可以通过完善试验设计和改进技术措施来消除系统误差，或使其尽量减少。

（2）随机测量误差（random error）：又称为偶然误差，是指在收集资料时即使仪器准确、检查者掌握标准一致，但是由于偶然原因也可以使同一对象的多次检查结果不完全一致。这种误差没有倾向性，也不可能避免。

（3）抽样误差（sampling error）：由于总体中每个个体间存在差异，使得抽样研究中样本均数（率）与总体均数（率）之间，样本均数与样本均数之间存在差异，这种由抽样研究所引起的误差称为抽样误差。例如随机测量某地区 100 名健康成年人平均眼轴长度为 24.1mm，这一样本均数并不完全等于该地区所有健康成年人的平均眼轴长度，这种差异就是抽样误差。抽样误差的大小可以用标准误来衡量。

8. 概率（probability） 也称几率，常用符号 P 来表示，是指随机事件发生可能性的数值度量，取值范围为 $0 \leq P \leq 1$。P 值越接近 1，发生的可能性越大；P 值越接近 0，发生的可能性越小；必然发生的事件概率为 1，肯定不发生的事件概率为 0。特别的小概率事件是指发生概率 $P \leq 0.05$ 的随机事件，表示该随机事件发生的可能性小于或等于 0.05（5%），通常将其作为事物间差别有无显著的统计学意义的界限。

9. 随机抽样（random sampling） 随机抽样是指按照随机化原则（总体中每一个观察单位都有同等机会被选入到样本中）从总体中抽取部分观察单位的过程，随机抽样是样本具有代表性的保证。

二、统计工作的基本步骤

通常，可以将任何一项科学研究工作分为四步，即试（实）验设计、收集资料、整理资料和分析资料。完成这四个基本步骤与统计学是密切联系的。

1. 试验设计 这是整个研究工作中最关键的第一步工作。试验设计的主要内容是根据研究目的来确定试验因素、受试对象和观察指标。并确定在一定条件下如何获取原始资料，如何整理原始资料，采用何种统计指标和统计方法对整理后的资料进行统计处理，以及预期试验结果和质量控制等。在试验设计中，确定样本量就需要统计学的知识才能完成。

2. 收集资料 根据试验设计的要求，准确完整地收集原始资料，这是进行后续的统计工作的前提和基础。

3. 整理资料 将收集到的原始资料进行有目的、有计划的科学加工，使资料系统化和条理化，以便于进行统计分析。

笔记

4. 分析资料 对整理后的资料计算相应的统计学指标，运用统计方法进行分析比较，并结合专业知识得出统计结论，以求反映研究对象的内在规律和特征。

在以上任何一个步骤中，如果出现应用统计学的缺陷或错误，都会影响到研究结果的真实性和准确性。

三、统计资料的基本分类

变量（variable）是反映观察对象的某些生理或病理特征的指标，例如病人或健康者的屈光度、眼轴长度、角膜厚度或眼压等。根据观察单位的某项特征的不同，医学资料主要分为计量资料、计数资料和等级资料三大类。对于不同的资料应当采用不同的统计方法进行计算和比较。

1. 计量资料（measurement data） 对每一个观察单位采用定量的方法来测定其某项指标的数值大小，所得到的资料一般都有度量衡单位，如身高（cm）、体重（kg）、眼轴长度（mm）、荧光素眼底血管造影时的动静脉充盈时间（秒）、眼压（mmHg 或 kPa）等。这些资料均适用于计量资料的统计方法，如 t 检验、方差分析、相关与回归分析以及一些非参数统计方法。

2. 计数资料（count data） 将观察单位按其性质或类别进行分组，然后分别对各组观察单位的个数进行计数而得到的资料，例如调查某地某时期青少年近视眼患病人数。这些资料适用于计数资料的统计方法，如率的显著性检验、卡方检验以及一些非参数统计方法。

3. 等级资料（ordinal data） 在医学临床资料中，有一些资料兼有计数资料性质，又有半定量特性，则称为等级资料或半定量资料，例如将检验结果按 –、+、++、+++、++++ 进行分组，然后清点各组病人数。又如观察某种药物或疗法对某病的疗效时，可将疗效分为痊愈组、显效组、有效组和无效组，然后清点各组病人数。这类资料适用于一些非参数统计方法，如 Ridit 分析。等级资料不同于计数资料，它的属性的分组之间存在着程度的差别，各组按大小顺序排列。等级资料也不同于计量资料，每个观察单位没有确切的定量。

根据不同的研究目的，有时可将计量资料转化为计数资料或等级资料进行统计分析。也可以将等级资料转化为计数资料进行统计分析。例如近视眼病人的眼球屈光度测定属于计量资料，可以根据屈光度数值将病人分为低度近视眼组（小于 –3.00D）、中度近视眼组（–5.00～–3.00D）和高度近视眼组（高于 –5.00D），分别计数各组病人人数，即可得到计数资料。注意计量资料转化为计数资料或等级资料时可能会丢失一些有用信息。

第二节 样本均数与标准差

在对计量资料进行统计分析时，首先对观察值（变量值）进行统计描述，然后在此基础上进行深入的统计学分析和推断。描述数值分布情况的常用指标主要包括反映数值集中趋势和离散趋势（变异程度）的指标。

一、数值集中趋势的指标

平均数（average）是描述计量资料集中趋势的最基本统计指标，它表示一组同质变量值的集中趋势或平均水平，在医学研究中常用的平均数有算术平均数、几何均数和中位数等。

（一）算术平均数

算术平均数（arithmetic mean）简称均数（mean），适用于正态分布的资料或近似正态分布的资料，不适用于偏态分布的资料。算术平均数分为总体均数（population mean）和样本均数（sample mean），分别用希腊字母 μ 和英文字母 $\bar{x}$ 表示。算术平均数的计算方法有多种。

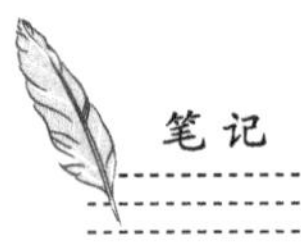

1. 直接计算法　用原始观测值直接累加计算。

$$\overline{x}=\frac{x_1+x_2+\cdots+x_n}{n}=\frac{\sum x}{n}$$

式中：$\overline{x}$为算术平均数，$\sum x$为各个变量值x之和，n为例数。

例 1. 测定12名青光眼病人（患眼）的眼压值（单位mmHg）分别为33，28，48，40，37，22，30，29，35，37，42和40，试求其平均眼压值。

将各数值代入上述公式中，即得：

$$\overline{x}=\frac{\sum x}{n}=\frac{33+28+48+40+37+22+30+29+35+37+42+40}{12}=35.08\text{（mmHg）}$$

当样本例数较少时，可采用带有统计功能（标有SD或STAT）的计算器进行计算，分别将各个数据输入，即输入一个数值，按一次M+键（储存键），输入完毕后即可得出算术平均数和标准差。

2. 频数表计算法　当样本例数较多时，也可以应用上述公式直接计算或用计算器输入计算，但比较麻烦，也易于出错，常采用频数表法计算。随着计算机和数据库技术的广泛应用，使算术平均数计算变得简单，频数表法已不经常使用，有兴趣者可参考卫生统计学的专业书籍。

另外，由于计算机技术和统计软件（如SPSS、SAS等）的普及，利用数据库技术或统计软件进行样本的平均数和标准差计算非常简便和准确。将各组数据输入计算机后，采用相应的统计分析软件即可得到均数、标准差以及其他各种统计指标。

（二）几何均数

几何均数（geometric mean）简记为G，用以描述数值的对数呈正态分布或数据呈倍数变化资料的平均水平，如抗体效价、某些传染病的潜伏期、细菌计数等。例如有一组数据分别为3、4、5、6、17，计算得算术平均数为7，但实际上大多数数据在3～6之间。显然，算术平均数7并不能代表这组数据的中心位置，此时应该采用几何均数或中位数描述其集中趋势。几何均数的直接法计算公式为：

$$G=\sqrt[n]{x_1\cdot x_2\cdots x_n}$$

或：

$$\lg G=\frac{(\lg x_1+\lg x_2+\cdots+\lg x_n)}{n}$$

或：

$$G=\lg^{-1}\left(\frac{\lg x_1+\lg x_2+\cdots+\lg x_n}{n}\right)=\lg^{-1}\left(\frac{\sum\lg x_i}{n}\right)$$

在上述公式中：G为几何均数，n为变量值个数（样本数），$\sum\lg x$为各变量值对数之和，$\lg^{-1}$为其反对数。

那么数据3、4、5、6、17的几何均数为：

$$G=\lg^{-1}\left(\sum\frac{\lg x}{n}\right)=\lg^{-1}\left(\frac{\lg 3+\lg 4+\lg 5+\lg 6+\lg 17}{5}\right)=5.72$$

例 2. 检测10例葡萄膜炎病人的血清抗弓形虫抗体效价，依次为1∶4、1∶4、1∶16、1∶16、1∶16、1∶64、1∶64、1∶64、1∶256和1∶256，试求其几何均数。

$$G=\lg^{-1}\left(\frac{\lg 4+\lg 4+\lg 16+\cdots+\lg 256}{10}\right)=32$$

因此，10例葡萄膜炎病人的血清抗弓形虫抗体效价的几何均数为1∶32。

（三）中位数

中位数（median）记为M，是一组观察值的位置平均数，是将一组观察值由小到大排列，位次居中的变量值即为中位数。适用于描述偏态分布资料的集中位置，它不受两端特特大值及特小值的影响。对于分布较为对称的一组数据，中位数接近于平均数。

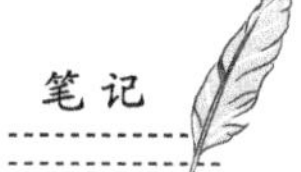

若样本例数 n 为奇数，将观察值从小到大排序后中间位置的那个观察值就是中位数。

$$M = x_{\frac{x+1}{2}}$$

若样本例数 n 为偶数，将观察值从小到大排序后中间位置的两个观察值的算术平均数即为中位数。

$$M = \frac{1}{2}\left\{x_{\frac{n}{2}} + x_{\left(\frac{2}{n}+1\right)}\right\}$$

例 3. 测定 11 只近视眼的中央角膜厚度（单位 μm），分别为 480、490、490、500、500、510、520、530、540、540 和 550，试求中央角膜厚度的中位数。

由于本组例数为奇数（$n=11$），第$\frac{n+1}{2}$个数值即为中位数，即第 6 个数值 510μm 为中央角膜厚度的中位数。

二、数值变异程度的指标

假如某班 A 组 7 名同学的视光学考试成绩分别为 76，80，84，88，92，96，100；B 组 7 名同学的考试成绩分别为 82，84，86，88，90，92，94。计算两组同学的平均成绩（均数）均为 88 分，从均数上看不出两组资料有何差异。但是仔细观察两组资料的分布形式，不难看出 A 组同学的成绩分散，B 组同学的成绩较为集中。平均数相同只说明两组资料的集中趋势相同，但各组数据内部观察值参差不齐的程度可能不同。因此，常需要用极差、方差、标准差或变异系数等指标来描述资料的离散（dispersion）程度。

（一）极差

极差（range）又称为全距，是一组数据中最大和最小观察值之间的差值，描述资料的离散程度简单明了，但它仅考虑了最大值和最小值，不能反映全体观察值的变异程度。样本例数越多，极差越大，它不够稳定和全面。

（二）方差

要全面反映数据的离散程度可以采用离均差总和。离均差总和是每一数据与其均数的差值（称离均差）之和，即$\sum(x-\bar{x})$。但是由于正负值抵消，可以证明同一组数据的离均差总和等于 0。如果先把每一个数据与其均数的差值平方后再求总和即可得到离均差平方和（sum of squares，SS），由于离均差平方和不仅受资料变异程度的影响，还受样本例数多少的影响。因此求其平均数，即可得到方差（variance，S^2），即$\frac{\sum(x-\bar{x})^2}{n}$。方差越小，资料的离散程度越小；方差越大，资料的离散程度就越大。由于从样本中求得的方差往往小于总体方差，为了较好地得到总体方差的估计值，可将上式中的分母—样本例数减去 1。即：

$$S^2 = \frac{\sum(x-\bar{x})^2}{n-1}$$

式中 $n-1$ 称为自由度（degree of freedom），用希腊字母 v 表示。

（三）标准差

方差的算术平方根称为标准差（standard deviation），常用来表示资料的离散程度。标准差分为总体标准差（σ）和样本标准差（s）。

样本标准差（s）的计算公式为：

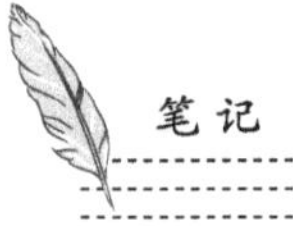

$$s = \sqrt{\frac{\sum(x-\bar{x})^2}{n-1}} = \sqrt{\frac{\sum x^2 - \frac{(\sum x)^2}{n}}{n-1}}$$

式中：s 为标准差，$\sum x$为观察值之和，$\sum x^2$为观察值平方之和，n 为样本例数。

1. 标准差的计算　从例 4 中可以了解如何计算标准差。

例 4. A 组 7 名同学的视光学考试成绩分别为 76，80，84，88，92，96，100；B 组 7 名同学的视光学考试成绩分别为 82，84，86，88，90，92，94。试比较两组资料的离散程度。

两组同学的平均成绩（均数）均为 88 分，经计算求得：A 组标准差为 8.64，B 组标准差为 4.32；A 组同学成绩的标准差大于 B 组同学，表明 A 组同学成绩的离散程度大于 B 组同学。因此，同时使用均数和标准差，才能更加全面地描述一组变量值的分布全貌。

2. 标准差的用途

（1）主要用于描述资料的离散程度：当所比较资料的均数和其度量衡单位相同时，标准差大，资料的离散程度大；标准差小，资料的离散程度小。当均数相差较大或计量单位不同时，不能直接比较，应当采用下文介绍的变异系数来比较。

（2）概括估计变量值的频数分布：假定我们测定 100 名健康者右眼的眼压值，以眼压值的大小为横坐标，以各眼压值的频数为纵坐标，做成直方图，就会发现该图中频数大多集中在中央均数附近，两端逐渐减小，形成一钟形曲线。当增加观察例数时，所作图形就逐渐接近于一条光滑的曲线，这条光滑的曲线接近于数学上的正态曲线，这样的数值分布就称之为正态分布（u 分布）。曲线的顶端为均值，曲线下的面积代表频数分布。在这一曲线下，可以求出均数加减任何倍数的标准差所占整个曲线下的面积（图 3-1）。常用数据有 $\mu\pm1s$，约占整个面积的 68.27%；$\mu\pm1.96s$，约占整个面积的 95%；$\mu\pm2.58s$，约占整个面积的 99%。

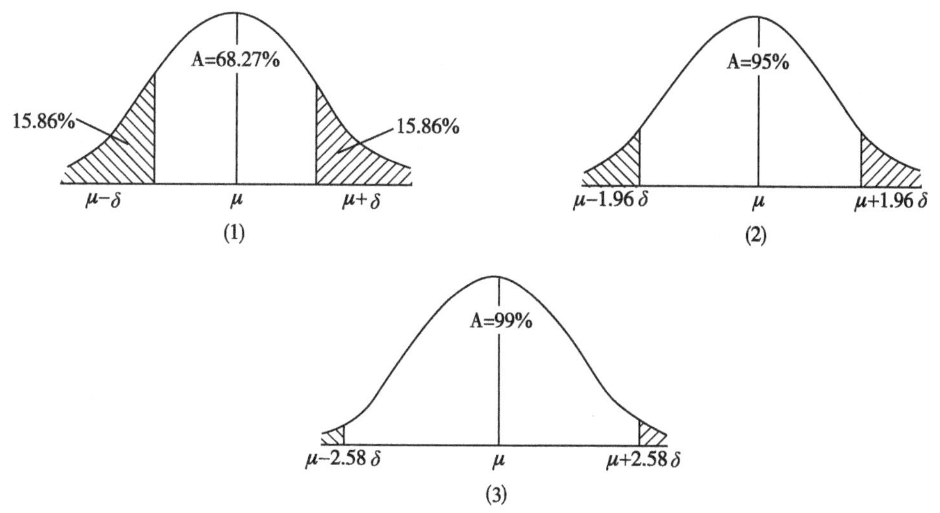

图 3-1　标准正态分布曲线

（3）用于估计正常值范围：在眼科学和视光学的实践中，经常会应用到医学正常值或参考值，通常把 95% 的正常人所在的指标范围作为正常值范围。假定这些指标的分布是近似正态分布时，95% 的分布范围就等于 $\mu\pm1.96s$（详见第八节）。

（4）用于计算均数的标准误。

（四）标准误

很多医学研究需要采用抽样研究的方法。抽样研究对无限总体来讲是唯一可行的方法；即使对于有限总体来讲，抽样研究也可以节省人力和物力。例如要了解某地区少年儿童的近视眼患病情况，不必对该地区所有儿童进行调查，只需要从中随机抽取一部分作为样本来进行调查，然后进行统计分析。

1. 均数的抽样误差　在抽样研究中，由于存在个体差异，使得抽样研究中样本均数与

笔记

总体均数之间，样本均数与样本均数之间存在差异，这种差异是由抽样误差造成的，抽样误差的大小可以用样本标准误（standard error，SE）来衡量。对于计量资料，样本均数的标准误用$s_{\bar{x}}$表示，而样本率的标准误则用 S_P 来表示。当总体中各个数值相等或差异不大时，抽样所得的样本均数和总体均数就相同或相差不大；当总体中各个数值差异较大时，抽样所得的样本均数和总体均数就相差较大。因此，总体均数标准误（$\sigma_{\bar{x}}$）与总体标准差（σ）以及样本大小（n）之间的关系是：

$$\sigma_{\bar{x}}=\frac{\sigma}{\sqrt{n}}$$

在实际工作中，由于不知道总体标准差 σ，可以近似地采用样本标准差（s）来代替，求得样本均数标准误的估计值（$s_{\bar{x}}$）。那么：

$$s_{\bar{x}}=\frac{s}{\sqrt{n}}$$

这里的标准误等于样本标准差除以样本量的算术平方根。

标准误是描述样本均数的变异程度，说明抽样误差的大小，标准误越小，说明抽样误差越小。注意标准差不同于标准误，标准差描述各个观察值的变异程度（离散趋势）；标准误是描述样本均数与总体均数的变异程度，说明抽样误差的大小，并可用于总体均数的区间估计和两个均数之间的假设检验等。

2. 总体均数的估计 抽样研究的目的是通过样本均数估计总体均数（μ）。根据样本均数的抽样分布符合 t 分布的特点，利用 t 分布曲线下面积的规律可以估计出总体均数可能坐落的区间或范围。当样本含量较大时，t 分布向 u 分布逼近，可用 u 分布代替 t 分布。

（1）点值估计：即直接用样本均数估计总体均数。

（2）区间估计：根据样本均数的抽样分布符合 t 分布的特点，利用 t 分布曲线下的面积规律估计出总体均数可能所在的区间或范围，谓之可信区间（confidence interval，CI）。当 $\alpha=0.05$ 时，称为 95% 可信区间（95%CI）。当 $\alpha=0.01$ 时，称为 99% 可信区间（99%CI）。

当已知总体标准差 σ 时，总体均数的 95% 可信区间范围是：

$$\bar{x}\pm 1.96\sigma_{\bar{x}}$$

当未知总体标准差 σ 而用样本标准差 s 代替总体标准差 σ 时，总体均数的 95% 可信区间为：

$$\bar{x}\pm t_{\alpha/2}\times s_{\bar{x}}\text{，或记为}\bar{x}-t_{\alpha/2}\times s_{\bar{x}}\sim\bar{x}+t_{\alpha/2}\times s_{\bar{x}}$$

当样本量较大时，例如样本有 100 个观察对象，这时可以用 u 界值作为 $t_{\alpha/2}$ 的近似值，总体均数的 95% 可信区间为：

$$\bar{x}\pm 1.96\times s_{\bar{x}}\text{，或记为}\bar{x}-1.96\times s_{\bar{x}}\sim\bar{x}+1.96\times s_{\bar{x}}$$

同样，总体均数的 99% 可信区间为：

$$\bar{x}-2.58\times s_{\bar{x}}\sim\bar{x}+2.58\times s_{\bar{x}}$$

假如我们测定 100 只健康眼的眼轴长度均数为 24.2mm，标准差为 0.92mm，那么标准误为：

$$s_{\bar{x}}=\frac{0.92}{\sqrt{100}}=0.092\text{（mm）}$$

总体平均眼轴长度的 95% 可信区间为：24.2－1.96×0.092～24.2＋1.96×0.092，计算得：24.0～24.4mm。

（五）变异系数

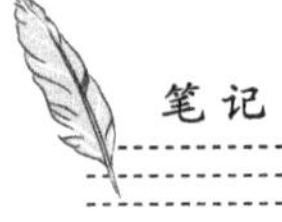

当比较多组资料的离散程度时，而这几组资料的单位不同或均数相差悬殊，则不能直接用标准差比较，需要采用变异系数（coefficient of variation，CV）进行比较，变异系数又称为

离散系数(coefficient of dispersion)，它实际上是指标准差占均数的百分比例。计算公式为：

$$CV = \frac{s}{\bar{x}} \times 100\%$$

例 5. 某研究者观察 28 只近视眼的屈光度为 −3.18±−0.26D，眼轴长度为 25.6±0.90mm，试问两组数据的变异程度如何？

这两组数据的单位不同，数值相差也较大，因此不能直接进行比较，必须计算其变异系数。

屈光度：CV = 0.26/3.18×100% = 8.18%

眼轴长度：CV = 0.90/25.6×100% = 3.52%

由此可见屈光度的变异系数大于眼轴长度，说明屈光度的变异程度较大。

第三节 计量资料的显著性检验

一、假设检验的一般步骤

假设检验(hypothesis test)是一种统计推断方法，用来判断样本均数所代表的总体均数与另一样本均数所代表的另一总体均数之间，或者某一样本均数所代表的总体均数与已知总体均数间的差异是由抽样误差引起的，还是由于总体间存在本质的差异所造成的。

(一) 假设检验的基本思想

假设检验的基本思想是建立在小概率事件($P \leq 0.05$ 或 $P \leq 0.01$)在一次试验中基本上不会发生的基础之上的。首先要提出检验假设(hypothesis)，又称为无效假设(null hypothesis)，记为 H_0；而另一种是备择假设(alternative hypothesis)，记为 H_1；H_0 和 H_1 是相互对立的假设。用适当的统计学方法确定检验假设 H_0 成立的可能性大小，如果可能性小，则认为检验假设 H_0 不成立；如果可能性大，则认为检验假设 H_0 成立。

(二) 假设检验的基本步骤

1. 提出检验假设 假设样本均数所代表的总体均数与已知总体均数之间，或样本所代表的总体均数与另一样本均数所代表的总体均数间差异无统计学意义，它们之间的差异仅仅是由抽样误差引起的。

2. 确定检验水平 检验水平(size of a test)亦称为显著性水平(significance level)，符号为 α。它是判别差异有无统计学意义的概率水准，其大小应当根据试验设计的要求来确定，通常取 α 等于 0.05 或 0.01，检验水平也是容许出现错误的概率(Ⅰ类错误的概率)，当 $\alpha = 0.05$ 时，出现错误判断的概率为 5%。

3. 选定检验方法和计算统计量 根据研究设计的类型和统计推断的目的来选用不同的检验方法和统计量。不同统计方法会得到不同的统计量，如 t 值或 u 值。

4. 确定概率 P 值 根据统计量的大小来确定 P 值，目前各种统计软件均可给出精确的 P 值。

5. 判断结果 根据 P 值大小，做出统计结论。若 P 值小于预先设定的检验水平 α，则 H_0 成立的可能性小，即拒绝 H_0，接受 H_1，即差异有统计学意义。若 P 值不小于预先设定的检验水平 α，则 H_0 成立的可能性较大，即差异无统计学意义。通常的判断标准是：$P > 0.05$ 表示差异无统计学意义，$P \leq 0.05$ 表示差异有统计学意义。

二、t 检验和 u 检验

笔记

t 检验和 u 检验是常用的检验方法，它们分别计算统计量 t 值和 u 值，适用条件是测量

值符合正态分布。当样本含量 n 较小时，用 t 检验进行分析。当样本含量 n 较大时，则用 u 检验。当测量值 x 为未知分布时，则应采用非参数统计方法，如秩和检验。

根据研究设计类型的不同，t 检验主要包括单样本均数比较的 t 检验、配对设计资料均数比较的 t 检验、两组资料均数比较的 t 检验。对于较大样本均数的比较则可以采用 u 检验。

（一）单样本均数的 t 检验

单样本均数 t 检验（one samples *t*-test）是推断该样本的来源总体的总体均数 μ 与已知的某一总体均数 μ_0（常为理论值或标准值）有无差异。分析上述两个均数不等的原因可能是由于抽样误差所致，也可能确实存在本质上的差异，因此需要用 t 检验进行判断。检验过程如下：

1. 检验假设

H_0：样本均数所代表的总体均数与已知总体均数之间差异无统计学意义。

H_1：样本均数所代表的总体均数与已知总体均数之间差异有统计学意义。

检验水平：$\alpha=0.05$

2. 计算统计量（t 值）

$$t=\frac{\left|\bar{x}-\mu\right|}{\dfrac{s}{\sqrt{n}}}$$

公式中：$\bar{x}$ 为样本均数，μ 为已知总体均数，s 为样本均数标准差，n 为样本例数。

3. 确定概率 自由度 $\nu=n-1$，查 t 界值表（附表 1），确定 P 值。

4. 结论 根据 P 值做出统计结论。

例 6. 假如健康成年人群的眼压均数为 16.5mmHg，某医师在某山区随机抽查 25 名健康人的右眼眼压，均数为 17.6mmHg，标准差为 2.8mmHg，试问该地区成年人的眼压是否高于一般成年人？

1. 检验假设

H_0：山区成年人的眼压与一般成年人的眼压差异无统计学意义。

H_1：山区成年人的眼压与一般成年人的眼压差异有统计学意义。

检验水平：$\alpha=0.05$

2. 计算统计量 $t=\dfrac{\left|\bar{x}-\mu\right|}{\dfrac{s}{\sqrt{n}}}=\dfrac{\left|17.6-16.5\right|}{\dfrac{2.8}{\sqrt{25}}}=1.96$

3. 确定概率 自由度 $\nu=n-1=24$，查 t 界值表（附表 1）得：$t_{0.05/2,24}=2.064>1.96$，故 $P>0.05$。

4. 结论 山区成年人的眼压与一般成年人眼压差异无统计学意义。

（二）配对设计的 t 检验

配对设计是医学研究中经常采用的一种设计形式，这种设计能在研究中更好地控制非试验因素对结果的影响，在眼科临床实践中有很多配对设计的资料，如治疗前后视力或眼压的比较、左右眼某些数据的比较等。配对资料的 t 检验（paired or matched t-test）实际上是假设配对差值与总体均数为 0 来进行比较，即推断差值的总体均数是否为 0。差值的总体分布要求为正态分布，其检验过程如下：

1. 检验假设

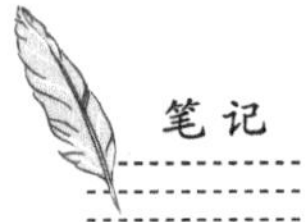

H_0：两者差异无统计学意义。

H_1：两者差异有统计学意义。

检验水平：$\alpha=0.05$

2. 计算统计量（*t*值）

$$t=\frac{|\bar{x}-0|}{s_{\bar{x}}}=\frac{|\bar{x}|}{s_{\bar{x}}}=\frac{|\bar{x}|}{\frac{s}{\sqrt{n}}}$$

式中：$\bar{x}$为样本差值的均数，s为样本均数标准差，n为样本对子数。

3. 确定概率　以自由度 $\nu=n-1$（对子数减 1）查 t 界值表（附表 1），若 $P\leqslant0.05$，则拒绝 H_0；若 $P>0.05$，则还不能拒绝 H_0。

4. 结论　根据 P 值，做出统计结论。

例 7. 某研究者随机观察 12 例健康者双眼颞侧神经纤维层厚度，其中右眼为 89.16μm±15.79μm，左眼为 86.21μm±14.65μm（表 3-1），试问健康者双眼神经纤维层厚度差异有无统计学意义？

表 3-1　12 例健康者左右眼颞侧神经纤维层厚度（μm）

健康者	右眼	左眼	差值（x）	x^2
1	90	89	1	1
2	88	90	−2	2
3	86	91	−5	25
4	87	86	1	1
5	82	80	2	4
6	98	97	1	1
7	95	99	−4	16
8	84	88	−4	16
9	83	86	−3	9
10	86	90	−4	16
11	87	81	6	36
12	90	95	−5	25
合计			$-16(\sum x)$	$154(\sum x^2)$

由于本例是对左、右眼的颞侧神经纤维层厚度进行比较，可以采用配对设计的 t 检验：

1. 检验假设

H_0：健康者左右两眼神经纤维层厚度间的差异无统计学意义。

H_1：健康者左右两眼神经纤维层厚度间的差异有统计学意义。

检验水平：$\alpha=0.05$

2. 计算统计量　差值均数：$\bar{x}=\frac{|-16|}{12}=1.33$

标准差：

$$s=\sqrt{\frac{154-\frac{(-16)^2}{12}}{12-1}}=3.47$$

$$t=\frac{|\bar{x}-0|}{s_{\bar{x}}}=\frac{|\bar{x}|}{s_{\bar{x}}}=\frac{|\bar{x}|}{\frac{s}{\sqrt{n}}}=\frac{1.33}{\frac{3.47}{\sqrt{12}}}=1.33$$

3. 确定 *P* 值　自由度 $\nu=n-1=12-1=11$，查 t 界值表（附表 1）得：$t_{0.05/2,\ 11}=2.201>1.33$，故 $P>0.05$。

4. 结论　健康者双眼神经纤维层厚度的差异无统计学意义。

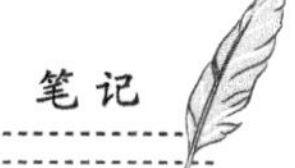

（三）两样本均数的比较

两样本均数的比较（two samples *t*-test）又称为成组设计两样本均数的比较，目的是推断两个样本分别代表的总体均数是否相等，前提是两组数据均服从正态分布，两组总体方差相等。检验过程如下。

1. 检验假设

H_0：两样本均数所代表的总体均数差异无统计学意义，即两样本来自的总体均数相等。

H_1 两样本均数所代表的总体均数差异有统计学意义，即两样本来自的总体均数不相等。

检验水平：$\alpha=0.05$

2. 计算统计量

$$t=\frac{|\overline{x}_1-\overline{x}_2|}{s_{\overline{x}_1-\overline{x}_2}}$$

$$s_{\overline{x}_1-\overline{x}_2}=\sqrt{s_c^2\left(\frac{n_1+n_2}{n_1n_2}\right)}=\sqrt{s_c^2\left(\frac{1}{n_1}+\frac{1}{n_2}\right)}$$

$$s_c^2=\frac{(n_1-1)s_1^2+(n_2-1)s_2^2}{n_1+n_2-2}$$

公式中：$\overline{x}_1$、$\overline{x}_2$为两样本均数，$s_{\overline{x}_1-\overline{x}_2}$表示两样本均数差值的标准误，$s_1$、$s_2$ 为两样本标准差，n_1、n_2 为两样本例数，n_1+n_2-2 为自由度。

3. 确定 *P* 值 自由度 $\nu=n_1+n_2-2$，查 t 界值表（附表 1），若 $P\leqslant0.05$，则拒绝 H_0；若 $P>0.05$，则还不能拒绝 H_0。

4. 结论 根据 P 值，做出统计结论。

例 8. 为验证糖化血红蛋白与糖尿病视网膜病变之间的关系，某研究者测定了 35 例糖尿病视网膜病变病人血液中糖化血红蛋白含量为 10.72%，标准差为 2.1%；同时测定了 35 例健康对照者的血液糖化血红蛋白含量为 4.6%，标准差为 0.8%，试问两组人群血液中糖化血红蛋白含量差异有无统计学意义？

1. 检验假设

H_0：两组人群糖化血红蛋白含量差异无统计学意义。

H_1：两组人群糖化血红蛋白含量差异有统计学意义。

检验水平：$\alpha=0.05$

2. 计算统计量

$$s_c{}^2=\frac{(n_1-1)s_1{}^2+(n_2-1)s_2{}^2}{n_1+n_2-2}=\frac{34\times2.1^2+34\times0.8^2}{35+35-2}=2.252$$

$$s_{\overline{x}_1-\overline{x}_2}=\sqrt{s_c{}^2\left(\frac{1}{n_1}+\frac{1}{n_2}\right)}=\sqrt{2.525\times\left(\frac{1}{35}+\frac{1}{35}\right)}=0.3798$$

$$t=\frac{|\overline{x}_1-\overline{x}_2|}{s_{\overline{x}_1-\overline{x}_2}}=\frac{|10.72-4.6|}{0.3798}=16.11$$

3. 确定 *P* 值 自由度 $\nu=n_1+n_2-2=68$，查 t 界值表（附表 1），得 $t_{0.05/2,60}=2.000$，故 $P<0.05$。

4. 结论 两组人群血液中糖化血红蛋白含量的差异有统计学意义，即糖尿病视网膜病变病人血液中糖化血红蛋白含量明显高于健康对照者。

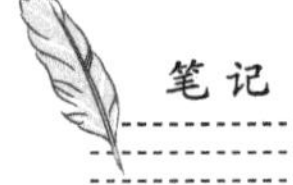

两样本 t 检验要求两个样本所代表的总体服从正态分布，且两总体方差相等（即方差齐性）；若方差不齐则应采用 t' 检验或秩和检验。

（四）较大样本均数的 *u* 检验

当样本量足够大（如 n_1、n_2 均大于 50）时，可用 u 检验代替 t 检验，u 值计算公式较 t 值计算公式简便。计算公式为：

$$u=\frac{|\bar{x}_1-\bar{x}_2|}{s_{\bar{x}_1-\bar{x}_2}}=\frac{|\bar{x}_1-\bar{x}_2|}{\sqrt{\frac{s_1^2}{n_1}+\frac{s_2^2}{n_2}}}$$

式中$\bar{x}_1$、$\bar{x}_2$为两样本均数，$s_{\bar{x}_1-\bar{x}_2}$为两样本均数差的标准误，s_1、s_2 为两样本标准差，n_1、n_2 为两样本例数，n_1+n_2-2 为自由度。判定 P 值时可以不需查表，$P=0.05$ 和 0.01 的 u 值界值（双侧检验）分别为 1.96 和 2.58，即 $u<1.96$，$P>0.05$；$u\geqslant1.96$，$P\leqslant0.05$；$u\geqslant2.58$，$P\leqslant0.01$（建议同学们牢记这两个数据）。

例 9. 某作者随机观察 168 例健康者右眼颞侧神经纤维层厚度为 88.06μm±16.17μm，观察 68 例原发性开角型青光眼病人的颞侧神经纤维层厚度为 63.93μm±27.66μm，试问两组人群的神经纤维层厚度的差异有无统计学意义？

1. 检验假设

H_0：两组人群的神经纤维层厚度差异无统计学意义。

H_1：两组人群的神经纤维层厚度差异有统计学意义。

检验水平：$\alpha=0.05$

2. 计算统计量 *u* 值

$$u=\frac{|\bar{x}_1-\bar{x}_2|}{s_{\bar{x}_1-\bar{x}_2}}=\frac{|\bar{x}_1-\bar{x}_2|}{\sqrt{\frac{s_1^2}{n_1}+\frac{s_2^2}{n_2}}}=\frac{|88.06-63.93|}{\sqrt{\frac{16.17^2}{168}+\frac{27.66^2}{68}}}=6.74$$

3. 确定 *P* 值　按正态曲线规律即可知道 $u_{0.05/2}=1.96<6.74$，故 $P<0.05$。

4. 结论　两组人群的神经纤维层厚度的差异具有统计学意义，即开角型青光眼病人的颞侧神经纤维层厚度明显变薄。

三、方差分析

方差分析（analysis of variance，ANOVA）又称为 F 检验，是检验两个或两个以上样本均数间差异有无统计学意义的统计方法，应用条件是数据要服从正态分布，并且各个组都有共同的总体方差。方差分析步骤与 t 检验步骤基本一致，首先建立检验假设，即假设各组均数均来自于同一总体，然后计算统计量 F 值和确定概率 P 值，最后得出统计结论。

（一）完全随机设计的单因素方差分析

完全随机设计（completely random design）资料时将受试对象完全随机分配到各个处理组，设计因素中只考虑一个处理因素，目的是比较各组平均值之间的差异是否由处理因素造成。

例 10. 某作者为观察甲乙两种药物的降眼压效果，随机将 36 例青光眼病人分为三组，每组 12 人，分别滴用甲乙两种药物和一种对照药物。四周后测试受试眼眼压变动情况，结果见表 3-2，试问青光眼和病人分别滴用这三种药物后眼压值差异有无统计学意义？

1. 检验假设

H_0：三种药物治疗后青光眼病人的眼压值差异无统计学意义。

H_1：三种药物治疗后青光眼病人的眼压值差异有统计学意义。

检验水平：$\alpha=0.05$

笔记

表 3-2 三种药物治疗后青光眼病人的眼压值(mmHg)

病人	甲药	乙药	对照药	合计
1	19	16	17	
2	19	15	16	
3	16	19	16	
4	18	16	17	
5	17	19	18	
6	21	20	19	
7	19	18	18	
8	16	19	17	
9	18	16	16	
10	19	17	16	
11	19	19	18	
12	22	19	18	
$\sum x_{ij}$	223	213	206	642
n_i	12	12	12	36
$\overline{x}_i$	18.58	17.75	17.17	17.83
$\sum x_{ij}^2$	4179	3811	3548	11 538

2. 计算统计量

(1) 计算总均数($\overline{x}$)和总变异的离均差平方和($SS_{总}$):

$$\overline{x}=\frac{\sum\left(\sum x_{ij}\right)}{\sum n_i}=\frac{\sum x}{n}=\frac{642}{36}=17.83$$

$$SS_{总}=\sum\sum(x_{ij}-\overline{x})^2=\sum x^2-\frac{\left(\sum x\right)^2}{n}=11\,538-\frac{642^2}{36}=89$$

(2) 计算组内变异的离均差平方和($SS_{组内}$)和均方($MS_{组内}$):

$$SS_{组内}=\sum\sum(x_{ij}-\overline{x}_i)^2=\sum x^2-\frac{\left(\sum x_{ij}\right)^2}{n_i}$$

甲药组: $SS_{组内}=\sum x^2-\frac{\left(\sum x\right)^2}{n}=4179-\frac{223^2}{12}=34.92$

乙药组: $SS_{组内}=3811-\frac{213^2}{12}=30.25$

对照组: $SS_{组内}=3548-\frac{206^2}{12}=11.67$

$SS_{组内}$的合计值为: $34.92+30.25+11.67=76.84$

计算 $MS_{组内}$: $MS_{组内}=\frac{SS_{组内}}{n-k}=\frac{76.84}{36-3}=2.33$

(3) 计算组间变异的离均差平方和($SS_{组间}$)和均方($MS_{组间}$):

$SS_{组间}=SS_{总}-SS_{组内}=89-76.84=12.16$

$MS_{组间}=\frac{SS_{组间}}{k-1}=\frac{12.16}{3-1}=6.08$

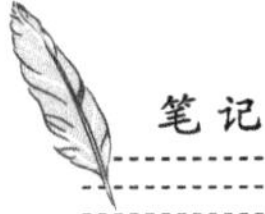

笔记

（4）计算F值：

$$F=\frac{MS_{大}}{MS_{小}}=\frac{6.08}{2.33}=2.61$$

在F检验中，较大均方应该是$MS_{组间}$，较小均方是$MS_{组内}$。如果计算出来的$MS_{组间}$小于$MS_{组内}$，就不必再向下进行计算F值了，就可认为差异无统计学意义。

3. 确定P值　根据组间自由度和组内自由度从F界值表（附表2）查得P值。组间自由度为组数（k）减去1，即$3-1=2$。组内自由度为总数（n）减去组数（k），即为$36-3=33$。查F界值表得$F_{0.05(2,33)}=3.29$，今F值$=2.61<3.29$，故$P>0.05$。

4. 结论　结果表明三种药物治疗后青光眼病人的眼压值差异无统计学意义。

上述计算分析较为复杂烦琐，可将上述公式汇总如表3-3。

表3-3　单因素方差分析公式表

变异	离均差平方和（SS）	自由度（v）	均方（MS）	F值
总变异	$\sum x^2-C$	$n-1$		
组间变异	$\sum\frac{\left(\sum x_{ij}\right)^2}{n_i}-C$	$k-1$	$\frac{SS_{组间}}{k-1}$	$\frac{MS_{组间}}{MS_{组内}}$
组内变异	$SS_{总}-SS_{组间}$	$n-k$	$\frac{SS_{组内}}{n-k}$	

通过方差分析，各组均数之间差异没有统计学意义，则不需作进一步统计比较。如果各组均数之间差异有统计学意义，可以进一步进行各组之间的显著性检验（q检验）。由于计算方法较为烦琐，在此不再详述，请参考有关专业统计书籍。

（二）随机区组设计的两因素方差分析

随机区组设计（randomized block design）是将受试对象按照自然属性（如实验动物的窝别、体重、病人年龄、性别或病情等）相同或相近者组成单位组（区组），然后把每个组中的受试对象随机分配给不同处理组。设计中有两个因素，一个是处理因素，另一个是按照自然属性形成的单位组。应用无重复数据的两因素方差分析（two-way ANOVA）进行统计分析。

例11. 某作者为观察不同滴眼液的降眼压效果，根据病人病情不同随机将40例青光眼病人分为四组，分别接受四种滴眼剂治疗。治疗四周后眼压值见表3-4，试问这四种药物治疗后病人的眼压差异有无统计学意义？

表3-4　四种药物对青光眼病人的降眼压作用（mmHg）

病次	甲药物	乙药物	丙药物	丁药物	合计
1	38	28	24	20	110
2	35	26	22	19	102
3	30	25	21	19	95
4	32	25	20	20	97
5	25	20	18	17	80
6	27	22	20	18	87
7	33	25	21	16	95
8	40	26	20	18	104
9	26	21	20	16	83
10	28	20	20	15	83
$\bar{x}$	31.4	23.8	20.6	17.8	23.4
$\sum x$	314	238	206	178	936
$\sum x^2$	10 096	5736	4266	3196	23 294

笔记

两因素方差分析不同于单因素方差分析，本例中除了不同病人间的差异（统计学上称为单位组）外，还存在各组治疗前后不同时点的差异（称为处理组）。因此总变异就可能来自于处理组间、单位组间和误差三部分。本例处理组数（a）为4，单位组间数（b）为10。两因素方差分析的计算公式汇总见表3-5。

表3-5 两因素方差分析公式表

变异	离均差平方和（SS）	自由度（ν）	均方（MS）	F值
总变异	$\sum x^2-C$	$n-1$		
处理组间变异	$\sum\frac{\left(\sum x_{ij}\right)^2}{b}-C$	$a-1$	$\frac{SS_{处理}}{a-1}$	$\frac{MS_{处理}}{MS_{误差}}$
单位组间变异	$\sum\frac{\left(\sum x_{ij}\right)^2}{a}-C$	$b-1$	$\frac{SS_{单位}}{b-1}$	$\frac{MS_{单位}}{MS_{误差}}$
误差	$SS_{总}-SS_{处理}-SS_{单位}$	$(a-1)(b-1)$	$\frac{SS_{误差}}{(a-1)(b-1)}$	

1. 检验假设

$H_0^{(1)}$：治疗前、后眼压均值差异无统计学意义。

$H_1^{(1)}$：治疗前、后眼压均值差异有统计学意义。

$H_0^{(2)}$：不同单位（病人）之间差异无统计学意义。

$H_1^{(2)}$：不同单位（病人）之间差异有统计学意义。

检验水平：$\alpha=0.05$

2. 计算统计量

（1）计算校正系数C：$C=\frac{\left(\sum x\right)^2}{n}=\frac{936^2}{40}=21\,902.4$

（2）计算离均差平方和：

$$SS_{总}=\sum x^2-C=23\,294-21\,902.4=1391.6$$

$$SS_{处理}=\sum\frac{\left(\sum x_{ij}\right)^2}{b}-C=\frac{314^2+238^2+206^2+178^2}{10}-21\,902.4=1033.6$$

$$SS_{单位}=\sum\frac{\left(\sum x_{ij}\right)^2}{a}-C=\frac{110^2+102^2+95^2+97^2+80^2+87^2+95^2+104^2+83^2+83^2}{4}$$
$$-21\,902.4=229.1$$

$$SS_{误差}=SS_{总}-SS_{处理}-SS_{单位}=1391.6-1033.6-229.1=128.9$$

（3）计算均方：

$$MS_{处理}=\frac{SS_{处理}}{a-1}=\frac{1033.6}{4-1}=344.53$$

$$MS_{单位}=\frac{SS_{单位}}{b-1}=\frac{229.1}{10-1}=25.46$$

$$MS_{误差}=\frac{SS_{误差}}{(a-1)(b-1)}=\frac{128.9}{(4-1)(10-1)}=4.77$$

（4）计算F值：

$$F_1=\frac{MS_{处理}}{MS_{误差}}=\frac{344.53}{4.77}=72.23$$

$$F_2=\frac{MS_{单位}}{MS_{误差}}=\frac{25.46}{4.77}=5.34$$

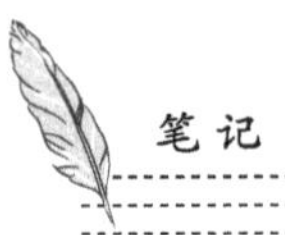
笔记

3. 确定 *P* 值 F_1 值检验 $H_0^{(1)}$ 即假设处理前后差异无统计学意义，组间自由度为 $a-1=3$，误差自由度为 $(a-1)(b-1)=27$，查 F 界值表得：$F_{0.05(3,27)}=2.96$，本例 $F=72.23>2.96$，故 $P<0.05$，拒绝 $H_0^{(1)}$。

F_2 值检验 $H_0^{(2)}$ 即假设不同单位（病人）之间差异无统计学意义，单位间自由度为 $b-1=9$，误差自由度为 $(a-1)(b-1)=27$，查 F 界值表得：$F_{0.05(9,27)}=2.25$，本例 $F=5.34>2.25$，故 $P<0.05$，拒绝 $H_0^{(2)}$。

4. 结论 四种药物治疗前后病人的眼压值的差异有统计学意义，不同病人之间的眼压值差异也有统计学意义。

如果方差分析结果表明各组均数之间差异有统计学意义，就需要进一步进行两两比较。常用方法有 SNK-*q* 检验、LSD-*t* 检验和 Dunnett-*t* 检验，具体计算方法请参考卫生统计学专业书籍。

四、显著性检验中的注意事项

（一）*t* 检验的应用条件

1. 两样本的来源总体均符合正态分布 判断两样本是否符合正态分布，可用正态性检验方法。

2. 两样本的来源总体方差齐 在进行两样本均数比较的 *t* 检验之前，要用方差齐性检验来推断两样本代表的总体方差是否相等。方差齐性检验方法使用 *F* 检验。若两样本的来源总体的方差不齐，也不符合正态分布，对符合对数正态分布的资料可用其几何均数进行 *t* 检验，对其他资料可用 *t'* 检验或秩和检验进行分析。

（二）单侧检验还是双侧检验

根据资料性质及样本特征、专业要求以及经验确定是选用单侧检验还是双侧检验。

1. 什么是单侧检验和双侧检验 检验两组的差异有统计学意义时，如果只考虑 A>B，不考虑 A<B 的可能性时，则为单侧检验（如果上述 A 与 B 之间的关系完全相反，亦为单侧检验）；同时考虑 A>B 和 A<B 两种可能时，则为双侧检验。例如某新药与同类常用药的疗效比较，一般应用双侧检验；而含甲药之某复方药与单纯甲药之疗效比较，可以采用单侧检验。

2. 从严掌握选用单侧检验的条件 对同一个资料采用单侧检验或双侧检验，检验的结果可能不同。因此必须谨慎地根据资料性质并考察样本数据特征，来确定是否采用单侧检验。应该用双侧检验而误用单侧检验，将可能导致假阳性结果；应该用单侧检验却采用双侧检验，可能会导致假阴性结果，做出错误的结论。

（三）其他注意事项

1. 进行假设检验之前，应当注意资料本身是否具有可比性，资料要来自于设计严密的抽样研究。

2. 正确理解统计学意义和临床意义，即当结论有统计学意义时应当注意这样的结论在实际工作中有无意义。假定考察某新药的降眼压效果，新药可使眼压平均下降 5.1mmHg，而传统对照药可使眼压下降 4.9mmHg，虽然经统计学检验两药降眼压作用的差异具有统计学意义，可以认定新药的降眼压效果优于传统药，但是在实际工作中，两种药物的降眼压作用仅差 0.2mmHg，可能小于眼压的测量误差，因此并无临床意义。同时也应当注意到，当样本量较小时，即使两个均数差异较大，进行显著性检验时也可能出现无统计学意义的结果。

3. 根据资料类型选用正确的检验统计方法。经常出现的错误是误将配对资料当作成组资料进行处理，适用方差分析的多组资料的统计比较误用 *t* 检验进行两两比较。

4. 当检验结果拒绝无效假设时，应当注意有发生Ⅰ类错误（假阳性错误）的可能性，即

笔记

错误地拒绝实际成立的 H_0。发生这种错误的可能性预先是知道的，即预先设定的检验水平，如 $P\leq0.05$，即承认有5%的可能性犯假阳性错误。当检验结果不拒绝无效假设时，应注意有发生Ⅱ类错误（假阴性错误）的可能性，即仍有可能错误地接受了实际不成立的 H_0。发生这种假阴性错误的可能性预先是不知道的，它与样本量和Ⅰ类错误的大小有关系。

5. 报告结论时应注明所使用的统计方法、统计量、单双侧检验以及 P 值的确切数值。

第四节 相 对 数

计数资料是按照资料的性质或属性进行分类，然后计算各组的例数。在统计描述时常采用两个数量的比值作为观察指标，这样的指标称为相对数（relative number）。

一、常用统计指标

常用的相对数指标主要有率（rate）、构成比（proportion）和相对比（ratio）等。

（一）率

又称为频率指标，是某现象实际发生的观察单位数与可能发生该现象的观察单位总数之比，用以说明一定时期内某现象发生的频率或强度。计算公式为：

$$率=\frac{发生某现象的观察单位数}{可能发生某现象的观察单位总数}\times k$$

公式中：基数 k 为比例基数，常以百分率（%）、千分率（‰）、万分率（1/万）或十万分率（1/10万）表示。常用的医学指标有发病率、患病率或死亡率等，例如2016年某小学共有1200名学生没有近视眼，当年进行近视眼普查，全年共发现新增近视眼学生24名，则该小学在2016年近视眼发病率为24/1200×100%＝2%。

（二）构成比

又称为构成指标，说明某一事物内部各组成部分所占的比重或分布，通常以100%为基数，故又称为百分比。构成比只说明比重，不能说明事物发生的频率或强度。计算公式为：

$$构成比=\frac{某一组成部分的观察单位数}{同一事物各组成部分的观察单位总数}\times100\%$$

例如某医师分析某医院门诊收集的249例近视眼病人的年龄资料（表3-6），表中只说明该批病人的年龄分布，不能说明某一年龄组患病率的高低，因为上述构成比情况与病人的就诊机会、门诊量、医院服务特色等密切相关。不能简单地从表中得出0～10岁组儿童近视眼的患病率最高的结论。若要了解某地区近视眼患病率与年龄的关系，就必须对该地区的不同年龄段人群进行普查或抽样调查。

表3-6 某医院249例近视眼病人年龄分布

年龄（岁）	例数	构成比（%）
0～	86	34.5
10～	79	31.7
20～	44	17.7
30～	27	10.8
40～	13	5.2
合计	249	100.0

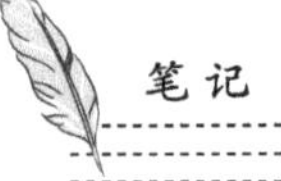
笔记

构成比和率的意义完全不同，构成比之和一定是100%。在眼科和视光学的临床实践和科研工作中，常有错误地将构成比当作率来使用和进行统计比较的错误做法。

（三）比

又称为相对比，是A、B两个有关指标之比，说明A为B的若干倍或百分之几，通常用倍数或分数表示，A、B可为绝对数、相对数或平均数；常用指标有某种眼病的不同性别比。其计算公式为：

$$比=\frac{A}{B}$$

例如某市甲区急性流行性出血性结膜炎病人为2860人，乙区病人为3425人，则乙区与甲区病例数之比为3425/2860＝1.2∶1。

（四）标准化率

标准化率（standardized rate）常用于内部构成不同的两个或多个率的比较，首先指定一个统一“标准”（标准人口构成比或标准人口数），按照指定“标准”计算调整率，使之具备可比性，以消除由于内部构成不同（如性别、年龄、职业等）对总率比较带来的影响。注意标准化后的率并不代表某地区的实际水平，只能表明相对水平。

二、应用相对数时的注意事项

相对数应用非常广泛，计算也非常简便。正确使用相对数，可以使我们掌握某事件发生的频率或程度。反之，则为我们提供错误的信息。因此在使用相对数时应注意以下几点：

1. 计算相对数时分母不宜过小，一般不能小于30例。假定只有两例病人，其中一例治愈，治愈率为50%，这样的结果没有实际意义。如果报告的是罕见病例，即使治愈一例也有临床价值，建议使用绝对数来报告。

2. 构成比和率不能相互混淆，两者的主要区别是构成比叙述的是事物内部各组成部分所占比重或分布，率叙述的是某现象发生的频率或强度。构成比的基数多为100，各个比值的合计值为100%。率的基数为100、1000、1万或10万。构成比的任一部分比重增减会影响其他部分，率的某一部分改变对其他率无影响。

3. 求两组或多组数据的总平均率时，不能将各个率相加后平均求得，而应将分子、分母分别相加后再相除求得。例如男性小学生近视眼患病率为10.0%（10/100），女生为12.0%（24/200），总的平均患病率应为11.3%（34/300），而不是（10.0%＋12.0%）/2＝11.0%。

4. 注意资料的同质性和可比性。如果比较某种药物对病人的疗效，就应当考虑观察时间、病人的轻重程度、检查方法和地点等条件是否一致。当两组资料的年龄或性别构成比不同时，应分组计算其指标，再进行统计比较，或计算标准化率后再进行比较。

5. 样本率或构成比的比较应建立在随机抽样的基础上，并需要进行检验假设。

第五节　计数资料的显著性检验

一、率的抽样误差

与样本均数和总体均数之间存在抽样误差一样，样本率和总体率之间也存在抽样误差。例如我们随机抽取小学生2000名，其中近视眼学生374名，近视眼患病率为18.7%，这是一个样本率，可能与当地小学生的总体患病率有一定差异，即样本率不完全等于总体率。假如我们再随机抽取2000名小学生，其样本率也不完全等于总体率，这种由抽样误差造成的样本率与总体率之间的差异，称为率的抽样误差。率的抽样误差大小用率的标准误（s_p）表示，计算公式为：

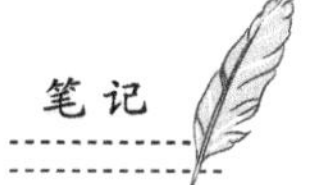

$$s_p=\sqrt{\frac{p(1-p)}{n}}$$

公式中：p 为样本率，n 为样本例数。

本例中患病率 $p=0.187$，样本例数 $n=2000$，故标准误为：

$$s_p=\sqrt{\frac{p(1-p)}{n}}=\sqrt{\frac{0.187\times(1-0.187)}{2000}}=0.0087$$

率的标准误越小，率的抽样误差就越小，说明样本率与总体率就越接近，用样本率来代表总体率就越可靠。反之，率的标准误较大，用样本率代表总体率的可靠性就越小。

率的标准误主要用途包括：①说明样本率的可靠性；②进行率的显著性检验；③估计总体率。

二、率的显著性检验

有了样本率和样本率的标准误，我们就可进行样本率与总体率、两样本率的显著性检验。当样本例数较大时，样本率的频数分布近似于正态分布，可以采用 u 检验进行统计判断。即当 $u<1.96$，$P>0.05$，差异无统计学意义；当 $u\geqslant u_{0.05/2}=1.96$，$P\leqslant 0.05$ 时，差异有统计学意义。

（一）样本率与总体率的显著性检验

适用条件是样本量 n 足够大，np 与 $n(1-p)$ 均≥5，且 p 与 $1-p$ 均不接近于 0。u 检验计算公式为：

$$u=\frac{|p-\pi|}{\sigma_p}=\frac{|p-\pi|}{\sqrt{\frac{\pi(1-\pi)}{n}}}$$

公式中：p 为样本率，π 为已知总体率，n 为样本数。

例 12. 为了了解某地小学生的近视眼患病情况，我们随机抽取小学生 2000 名，其中近视眼学生 374 名，近视眼患病率为 18.7%。据估计当地小学生近视眼的总体患病率为 20%，试问该小学的近视眼患病率与总体率差异有无统计学意义？

1. 检验假设

H_0：当地小学生近视眼患病率与总体率差异无统计学意义。

H_1：当地小学生近视眼患病率与总体率差异有统计学意义。

检验水平：$\alpha=0.05$

2. 计算 u 值

$$u=\frac{|p-\pi|}{\sqrt{\frac{\pi(1-\pi)}{n}}}=\frac{|0.187-0.20|}{\sqrt{\frac{0.20\times(1-0.20)}{2000}}}=1.45$$

3. 确定 P 值 由于 $u=1.45<u_{0.05/2}=1.96$，故 $P>0.05$，差异无统计学意义。

4. 结论 当地小学生的近视眼患病率与已知总体率差异无统计学意义。

（二）两样本率的显著性检验

适用条件同上，计算公式为：

$$u=\frac{|p_1-p_2|}{\sqrt{\frac{P_c(1-p_c)}{\left(\frac{1}{n_1}+\frac{1}{n_2}\right)}}}\qquad p_c=\frac{x_1+x_2}{n_1+n_2}$$

公式中：p_1、p_2 为两个样本率，p_c 为两样本的合并率（注意合并率不是两个率的平均值），x_1、x_2 为两样本的阳性例数，n_1、n_2 为两个样本例数。

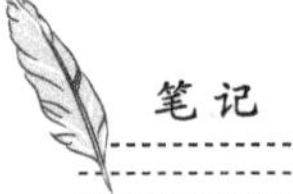
笔记

例 13. 我们随机抽取甲学校小学生 2000 名，近视眼学生 374 名，患病率为 18.7%。随机抽取乙学校小学生 1200 名，近视眼学生 178 名，患病率为 14.8%，试问甲、乙两学校学生的近视眼患病率差异有无统计学意义？

1. 检验假设

H_0：甲乙两学校学生的近视眼患病率差异无统计学意义。

H_1：甲乙两学校学生的近视眼患病率差异有统计学意义。

检验水平：$\alpha=0.05$

2. 计算 u 值

$$p_c=\frac{x_1+x_2}{n_1+n_2}=\frac{374+178}{2000+1200}=17.3\%$$

$$u=\frac{|p_1-p_2|}{\sqrt{\dfrac{P_c(1-p_c)}{\left(\dfrac{1}{n_1}+\dfrac{1}{n_2}\right)}}}=\frac{|0.187-0.148|}{\sqrt{\dfrac{0.173\times(1-0.173)}{\dfrac{1}{2000}+\dfrac{1}{1200}}}}=2.82$$

3. 确定 P 值　由于 $u=2.82>u_{0.05/2}=1.96$，故 $P<0.05$，差异有统计学意义。

4. 结论　结果表明甲乙两学校学生的近视眼患病率差异有统计学意义，因此可以认为甲学校学生的近视眼患病率高于乙学校。

（三）估计总体率

有了样本率和样本率的标准误，我们就可以估计出总体率的范围（即可信区间）。当样本足够大，且 p 不接近于 0 时，例如 $n>1000$，$p\geqslant1\%$，我们就可采用近似正态的方法进行估计。即总体率的 95% 可信区间为 $p\pm1.96\times s_p$，总体率的 99% 可信区间为 $p\pm2.58\times s_p$。

上述例 12 中已知小学生近视眼患病率为 18.7%，计算得标准误 $s_p=0.87\%$，那么当地小学生近视眼患病率的 95% 可信区间为 18.7%±1.96×0.87%，即为 17.0%～20.4%；由此估计当地小学生近视眼患病率有 95% 的可能在 17.0%～20.4% 范围内。99% 可信区间为 18.7%±2.58×0.87%，即为 16.5%～20.9%，估计当地小学生近视眼患病率有 99% 的可能在 16.5%～20.9% 范围内。

三、卡方检验

卡方检验（chi-square test，χ^2）的用途非常广泛，主要用于两个率（构成比）的比较和多个率（构成比）的比较。卡方检验的基本思想是以卡方值的大小来反映理论频数与实际频数的吻合程度，在无效检验假设（H_0：$\pi_1=\pi_2$）成立的条件下，实际频数与理论频数相差不应该很大，即卡方值不应该很大，若实际计算所得的卡方值较大，超过了设定的检验界值，则有理由怀疑 H_0 的真实性，从而拒绝 H_0，接受 H_1。

（一）成组（四格表）资料的卡方检验

适用条件是样本量 $n>40$，所有的格子的理论数 $T\geqslant5$。

例 14. 为了了解某小学校男、女学生之间近视眼患病率的差异，分别测定 118 例男生和 118 例女生的屈光度，发现男、女生近视眼分别为 11 例和 37 例，患病率分别为 9.32% 和 31.36%（表 3-7），试问男、女生近视眼患病率差异有无统计学意义？

表 3-7　两组人群近视眼患病率比较（例）

	近视眼	非近视眼	合计
女生	37（24）	81（94）	118
男生	11（24）	107（94）	118
合计	48	188	236

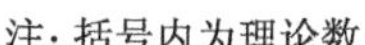
注：括号内为理论数

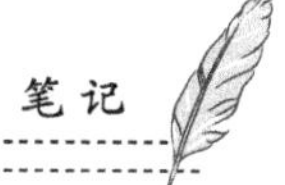

其中：

37	81
11	107

这是表中的四个最基本数据，因此该表资料又被称为四格表资料，表中的频数数字称为实际数（A）。卡方检验的统计量是卡方值，它是每个格子实际数 A 与理论数 T 差值平方与理论数之比的累计和。计算公式为：

$$\chi^2=\sum\frac{(A-T)^2}{T}$$

公式中 A 为实际数，T 为理论数。

每个格子中的理论数 T 是在假定两组人群的患病率相等的情况下计算出来的，计算公式为：

$$T_{RC}=\frac{n_R n_C}{n}$$

公式中 T_{RC} 为第 R 行 C 列格子的理论数，n_R 为同行的合计数，n_C 为同列的合计数，n 为总例数。

表 3-7 中第一行第一列格子里的理论数（T_{11}）为：$T_{11}=\frac{118\times48}{236}=24$

同样，其余三个格子里的理论数也可求得：

$$T_{12}=\frac{188\times118}{236}=94$$

$$T_{21}=\frac{48\times118}{236}=24$$

$$T_{22}=\frac{188\times118}{236}=94$$

后三个理论数字的另外一种计算方法是：

$T_{12}=118$（第一横行合计值）$-T_{11}=118-24=94$

$T_{21}=118$（第一竖列合计值）$-T_{11}=48-24=24$

$T_{22}=118$（第二竖列合计值）$-T_{12}=188-94=94$

两种计算方法的结果完全一致。

卡方检验的基本计算步骤如下：

1. 检验假设

H_0：男、女学生的近视眼患病率差异无统计学意义。

H_1：男、女学生的近视眼患病率差异有统计学意义。

检验水平：$\alpha=0.05$

2. 计算统计量（χ^2 值）

$$\chi^2=\sum\frac{(A-T)^2}{T}=\frac{(37-24)^2}{24}+\frac{(81-94)^2}{94}+\frac{(11-94)^2}{24}+\frac{(107-24)^2}{94}=17.68$$

3. 确定 P 值 卡方检验的自由度等于（行数 − 1）（列数 − 1），那么四格表资料的自由度即为（2 − 1）（2 − 1）= 1。查 χ^2 界值表（附表 3）得，$\chi^2_{0.05,1}=3.84$，$\chi^2_{0.01,1}=6.63$（同学们应牢记这两个数据）。由于 $\chi^2=17.68>\chi^2_{0.05,1}=3.84$，故 $P<0.05$。

4. 结论 两组儿童的近视眼患病率差异有统计学意义，女生高于男生。

（二）四格表资料卡方检验专用公式

由于上述的计算方法较为复杂，对于四格表资料（表 3-8）可以采用四格表资料的专用卡方检验计算公式：

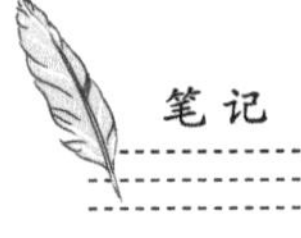
笔记

$$\chi^2=\frac{(ad-bc)^2n}{(a+b)(c+d)(a+c)(b+d)}$$

表 3-8　四格表资料的基本构成

	阳性	阴性	合计
甲组	a	b	$a+b$
乙组	c	d	$c+d$
合计	$a+c$	$b+d$	n

仍然以上例数据为例，计算得：

$$\chi^2=\frac{(ad-bc)^2n}{(a+b)(c+d)(a+c)(b+d)}=\frac{(37\times107-11\times81)^2\times236}{48\times188\times118\times118}=17.68$$

式中 a、b、c、d 为四格表的四个实际频数，n 为样本总数，即为 $a+b+c+d$ 之和。自由度 v=(行数－1)(列数－1)=(2－1)×(2－1)=1。

由此表明四格表计算公式和专用计算公式两种方法所得的卡方值基本一样。

仍然以例 13 中甲乙两个学校学生的近视眼患病情况比较为例(表 3-9)，试问甲乙两学校学生的近视眼患病率差异有无统计学意义？

表 3-9　甲乙两个学校学生的近视眼患病情况比较(例)

	近视眼人数	非近视眼人数	合计
甲学校	374	1626	2000
乙学校	178	1022	1200
合计	552	2648	3200

1. 检验假设

H_0：甲乙两学校学生的近视眼患病率差异无统计学意义。

H_1：甲乙两学校学生的近视眼患病率差异有统计学意义。

检验水平：α=0.05

2. 计算 χ^2 值

$$\chi^2=\frac{(ad-bc)^2n}{(a+b)(c+d)(a+c)(b+d)}=\frac{(374\times1022-178\times1626)^2\times3200}{552\times2648\times2000\times1200}=7.86$$

3. 确定 P 值　因 $\chi^2=7.86>\chi^2_{0.05,1}=3.84$，因此 $P<0.05$。

4. 结论　结果说明甲乙两学校学生的近视眼患病率差异有统计学意义，甲学校学生的近视眼患病率明显高于乙学校。

该统计结果与前面所述的 u 检验统计结论一致。

(三) 四格表校正公式

当样本含量 n 大于 40，但如果某些格子里的理论数小于 5 时，则需要用校正卡方检验公式进行计算：

$$\chi^2=\sum\frac{(|A-T|-0.5)^2}{T}$$

或：

$$\chi^2=\frac{\left(|ad-bc|-\frac{n}{2}\right)^2n}{(a+b)(c+d)(a+c)(b+d)}$$

例 15. 某研究者为探讨年龄相关性黄斑变性与血清中抗视网膜抗体的关系，检测 38 例病人的血清抗视网膜抗体，其中阳性者 12 例；同期检测 21 例健康对照者的血清抗视网膜抗体，其中阳性者 1 例(表 3-10)，试问两者差异有无统计学意义？

由于有一个格子里的理论数小于 5(13×21/59)，因此需要采用校正卡方检验公式进行计算。

1. 检验假设

H_0：年龄相关性黄斑变性和健康者血清中抗视网膜抗体阳性率差异无统计学意义。

笔记

表 3-10 年龄相关性黄斑变性和健康者血清抗视网膜抗体阳性率比较(例)

	抗体阳性	抗体阴性	合计
黄斑变性	12(8.4)	26(29.6)	38
健康者	1(4.6)	20(16.4)	21
合计	13	46	59

H_1: 年龄相关性黄斑变性和健康者血清中抗视网膜抗体阳性率差异有统计学意义。

检验水平: α=0.05

2. 计算统计量(χ^2 值)

$$\chi^2=\frac{\left(|ad-bc|-\frac{n}{2}\right)^2 n}{(a+b)(c+d)(a+c)(b+d)}=\frac{\left(|12\times 20-1\times 26|-\frac{59}{2}\right)\times 59}{13\times 46\times 38\times 21}=4.21$$

3. 确定 *P* 值 由于 $\chi^2=4.21>\chi^2_{0.05,1}=3.84$，故 $P<0.05$。

4. 结论 年龄相关性黄斑变性和健康者血清中抗视网膜抗体阳性率差异有统计学意义，年龄相关性黄斑变性病人血清抗视网膜抗体阳性率明显高于健康者，表明年龄相关性黄斑变性的发生可能与其血清抗视网膜抗体有关。

(四)四格表直接概率计算法

四格表资料中当有理论数 T 小于 1，或当 $n<40$ 时，则不宜使用卡方检验或校正卡方检验，应该用四格表 Fisher 直接概率(exact probabilities)计算方法。其基本思想是在四格表周边合计数不变的情况下，利用公式直接计算表内四个格子数据的各种组合的概率 P_i，然后计算累计概率 P，并与检验水平 α 比较，得出是否拒绝 H_0 的结论。直接概率法的概率计算公式为：

$$P=\frac{(a+b)!(c+d)!(a+c)!(b+d)!}{a!b!c!d!n!}$$

例 16. 某医师采用两种手术方法观察 38 例青光眼的降眼压效果(表 3-11)，试问两种手术疗效的差异有无统计学意义？

表 3-11 两种手术对 38 例青光眼病人的降眼压疗效比较(只)

	有效	无效	合计
新手术	14	6	20
传统手术	12	6	18
合计	26	12	38

1. 检验假设

H_0: 两种手术疗效的差异无统计学意义。

H_1: 两种手术疗效的差异有统计学意义。

检验水平: α=0.05

2. 计算 *P* 值 将表中数据代入上述公式得：

$$P=\frac{(a+b)!(c+d)!(a+c)!(b+d)!}{a!b!c!d!n!}=\frac{20!18!26!12!}{14!6!12!6!38!}=0.27$$

$P=0.27$ 是实际观察到的概率，而统计检验的 P 值应当包括所有有利于拒绝 H_0 的各种四格表所对应的概率之和。当四格表四个周边数字固定不变时，最小的周边合计值是 12，因此就有 13(12+1)种组合变化，本例实际观察到的理论数(T_{11})为 13.68，$|A_{11}-T_{11}|=0.32$，要想拒绝 H_0，P 值应包括所有 $|A_{11}-T_{11}|\geq 0.32$ 表格中的 P 值之和，故 $P=P_1+P_2+\cdots+P_{13}=1.0$。

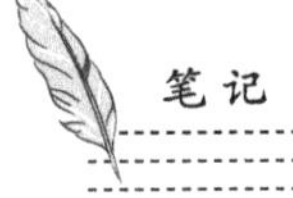
笔记

(1) $|A-T|=6.32$ $P_1=0.000\,007$

20	0	20
6	12	18
26	12	38

(2) $|A-T|=5.32$ $P_2=0.0002$

19	1	20
7	11	18
26	12	38

(3) $|A-T|=4.32$ $P_3=0.003\,07$

18	2	0
8	10	18
26	12	38

(4) $|A-T|=3.32$ $P_4=0.020\,47$

17	3	20
9	9	18
26	12	38

(5) $|A-T|=2.32$ $P_5=0.0783$

16	4	20
10		18
26	12	38

(6) $|A-T|=1.32$ $P_6=0.182\,24$

15	5	20
11	7	18
26	12	38

(7) $|A-T|=0.32$ $P_7=0.265\,76$

4	6	10
12	6	18
26	12	38

(8) $|A-T|=0.68$ $P_8=0.245\,32$

13	7	20
13	5	18
26	12	38

(9) $|A-T|=1.68$ $P_9=0.142\,37$

12	8	20
14	4	18
26	12	38

(10) $|A-T|=2.68$ $P_{10}=0.050\,62$

11	9	20
15	3	18
26	12	38

(11) $|A-T|=3.68$ $P_{11}=0.010\,44$

10	10	20
16	2	18
26	12	38

(12) $|A-T|=4.68$ $P_{12}=0.001\,116$

9	11	20
17		18
26	12	38

(13) $|A-T|=5.68$ $P_{13}=0.000\,05$

8	12	20
18	0	18
6	12	38

3. 结论 因为P=1.00>0.05，因此认为两种手术疗效的差异无统计学意义。

当有的格子里的实际数为 0 时，其确切概率计算法较为复杂，在此不再详述，请参阅有关医学统计学专业书籍。

（五）行列表资料的卡方检验

四格表是行列表中的最简单形式，当行或列大于 2 时，就构成 2 行多列、多行 2 列或多行（R）多列（C）的表格，就要采用行列表的卡方检验公式。R 行 C 列表专用公式适用的条件

笔记

是总样本量不能太小，至少大于 50；理论数不能小于 1，理论数在 1～5 之间的不能多于总格子数的 1/5。当有 $T<1$ 或 $1<T<5$ 的格子较多时，可以采用并行并列、删行删列或增大样本量的办法使其符合行列表资料卡方检验的应用条件。计算公式为：

$$\chi^2=n\left(\sum\frac{A^2}{n_R n_C}-1\right)=n\left[\left(\frac{A_{11}^2}{n_1n_1}+\frac{A_{12}^2}{n_1n_2}+\cdots+\frac{A_{RC}^2}{n_Rn_C}\right)-1\right]$$

公式中：n 为总例数，A 为每个格子里的实际频数，n_R、n_C 分别为与某格子实际频数（A）同行、同列的合计数。自由度 $\nu=(R-1)(C-1)$。

例 17. 某医师观察三种滴眼液对急性卡他性结膜炎的治疗效果，结果见表 3-12，试问三种药物的疗效差异有无统计学意义？

表 3-12 甲乙两种药物治疗急性卡他性结膜炎的疗效分析（例）

疗效	有效	无效	合计	有效率（%）
甲药物	104	28	132	78.8
乙药物	80	25	105	76.2
丙药物	90	32	122	73.8
合计	274	85	359	76.3

1. 检验假设

H_0：三种滴眼液的疗效差异无统计学意义。

H_1：三种滴眼液的疗效差异有统计学意义。

检验水平：$\alpha=0.05$

2. 计算统计量（χ^2 值）

$$\chi^2=n\left(\sum\frac{A^2}{n_R n_C}-1\right)=n\left[\left(\frac{A_{11}^2}{n_1n_1}+\frac{A_{12}^2}{n_1n_2}+\cdots+\frac{A_{RC}^2}{n_Rn_C}\right)-1\right]$$

$$=359\times\left[\left(\frac{104^2}{274\times132}+\frac{28^2}{85\times132}+\cdots+\frac{32^2}{85\times122}\right)-1\right]=0.88$$

3. 确定 *P* 值 因 $\chi^2=0.88$，自由度 $\nu=(3-1)(2-1)=2$，查 χ^2 界值表（附表 3）得 $\chi^2_{0.05,2}=5.99>0.88$，故 $P>0.05$。

4. 结论 三种滴眼液治疗急性卡他性结膜炎的疗效差异无统计学意义。

第六节 非参数统计方法

前面所讨论的 u 检验、t 检验和方差分析都是假定样本数据来自正态或近似正态分布的总体，这类统计方法称为参数统计（parametric statistics）。在实际工作中往往碰到一些非正态分布资料或不了解数据来自于何种分布的资料，这些资料不能使用上述参数统计方法。非参数统计方法（nonparametric statistics）适用于多种类型的总体分布或分布不明确的资料，因此适用范围更为广泛。缺点是没有充分利用资料的所有信息，当适用于参数统计的资料应用非参数法处理时，常常会损失部分信息，降低检验效率。符号检验、秩和检验和 Ridit 分析是经常使用的非参数统计方法。

一、符号检验

笔记

符号检验主要适用于配对设计资料的显著性检验，以正负号来重新标记资料，然后根据正负号个数来计算 χ^2 值进行比较。其检验假设是出现“+”、“-”号的概率相同。符号检验的计算简单，检验效率较低。计算步骤如下：

例 18. 某医师观察 18 例青光眼病人手术前、后的视力改变，资料见表 3-13，试问术前、后视力的改变有无统计学意义？

表 3-13 18 例青光眼病人手术前、后的最好矫正视力的改变

病例	手术前视力	手术后视力	符号
1	0.1	0.3	+
2	0.06	0.1	+
3	0.2	0.1	–
4	0.1	0.1	0
5	0.2	0.1	–
6	0.3	0.4	+
7	0.1	0.04	–
8	0.08	0.2	+
9	0.4	0.4	0
10	0.2	0.3	+
11	0.4	0.3	–
12	0.3	0.3	0
13	0.1	0.2	+
14	0.2	0.3	+
15	0.2	0.2	0
16	0.3	0.1	–
17	0.1	0.3	+
18	0.3	0.3	0

经统计，有 8 例病人手术后视力优于手术前(+)，5 例病人手术后视力低于手术前(–)，5 例病人手术前后视力无变化(0)。

1. 检验假设

H_0：手术前、后视力无差异（出现“+”、“–”号的概率相同）。

H_1：手术前、后视力有差异（出现“+”、“–”号的概率不相同）。

检验水平：$\alpha=0.05$

2. 计算统计量(χ^2值) 本组数据中，手术前后视力不等者共计 13 例，那么视力增加和降低者就应各为一半，即理论数 $T=13/2=6.5$。应用校正 Pearson χ^2 公式：

$$\chi^2=\sum\frac{(|A-T|-0.5)^2}{T}=\frac{(|8-6.5|-0.5)^2}{6.5}+\frac{(|5-6.5|-0.5)^2}{6.5}=0.31$$

3. 确定 P 值 自由度 $v=1$，$\chi^2=0.31<\chi^2_{0.05,1}=3.84$，$P>0.05$。

4. 结论 结果表明手术前后的视力变化无统计学意义。

注意符号检验的检验效能较 t 检验低，这是因为符号检验仅考虑到原始数据中有无差值，并未考虑到差值的大小。因此，当样本接近正态分布时，应该用 t 检验为宜。

二、秩和检验

秩和检验(rank sum test)又称为 Wilcoxon 符号等级检验(signed rank test)，是对符号检验方法的改进，在观察“+”、“–”号个数的基础上考虑了差值的大小，通过对差值编秩求和进行检验，因此检验效力较符号检验有了很大的提高。

(一)配对资料的秩和检验

仍以例18的数据为例，首先按差数绝对值大小重新排列表格(表3-14)。

表3-14 18例病人抗青光眼手术前、后最好矫正视力的比较

病例	手术前视力	手术后视力	差值	符号
4	0.1	0.1	0	0
9	0.4	0.4	0	0
12	0.3	0.3	0	0
15	0.2	0.2	0	0
18	0.3	0.3	0	0
2	0.06	0.1	+0.04	+1
7	0.1	0.04	–0.06	–2
3	0.2	0.1	–0.1	–6
5	0.2	0.1	–0.1	–6
6	0.3	0.4	+0.1	+6
10	0.2	0.3	+0.1	+6
11	0.4	0.3	–0.1	–6
13	0.1	0.2	+0.1	+6
14	0.2	0.3	+0.1	+6
8	0.08	0.2	+0.12	+10
1	0.1	0.3	+0.2	+12.5
16	0.3	0.1	–0.2	–12.5
17	0.1	0.3	+0.2	+12.5

1. 检验假设

H_0：手术前后视力无差异(出现“+”、“-”号的概率应相同)。

H_1：手术前、后视力有差异(出现“+”、“-”号的概率不相同)。

检验水平：α=0.05

2. 求差数 求各组数值的差数(术后视力减术前视力)如表第4列所示。

3. 两组混合编秩 按差值的绝对值由小到大编秩，将秩次按差值的正负分两栏，如上表所示。注意编秩时，遇有几个绝对值相等、符号相反的差值时，各取平均秩次；符号相同的相等差数，可不必取平均秩次；遇有差值为0的，则弃去不计，并从相应的对子数n中减去。

4. 确定统计量*T* 分别求正负秩次之和，以秩和较小者为统计量T；本例负值较小，累计和为$T=32.5$。

5. 确定*P*值 根据T值，判定P值。P值的判定方法有两种：①当对子数$n \leqslant 25$时用查表法，根据对子数n查配对资料符号等级检验界值表(附表4)，若T值大于表中相应的界值$T_{0.05}$，则$P>0.05$；若T值小于或等于表中相应的$T_{0.05}$，则$P \leqslant 0.05$。本例对子数$n=18-5=13$，查表得$T_{0.05}=17$，本例$T=32.5$，故$P>0.05$，故可认为手术前后视力无显著变化。②当对子数$n>25$时，可按正态近似法计算u值：

$$u=\frac{\left|T-\frac{n(n+1)}{4}\right|-0.5}{\sqrt{\frac{n(n+1/2)(n+1)}{12}}}$$

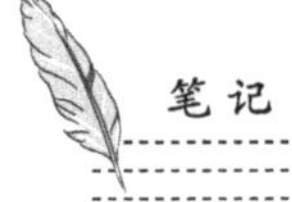

根据u值界值表，判断P值大小。

6. 结论 根据P值，作出统计结论。

（二）成组资料的秩和检验

例 19. 某研究者观察载脂蛋白 AI 与糖尿病视网膜病变的关系，分别检测 13 例病人和 11 例对照者空腹血清的载脂蛋白 AI 水平（表 3-15），试问两者差异有无统计学意义？

表 3-15　13 例病人和 11 例对照者载脂蛋白 AI 水平（mg/dl）

病人		对照者	
数值	秩次	数值	秩次
86	4	95	14.5
83	1	97	17
90	9	102	18
92	12	108	23
84	3	96	16
95	14.5	104	20
83	2	90	9
88	6	105	21
89	7	103	19
90	9	109	24
92	13	106	22
86	5		
91	11		
秩和	96.5		203.5

当样本含量不等时，以例数较少组例数为 n_1。本例中对照组例数较少，$n_1=11$，病人组 $n_2=13$，查两组比较的秩和检验界值表（附表 5），得 $T_{0.05}=103$，$T_{0.01}=93$。以两组秩和 T 值中较小 T 值与界值比较，本例病人 $T=96.5<103$，因此 $P<0.05$，差异有统计学意义。由于病人组秩和为 96.5，平均秩次 96.5/13 = 7.42；对照组秩和为 203.5，平均秩次为 203.5/11 = 18.50，因此可以认为健康人空腹血清的载脂蛋白 AI 水平高于糖尿病视网膜病变病人。

三、Ridit 分析

在眼科临床中常常遇到一些按等级分组资料，如观察某种药物或手术疗效可以分为治愈、好转、无效或恶化，观察某种药物的并发症反应可以分为 −、+、++、+++ 等。这些资料归属于等级资料，以往常采用卡方检验进行统计比较，但是卡方检验结果常常不能说明各组疗效的优劣，并且行列数过多易影响统计结果的准确性。这类资料适用于非参数统计中的 Ridit 分析进行处理，Ridit 一词是英文 Relative to an identical unit 的缩写，又可译为“参照单位分析法”。

例 20. 某医师应用甲乙两种药物治疗 114 例原发性开角型青光眼病人，其降眼压效果见表 3-16，试分析两种药物的疗效差异有无统计学意义。

表 3-16　甲乙两种药物治疗原发性开角型青光眼的疗效分析

疗效	甲药物		乙药物	
	例数	%	例数	%
无效	14	25.9	12	20.0
好转	10	18.5	21	35.0
显效	18	33.3	9	15.0
治愈	12	22.2	18	30.0
合计	54		60	

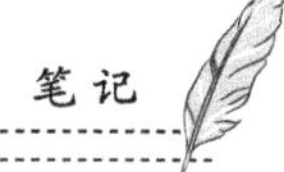

Ridit分析的计算步骤如下：

1. 选定标准组 选择标准组可以根据各组例数的多少以及研究目的而定，一般选例数较多的一组为标准组；如果各组例数相近或都较少时，可以采用合计数为标准组；若比较新、旧两种药物或两种术式的疗效，则以旧药物或旧术式为标准组；若比较病人与正常人的差异，则选正常人为标准组。

2. 计算标准组 Ridit 值（*R* 值） 将表3-16中各等级数据按照从差到优的顺序排列（表3-17）。依次计算标准组（乙药物组）各等级例数的1/2值，求出标准组累计例数并下移一行，将后者与各等级半数例数相加再除以标准组总例数，即得标准组各等级的 R 值。

表3-17 标准组 Ridit 值计算表

等级 (1)	例数 n (2)	例数/2 (3)	n 值累计移下行 (4)	(3)+(4) (5)	(5)/总例数=R (6)	nR (7)	nR^2 (8)
无效	12	6	0	6	0.100	1.200	0.120
好转	21	10.5	12	22.5	0.375	7.875	2.953
显效	9	4.5	33	37.5	0.625	5.625	3.516
治愈	18	9	42	51	0.850	15.300	13.005
合计	60					30.000	19.594

注：第(3)列为各组例数的一半，第(4)列为第(2)列例数的累计数字并下移一行

3. 计算标准组平均 *R* 值 将标准组各等级例数乘以相对应的 R 值，将乘积总和，再除以该组总例数，即为平均 R 值，公式为 $\overline{R}=\frac{\sum nR}{N}=\frac{30.000}{60}=0.5$。事实上，标准组的平均 R 值均应为0.5，在实际工作中可以不必再计算。

4. 计算标准差 标准组平均 R 值的标准差 S_R 为：

$$S_R{}^2=\frac{\sum nR^2-\left(\sum nR\right)^2}{n-1}=\frac{19.594-\frac{30.000^2}{60}}{59}=0.0779$$

$$S_R=\sqrt{S_R^2}=\sqrt{0.0779}=0.2791$$

上述标准差 S_R 值的计算较复杂，可以采用以下公式近似计算：

$$S_R=\frac{1}{\sqrt{12}}=0.2887$$

5. 计算观察组的平均 $\overline{R}$ 值和95%可信区间 用观察组的各等级例数分别乘以所对应的标准组 R 值，总和后除以观察组例数，即求出观察组的平均 $\overline{R}$ 值。

$$\overline{R}=\frac{14\times0.100+10\times0.375+18\times0.625+12\times0.900}{54}=0.493$$

用标准组的标准差求得观察组的标准误：

$$S_{\overline{R}}=\frac{S_R}{\sqrt{n}}=\frac{0.2791}{\sqrt{60}}=0.036$$

标准误 S_R 也可用以下公式近似计算：

$$S_{\overline{R}}=\frac{S_R}{\sqrt{n}}=\frac{\frac{1}{\sqrt{12}}}{\sqrt{n}}=\frac{1}{\sqrt{12n}}=\frac{1}{\sqrt{12\times60}}=0.037$$

观察组平均 R 值的95%可信区间近似为：$\overline{R}\pm2S_{\overline{R}}$，即0.493±2×0.036。按此公式计算得乙药物组的平均 R 值95%可信区间为0.421～0.565。

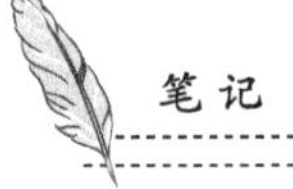
笔记

6. 判定统计结果 凡观察组平均 R 值的95%可信范围与标准组 R 值(0.5)无重叠者即

表示差异有统计学意义，大于0.5者说明效果优于标准组，小于0.5者说明效果低于标准组；有重叠者则表示差异无统计学意义。本例甲药物组平均R值的95%可信区间与乙药物组重叠，由此表明两种药物的疗效差异无统计学意义。

注意：计算R值时是将各等级数据从差到优的顺序排列，所以观察组R值大于0.5者说明效果优于标准组，小于0.5者说明效果低于标准组。假如将各等级数据从优到差的顺序排列，计算出的观察组R值小于0.5者说明效果优于标准组，大于0.5者说明效果低于标准组。

第七节　相关与回归

世界上任何客观事物都不是孤立存在的，而是相互联系，相互制约的。例如人的身高与体重、年龄与血压、屈光度与眼轴长度等均有一定的联系。当两种事物或现象之间存在着密切关系，但又不能像数学函数关系那样，以一个变量精确地求出另一个变量的数值，这类变量关系就称之为相关关系。相关分析就是用适当的统计指标来描述这两个变量之间关系的分析方法，回归分析则是把两个变量之间的关系用数学函数的形式表示出来。

一、直线相关

直线相关（linear correlation）是用于描述两个事物间的相互关系。当变量y随着变量x的变化而变化，则变量x为自变量（independent variable），变量y为因变量（dependent variable）。描述这两个变量之间密切程度的统计指标是相关系数（coefficient of correlation），用r表示，r取值范围为$1 \geqslant r \geqslant -1$。当$r$为正值时，表示一变量随另一变量的增加而增加，称为正相关；当r为负值时，表示一变量随另一变量的增加而减少，称为负相关。如果一变量随另一变量的增加而增加完全呈一条直线时，称为完全正相关（$r=1$）。如果一变量随另一变量的增加而减少完全呈一条直线时，称为完全负相关（$r=-1$）。当变量x不论增加或减少，变量y完全不受影响时，表明两者无相关（$r=0$）。在医学的观察数据中完全正相关或完全负相关的现象几乎不存在。当r值很小或接近于0时，表明两者几乎不存在直线相关关系，但是这并不意味着不存在其他关系，如非线性关系。相关系数的基本计算步骤如下：

1. 绘制散点图　首先根据原始资料(x, y)绘制散点图，如果这些散点呈现一条直线的趋势，就可以计算相关系数。

2. 列表求基础数据　如$\sum x$、$\sum y$、离均差平方和（SS_{xx}、SS_{yy}）和离均差积和（SS_{xy}）：

$$SS_{xx}=\sum x^2-\frac{\left(\sum x\right)^2}{n}$$

$$SS_{yy}=\sum y^2-\frac{\left(\sum y\right)^2}{n}$$

$$SS_{xy}=\sum xy-\frac{\sum x\sum y}{n}$$

3. 计算相关系数r值

$$r=\frac{SS_{xy}}{\sqrt{SS_{xx}\cdot SS_{yy}}}$$

4. 对相关系数进行显著性检验　由于是抽样研究，就会存在抽样误差，必须进行相关系数的显著性检验。如果两者间不存在相关关系，那么总体相关系数ρ应等于0，表明x、y之间的直线相关关系不存在。如果检验结果有统计学意义，就表明x、y之间的直线相关关

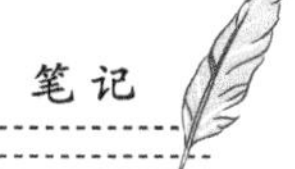

系存在。常用t检验公式：

$$t_r = r\sqrt{\frac{n-2}{1-r^2}}$$

计算出t值后，以自由度$\nu=n-2$查t界值表判断结果。

例 21. 为探讨近视眼屈光度与眼轴长度的相关性，某医师随机测定 13 只近视眼病人的屈光度和眼轴长度（表 3-18），试问屈光度和眼轴长度之间有无相关性？

表 3-18 13 只近视眼病人的屈光度（D）和眼轴长度（mm）

病例	屈光度（x）	眼轴长度（y）	x^2	y^2	xy
1	8.00	27.0	64	729	216
2	2.00	24.5	4	600.25	49
3	6.50	26.0	42.25	676	169
4	4.00	25.0	16	625	100
5	3.50	25.0	12.25	625	87.5
6	5.00	26.0	25	676	130
7	6.50	27.0	42.25	729	175.5
8	3.50	25.0	12.25	625	87.5
9	2.00	24.5	4	600.25	49
10	1.50	24.0	2.25	576	36
11	7.00	26.5	49	702.25	185.5
12	2.00	24.0	4	576	48
13	5.50	26.0	30.25	676	143
合计	57	330.5	307.5	8415.75	1476

注：表中屈光度均为负值，在此略去

1. 绘出散点图（图 3-2），确定相关趋势。

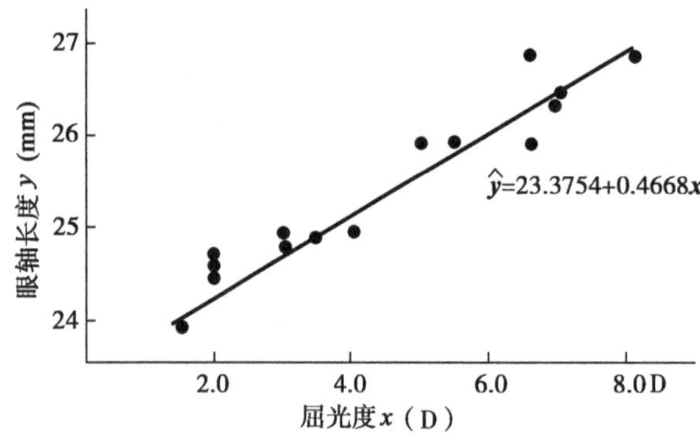

图 3-2 13 例近视眼病人的屈光度和眼轴长度散点图

2. 计算离均差平方和（SS_{xx}、SS_{yy}）和离均差积和（SS_{xy}）：

$$SS_{xx} = \sum x^2 - \frac{\left(\sum x\right)^2}{n} = 307.5 - \frac{57^2}{13} = 57.58$$

$$SS_{yy} = \sum y^2 - \frac{\left(\sum y\right)^2}{n} = 8415.75 - \frac{330.5^2}{13} = 13.42$$

$$SS_{xy} = \sum xy - \frac{\sum x \sum y}{n} = 1476 - \frac{57 \times 330.5}{13} = 26.88$$

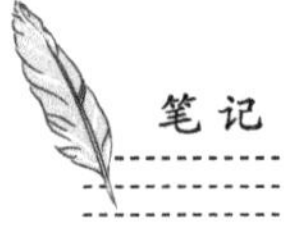
笔记

3. 计算相关系数 r：

$$r=\frac{SS_{xy}}{\sqrt{SS_{xx}\cdot SS_{yy}}}=\frac{26.88}{\sqrt{57.58\times 13.42}}=0.967$$

4. 对相关系数进行显著性检验：

$$t_r=r\sqrt{\frac{n-2}{1-r^2}}=0.967\times\sqrt{\frac{13-2}{1-0.967^2}}=12.59$$

查 t 界值表，$t_{0.05/2,\ 11}=2.201<12.59$，$P<0.05$，表明相关系数有统计学意义，进一步说明近视眼病人的屈光度和眼轴长度有相关关系。

对于相关系数的假设检验也可以直接查相关系数界值表（附表 6）来进行，本例 $r=0.967$，自由度 $v=n-2=13-2=11$，查表得：$r_{0.05,\ 11}=0.553<0.967$，故 $P<0.05$，说明相关系数有统计学意义。

二、直线回归

如果已确定两个变量之间存在直线相关关系，并经显著性检验有统计学意义后，且一变量 y 依存于另一变量 x 的变化而变化，这时就可通过自变量 x 来推算出因变量 y 的估计值。这种分析方法就称为直线回归（linear regression）分析，所得到的直线称为回归直线，相应的直线方程就称为直线回归方程。直线回归方程表示为：

$$\hat{y}=a+bx$$

其中 a、b 为两个常数，a 为截距，b 为斜率。计算步骤为：

1. 计算相关数据 a、b

$$b=\frac{SS_{xy}}{SS_{xx}}=\frac{\sum xy-\dfrac{\sum x\sum y}{n}}{\sum x^2-\dfrac{\left(\sum x\right)^2}{n}}$$

$$a=\frac{\sum y}{n}-b\frac{\sum x}{n}=\overline{y}-b(\overline{x}-x)$$

2. 列出回归方程

$$\hat{y}=\overline{y}-b(x-\overline{x})$$

在上例中：

$$\overline{x}=\frac{\sum x}{n}=\frac{57}{13}=4.38(\text{D})$$

$$\overline{y}=\frac{\sum y}{n}=\frac{330.5}{13}=25.42(\text{mm})$$

$$b=\frac{SS_{xy}}{SS_{xx}}=\frac{26.88}{57.58}=0.4668$$

$$a=\overline{y}-b(\overline{x}-x)=25.42-4.38b=25.42-4.38\times 0.4668=23.3754$$

那么回归方程为：$\hat{y}=\overline{y}-b(\overline{x}-x)=25.42-0.4668(4.38-x)=23.3754+0.4668x$

在 x 值的取值范围内（1.50～8.00D），令 $x_1=3.00\text{D}$，$x_2=7.00\text{D}$，求 $\hat{y}_1$、$\hat{y}_2$ 值：

$$\hat{y}_1=23.3754+0.4668\times 3.00=24.78$$

$$\hat{y}_2=23.3754+0.4668\times 7.00=26.64$$

在直角坐标系中，以屈光度为横坐标，以眼轴长度为纵坐标，通过（3.00，24.78）和（7.00，26.64）两点作一直线，即为回归直线（图 3-2）。

3. 回归系数的显著性检验　由样本求得的回归系数 b 应是总体回归系数 β 的估计值，由于是抽样研究，因此要进行回归系数的显著性检验。如果没有统计学意义，那么由样本

笔记

求得的回归系数 b 就是从总体回归系数 β 等于 0 的总体中抽得的。如果有统计学意义，就表明 x、y 之间的直线回归关系存在。常用 t 检验，自由度 $\nu=n-2$。

$$t=\frac{b}{s_b} \qquad s_b=\frac{s_{y\cdot x}}{\sqrt{\sum(x-\bar{x})^2}}$$

$$s_{y\cdot x}=\sqrt{\frac{\sum(y-\bar{y})^2}{n-2}} \qquad \sum(y-\bar{y})^2=SS_{yy}-\frac{SS_{xy}^2}{SS_{xx}}$$

其中，S_b 为回归系数的标准误，$S_{y\cdot x}$ 为各观察值 y 距回归线的标准差，$\sum(y-\hat{y})^2$为估计误差平方和。

三、注意事项

1. 进行相关和回归分析要有实际意义，不要把毫无关联的两个事物或两种现象拿来作相关或回归分析。

2. 要正确理解相关分析结果，相关系数的数值只表示两个事物间相关关系的密切程度和方向，并不能表示两个事物或现象之间存在本质联系，更不能证明两者之间确有因果关系。

3. 相关与回归的关系　相关系数表示两个变量之间关系的密切程度，回归方程则表示两个变量间的数量关系。两者说明的问题不同，但是也有联系。对于同一批资料，如果相关系数有统计学意义，回归系数也一定有统计学意义，反之亦然。若要考察两个变量之间的相互关系，一般先作相关分析，当相关系数有统计学意义时，再作回归分析，求回归方程或回归直线才有意义。

4. 相关系数的显著性检验的显著性程度与两个变量相关的密切程度无关，对于一个相关系数，$P<0.05$ 或 $P<0.01$ 只是说明得出两者相关的错误概率是 5% 或 1%，并不说明 $P<0.01$ 的相关系数比 $P<0.05$ 的相关系数的密切程度就高。

5. 同一资料中，相关系数的显著性检验的 t 值和回归系数的显著性检验的 t 值相等，即 $t_r=t_b$。由于 t_b 计算烦琐，计算出 t_r 后可不必再计算 t_b。

6. 用直线回归方程估计因变量 y 的值具有一定的适用范围，即自变量 x 的原始观察数值的范围，不可以随意外延。因为无法确定在这些观察值范围之外时两个变量之间是否也呈直线关系。例如本例自变量 x 的取值范围是 −8.00D～−1.50D，就难以推定 −15.0D 近视眼病人的眼球直径。

7. 在进行直线相关与回归分析之前，应当先绘制散点图，当观察到散点的分布呈直线趋势时，方可进行分析。如果散点图呈曲线趋势，应进行曲线回归分析。

8. 当遇到有些资料呈偏态分布，分布类型不明或呈等级资料分布时，就不宜用上述直线相关与回归分析，可用等级相关（rank correlation）进行处理，例如 Spearman 等级相关。

第八节　医学参考值的确定

在医学临床实践或研究中，人们常常需要了解正常人或动物的各种生理指标、组织中或排泄物中的各种成分及含量，这些数据常被称为医学参考值范围（medical reference range）或医学正常值。

一、确定参考值范围的步骤

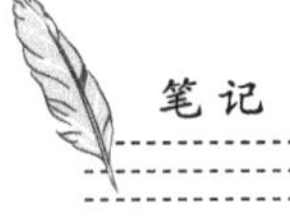
笔记

1. 选定足够数量的正常人作为调查对象　这里所说的"正常人"，并非指身体没有任何疾病，只要排除了影响研究指标的疾病或因素的人均可以列入被调查对象。例如研究某地区正常人的眼压分布，只要是该地区常住居民，无眼部疾病，即可以被列入检查对象。样本量应根据具体情况而定，影响研究指标的因素越多，数据变异程度越大者，样本含量就越大。一般样本含量应在100例以上。

2. 对入选的正常人进行统一准确的测定 这样做的目的是减少误差，提高准确性。

3. 考虑是否按照性别、年龄或职业分组确定参考值 假如某一指标在不同性别或年龄间差异有统计学意义时，就应分别求正常值；若差异无统计学意义时，就合并求正常值。例如男、女成人间红细胞数量差异明显，就分别定正常值范围。白细胞数量差异不明显，就不需分别定正常值范围。

4. 根据观察指标的实际用途和临床意义来确定取双侧还是取单侧 如果指标数值过高或过低均属异常时，则正常值范围就要求上限和下限两侧数值。如果某数值仅以过低或过高为异常时，求其正常值范围时就只求下限或上限单侧数值。例如眼压过高或过低均属异常，因此制定眼压正常值范围时就求双侧。

5. 选定适当的百分界限 是指绝大多数正常人的观察指标都应在该范围之内。习惯上“绝大多数”是指正常人的90%、95%或99%，其中最常采用95%。

6. 选择计算正常值范围的方法 根据资料的分布类型选择适当的统计方法进行计算。

二、常用计算方法

（一）百分位法

常用于偏态分布或分布不明的资料。将 n 个观察值从小到大依次排列，并编上秩次（$x_1 \leqslant x_2 \leqslant \cdots \leqslant x_n$）。把 n 个秩次均分为100等份，第 $x\%$ 个秩次所对应的数值就是第 x 百分位数（percentile），记为 P_x。实际计算时首先编制频数表，计算累计频数，若计算 P_{95}，就将频数累计到 $n \cdot 95\%$，计算公式是：

$$P_x = L + \frac{i}{f_x}\left(\frac{nx}{100} - C_l\right)$$

式中 f_x 是 P_x 所在组段的频数，i 为该组段的组距，L 为该组段的下限，C_l 为小于 L 的各组累计频数。

例 22. 某作者测量了169只正常眼的眼压值，并作分布频数表（表3-19），试求第95%百分位数。

表 3-19 169只正常眼的眼压分布频数表

眼压（mmHg）	频数	累计频数
10～	13	13
12～	19	32
14～	37	69
16～	48	117
18～	32	149
20～	13	162
22～	7	169

根据表3-19计算 P_{95}，P_{95} 的累计频数为160.55，$L=20$，$i=2$，$f_x=13$。

$$P_{95} = L + \frac{i}{f_x}\left(\frac{nx}{100} - C_l\right) = 20 + \frac{2}{13}\left(\frac{169 \times 95}{100} - 149\right) = 21.78\text{（mmHg）}$$

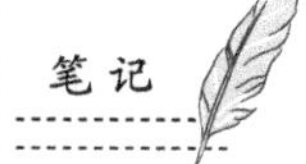
笔记

若求95%的双侧正常值，依照上述公式计算 $P_{2.5}$ 和 $P_{97.5}$ 即可。若求95%的单侧正常值，其上限为 P_{95}，下限为 P_5。

$$P_{2.5}=L+\frac{i}{f_x}\left(\frac{nx}{100}-C_1\right)=10+\frac{2}{13}\left(\frac{169\times 2.5}{100}-0\right)=10.65(\text{mmHg})$$

$$P_{97.5}=L+\frac{i}{f_x}\left(\frac{nx}{100}-C_1\right)=22+\frac{2}{13}\left(\frac{169\times 97.5}{100}-162\right)=22.43(\text{mmHg})$$

通过百分位数法计算出的该组正常眼的眼压值的 95% 参考值范围是 10.65～22.43mmHg。

用百分位数法计算正常值范围，适用于样本含量较多的资料，也适用于各种分布类型的资料。缺点是受两端数值影响较大，样本例数较少时，结果不稳定。

（二）正态分布法

对于正态分布资料，或能转换为正态分布的资料，可按正态曲线下面积的分布规律来估计正常值范围，即：$\bar{x}\pm u_\alpha s$，其中 $\bar{x}$ 为均数，s 为标准差，u_α 为正态分布界值。根据选定不同的正常值范围，以及选单侧或选双侧，u_α 值不同（表 3-20）。

表 3-20 常用参考值范围的制定方法

范围(%)	正态分布法			百分位数法		
	双侧	单侧下限	单侧上限	双侧	单侧下限	单侧上限
90	$\bar{x}\pm1.64s$	$\bar{x}-1.28s$	$\bar{x}+1.28s$	P_5～P_{95}	P_{10}	P_{90}
95	$\bar{x}\pm1.96s$	$\bar{x}-1.64s$	$\bar{x}+1.64s$	$P_{2.5}$～$P_{97.5}$	P_5	P_{95}
99	$\bar{x}\pm2.58s$	$\bar{x}-2.33s$	$\bar{x}+2.33s$	$P_{0.5}$～$P_{99.5}$	P_1	P_{99}

例 23. 某医生测定 124 只正常眼的眼压值，均数为 16.25mmHg，标准差为 2.79mmHg，试求该地区正常人的眼压正常值范围。

由于眼压过高和过低均有病理学意义，因此应按照双侧求值，一般选用 95%。那么，正常值范围就为 $\bar{x}\pm1.96s$，即 16.25±1.96×2.79，正常值范围为 10.8～21.7mmHg。

第九节 常见统计软件介绍

计算机已成为卫生统计学工作中不可缺少的工具之一，在科研课题的设计、资料的收集、处理和分析过程中都离不开计算机。国内外各种统计软件有上百种之多，其中大型统计软件就有十几种，常用的统计分析软件主要有两大类，一类是专业的统计分析系统，有 SPSS、SAS 和 Stata 等；另一类是具备统计分析功能的软件，如 MS-Excel、Epi Info 等。

一、SPSS 简介

SPSS 是社会科学统计程序包（Statistical Program for the Social Sciences，SPSS）的英文缩写，最早由美国斯坦福大学的三位研究生创建。SPSS 最早采用图形菜单驱动界面，操作界面友好，输出界面美观、方便。在 Windows 界面上可展示各种管理和分析功能，点击图标就可以进行操作，只要掌握一定的 Windows 操作技能，粗通统计分析原理，就可以使用该软件为科研工作服务，是非专业统计人员的首选统计软件。目前推出的较新版本为 SPSS 23.0。

SPSS 主界面上有 10 个下拉菜单，主要功能有：

1. File 文件管理菜单 有新建、打开、存储、显示和打印文件等功能。

2. Edit 编辑菜单 有关数据内容的选择、复制、剪贴、清除、寻找和替换等功能。

3. View 视图观察 状态栏、工具条、字体、方格线和数值标识等。

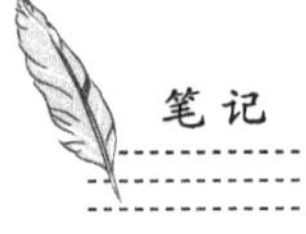

4. Data 数据管理菜单　有关数据变量定义、数据格式选定、观察对象的选择、排序、加权、数据文件的转换、连接、汇总等。

5. Transform 数据转换处理菜单　有关数值的计算、计数、重新赋值、缺失值替代等。

6. Analyze 统计分析菜单　一系列统计方法的应用。

7. Graphs 作图菜单　各种统计图的制作。

8. Utilities 用户程序菜单　有关命令解释、字体选择、文件信息、定义输出标题、窗口设计等。

9. Windows 窗口管理菜单　控制窗口的显示。

10. Help 求助菜单　主要有论题、指导、统计辅导等功能。

点击菜单选项即可激活菜单，弹出下拉式子菜单，用户根据自己的需求再点击子菜单选项，完成特定的统计功能。

缺点：SPSS 输出结果虽然漂亮，但不能被 Word 等常用文字处理软件直接打开，只能采用拷贝或粘贴方式使用。

二、SAS 简介

SAS 全称为统计分析系统（Statistical Analysis System，SAS），由美国北卡罗来纳大学的两个研究生编制，1976 年由 SAS 研究所正式推出。在数据处理和分析方面是国际上公认的标准软件系统。SAS 系统有 50 多个功能模块，其中 SAS/BASE 为基本功能模块，其他主要有统计分析模块、绘图模块、质量控制模块等。目前较新的常用版本为 SAS 9.4。现就 SAS 特点及应用简介如下：

1. 具有强大的资料贮存检索及信息交换能力　系统可以直接输入原始资料建立永久数据集，也可利用已创建的数据集产生新的数据集；可以将含有相同变量的两个数据集纵向（前后）连接，也可以将含有相同观测数目的两个数据集横向（左右）连接；还可以根据需要将一个大数据集拆分成几个小数据集。习惯使用的 FoxPro 数据库系统及 Excel 电子表格系统可借助文本及数据交换格式文件，与 SAS 系统进行信息交换，实现资源共享。

2. 具备强大灵活的统计分析能力　SAS 系统除能完成医学中常用的描述性统计、卡方检验、t 检验、u 检验以及直线回归分析外，还具有下列统计分析功能。

（1）直接输出图形进行有效预测：SAS 可在一张图形中表现多组散点图，用来反映变量之间的相互关系，直观显示变量的变化趋势及规律；根据不同需要，给出各变量的水平或垂直条图、立体直方图、饼图、星图以及频数、百分位数、均值、总和的条形图，形象地反映一个或多个变量值之间的关系及分布，预测变化规律，选用合适回归模型。

（2）计算四格表确切概率：进行卡方检验时，可给出未校正卡方、似然比卡方、连续校正卡方以及 Fisher 精确概率检验结果，使统计学结论更加准确。

（3）logistic 回归：在分析病例对照研究资料时，确定与研究对象密切相关的因素。在临床医学中可用于分析与疾病预后有关的因素等。

（4）判别分析：检验各种新的检查及检验指标是否有助于某一疾病的诊断，或通过逐步判别分析判断各检验指标对研究对象是否有显著性贡献。

（5）生存分析：求出生存时间的分位数、中位数生存期、平均生存期并图示生存时间分布；也可进行 COX 回归分析，了解不同危险因素作用的大小，根据危险因素的不同取值对生存率进行预测。

SAS 的主要缺点有操作仍以编程为主，人机对话界面不友好。并且在编程操作时需要用户最好对所使用的统计方法有较清楚的了解，非统计学专业人员掌握起来较为困难。

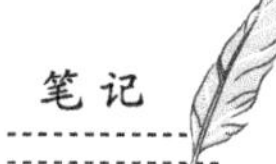

三、Stata简介

Stata是美国Stata公司推出的一个用于管理和分析数据的功能强大又小巧玲珑的实用统计分析软件，全称为统计数据分析软件（Statistic/Data Analysis），最初由美国计算机资源中心（Computer Resource Center）研制。十几年来通过不断更新和扩充，内容日趋完善，已具有数据管理软件、统计分析软件、绘图软件、矩阵计算软件和程序语言的特点。Stata也基于专业人员的编程操作方式，但编程简单，从而克服了SAS的不足，使其功能更加强大，操作更加灵活、简单，易学易用。Stata的统计分析能力远远优于SPSS。Stata占用磁盘空间很少，输出结果简洁，内容较齐全，图形制作精美，可直接被图形处理软件或字处理软件如Word等直接调用。目前推出的较新版本为Stata 14.0。

1. Stata具有强大的统计功能，主要有：

（1）一般分析：参数估计、t检验、单因素和多因素方差分析、协方差分析、多个均数两两比较、方差齐性检验、正态性检验、χ^2检验和确切概率计算等。

（2）等级资料分析：秩变换、秩和检验，秩相关等。

（3）相关与回归分析：简单相关、偏相关、典型相关；多元线性回归、逐步回归、加权回归、二阶段回归等。

（4）生存分析：Kaplan-Meier生存曲线、寿命表分析等。

（5）其他分析：质量控制、诊断试验评价、Kappa分析等。

2. Stata提供多种基本图形制作，能提供直方图、条形图、百分圆图、散点图、星形图和分位数图等。在有些非绘图命令中，也提供了专门绘制某种图形的功能，如在生存分析中提供生存曲线图。

3. Stata具有很强的程序语言功能，给用户提供了一个广阔的开发应用天地。

其主要缺点有数据接口太简单，只能读入文本格式的数据文件，使得在与其他软件交换数据时非常麻烦。

四、常用数据库管理系统

正确地收集和处理数据资料，是得到正确统计结论的重要基础。统计数据的收集和管理是一项非常烦琐的工作，有了数据库管理软件将极大地提高工作效率。常用的数据库管理软件有Epi Info、EpiData、SPSS Data Entry、Access、Foxpro和Excel，大型数据库软件还有Oracle和SQL sever等。

Excel是美国微软公司的Office套件的组件之一，可以用于少量数据的管理，并有部分统计汇总功能，对已有的数据生成各类漂亮的统计图表，并用于其他Office程序中，如Word或PowerPoint等。缺点是对数据大小有限制，数据量较大时系统性能下降明显。

Epi Info由美国疾病预防控制中心（CDC）开发，专门为流行病学调查所设计的数据统计管理系统，能很方便地对数据进行储存和进行各种流行病学统计分析。目前主要使用的版本是6.02和Epi Info 2000。

第十节 常见的眼科学统计学问题

一、视力表问题

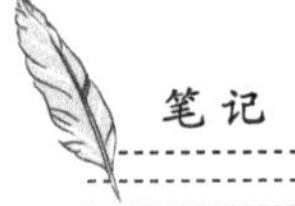

视力是眼科学中最重要的观测指标之一，常以算术平均数进行统计评价。一些研究者往往不管资料属于何种分布类型，一概采用算术平均数进行统计分析和描述。由于算术平

均数表达属于正态分布的总体资料时较好，当收集的资料不属于正态分布，而呈偏态分布时，算术平均数就不能正确地表达资料的集中趋势。由于医学数据资料呈多种分布形式，例如正常人的视力多在1.0以上，年龄相关性黄斑变性病人的视力多在0.3以下，呈明显的偏态分布，如果不进行数据的正态性转换，使用算术平均数就不能正确地表达真实的平均指标，因此一律使用算术平均数进行统计分析是不正确的。

对于偏态资料，首先要进行数值的对数转换，使其资料呈对称分布，然后计算对数的均值，这样求得的均数就是几何均数。由于目前国外多数视力表的每两行视标的大小变化是按几何级数变化而制定的，即每两行之间的变化是恒定的，通常采用0.1log单位，即每两行视标的大小差异是1.2589倍。呈几何级数变化的视力表可以真实地反映病人的视功能状态，对此采用几何均数表达平均视力较为合适。另外，中位数也是一种表示集中趋势的指标，对于分布较为对称的资料，中位数接近于算术平均数；当分布呈偏态时，用中位数表示集中趋势也比算术平均数更为合理。

在许多研究中由于对视力资料采用了不正确的统计方法，从而导致平均视力过高或过低，因此就不能进行不同研究间的视功能的正确比较，主要问题就在于是使用算术平均数还是几何均数。由于在偏态资料中受较大或较小数值的影响，算术平均数和中位数的平均值均高于几何均数，均高估了病人的平均视力，而调和均数则低于几何均数。一般认为使用几何均数为佳，其均值低于算术平均数和高于调和均数，认为其既不高估也不低估平均视力。LogMAR视力表则直接采用对数表示视力，将视力在0.1～1.0之间分为十个对数等级，这样可直接计算其均数，再取反对数即得到病人的平均视力。几何均数对计算视标呈几何级数变化的视力表的平均视力非常有用，而Snellen视力表的视力呈算术级数变化，视角变化呈调和级数时（国内常用的所谓国际标准视力表即为此类设计），应用调和均数为佳，只是调和均数往往低估病人的平均视力。因此，对于视标呈不同变化级别的视力表，其平均数的计算也应该不同。

在计算病人的平均视力时应以几何均数为佳，有条件者应当使用LogMAR视力表进行测定。

二、双眼或单眼的资料问题

在眼科临床和视光学的研究中经常遇到的问题是采用一个人双眼的资料还是单眼的资料进行分析，统计学意义上的样本必须来自于相互独立的个体，同一个体的两只眼是一个个体的两个部分，它们之间存在着已知或未知的内在联系，因此同一个体的两只眼不是两个独立的个体，不能被视为两个独立的样本进行统计学处理。在临床研究设计时可以采用以下几种方法来处理：①选择右眼；②选择左眼；③随机选择一只眼；④取双眼的平均值；⑤利用双眼数值，计算其相关性。

在临床或试验研究中，常常随机选择一只眼作为治疗眼（处理组），另一只眼作为观察眼（对照组），这种理想的“内参照”设计既可减少观察样本量，同时也保证观察组和对照组的其他条件完全一致。但是应注意治疗作用必须在一眼的局部发生，不能通过全身吸收作用而影响另一眼。

三、常见统计学缺陷

在眼科学术和专业杂志上发表的论文中，经常出现一些统计学缺陷。主要问题如下：

1. *P*值的意义不明确 一些人认为，$P\leq0.01$比$P\leq0.05$更为重要。实际上，$P\leq0.05$或$P\leq0.01$表示该事件发生的可能性等于或小于0.05（5%）或0.01（1%），通常将两者作为事物间差异有显著的统计学意义或有极显著的统计学意义的界限，这只是一个人为的界定。

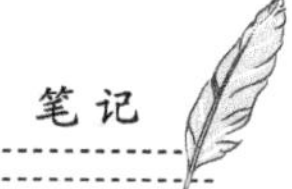

P 值的大小，并不说明研究结果的重要性或差异的临床意义就有多大，因此没有必要追求极小 P 值（如 $P<0.0001$ 或 $P=5.012\times10^{-6}$）。另外当 P 值接近 0.05 时，下统计结论时要慎重，假如某一资料分析时 $\chi^2=\chi^2_{0.05,1}=3.84$，$P$ 值等于 0.05，虽然可以说差异有统计学意义，但应当慎重。

2. 统计方法选用不当，主要表现有：

（1）多组计量资料的显著性检验应当使用方差分析（F 检验），差异有统计学意义后再采用 q 检验或 q' 检验进行两组间相互比较。多组计量资料的显著性检验不适用于 t 检验，更不应当采用 t 检验直接进行两两比较。

（2）在处理配对资料时，少数作者错误地使用成组 t 检验，这样易产生错误结论。

（3）较小样本的计量资料的比较应当采用 t 检验，而不应当采用 u 检验。

（4）较小样本的四格表计数资料进行比较时，应当采用校正 χ^2 检验或精确概率法，不应当一律使用 χ^2 检验。在行列表 χ^2 检验中，表格中理论频数小于 5 的格子数较多时应当先进行表格的适当的处理，比如合并组，而不应当直接采用 χ^2 检验。

（5）在进行药物疗效观察或毒副作用分析时，常采用按等级分组资料处理，适用于 Ridit 分析，一般不宜采用卡方检验。

（6）在进行两均数或配对资料的 t 检验或 u 检验时，两均数之差一般取正值（绝对值），因而 t 值或 u 值不应当出现负值。

3. 不注明统计方法和统计量　部分论文的作者不注明采用何种统计方法或统计量，仅在结果中标出 $P<0.05$（或 0.01）。少数论文中甚至没有任何数据，就得出差异有（无）统计学意义的结论。有的文献仅罗列数据资料，不进行统计处理，如手术前、后视力或眼压的比较等。

4. 错误转换资料　眼轴长度、屈光度或眼压等资料宜采用计量资料进行统计分析，计量资料不宜转化为计数资料进行统计处理。如果要转换为计数资料进行处理，在转化过程中可能会丢失有用信息，而使结论有误。

5. 重复测量资料的统计分析　在医学临床实践中常常遇到重复测量设计（repeated measurement design）资料，其特点是在多个时间点上对同一个受试对象重复进行（3 次或以上）某项指标的观察测定，如治疗前后不同时间点的眼压变化情况。这类资料虽然类似于随机区组设计资料，由于不同时间点的受试对象相同，因此所测量的数据也高度相关，应用随机区组设计的方差分析进行统计处理时，就会增加 I 类错误（假阳性）的概率，对于这类资料应该用重复测量数据的方差分析。例如表 3-21 的资料设计类似于随机区组设计，但所测数据是同一受试对象不同时间点的数据，因此就应该用重复测量数据的方差分析进行统计分析。

表 3-21　16 例病人手术前后的眼压值变动情况（mmHg）

病例	术前	术后 3 天	术后 7 天	术后 14 天
1	18	20	19	18
2	19	16	17	18
3	20	20	18	16
4	19	15	16	17
5	16	19	16	16
6	20	22	20	18
7	18	16	17	20
8	17	19	18	18

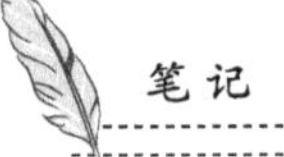

续表

病例	术前	术后3天	术后7天	术后14天
9	21	20	19	18
10	19	18	18	20
11	16	19	17	18
12	18	16	16	15
13	19	17	16	19
14	19	19	18	17
15	20	22	19	19
16	22	19	18	17

6. 其他统计缺陷 样本量较小就进行统计比较和下结论显然是不妥的，例如实验动物（兔）只有3只、青光眼病人只有4例（4只眼），就进行统计学处理是不恰当的。当然对于较难得的或较昂贵的标本，如正常人的玻璃体液或视网膜标本、黄斑转位手术的疗效评价等，一个研究者当然很难扩大样本后再进行研究，应当提倡多个医学中心合作研究。

另外，应用计算机和统计软件可以明显地节省计算时间和提高计算结果的准确性，但是正确地选用其中的统计方法还是应当依靠作者的统计学知识。

四、应用P值时的注意事项

P值是流行病学研究中广泛应用的统计学指标，无论是计量资料的u检验或t检验，还是计数资料的卡方检验，都经常应用P值来帮助我们对所观察到的结果下结论。通常我们先选定一个显著性水平，比如0.05，如果检验结果P值大于0.05，说明观察结果没有显著统计学意义；如果检验结果P值小于0.05，说明观察结果有统计学意义。P值越小，就越倾向于检验假设H_0不成立。因此，P值大小并不能说明研究结果的重要性或临床意义，它只表示拒绝检验假设可能会出现错误的机会（概率）大小。

P值的大小受多种因素影响。首先它与所选定显著性检验的假定分布有关，例如u检验要求分布呈正态分布，用t检验则要求分布呈t分布，用卡方检验则要求分布呈卡方分布。如果实际的分布情况与假设的分布不相吻合，那么计算所得的P值就不正确。其次，P值大小与样本量大小密切相关，效应值相同时，样本越大，P值越小。在流行病学研究中，P值的大小并不能说明两事物间关联强度的大小。P值还受研究者主观因素的影响，尽管我们常常采用双侧显著性检验，假如研究者认为两组间不同只会向某一个方向发展，而向另一个方向的可能性不大时而采用单侧检验，这样P值就减少了一半。例如双侧检验$P=0.07$时，若改用单侧检验，则变成0.035，如果显著性水平定为0.05，那么前者在统计学上差异无统计学意义，而后者则在统计学上差异有统计学意义。因此，不能单纯根据P值大小对临床研究的结果下结论。

五、样本量

在抽样研究中要考虑样本量的大小，即观察单位数的多少问题。因为样本量过小，所得指标不够稳定，用于推断总体的精度差，检验效能低；样本量过大，不但造成不必要的浪费，也会增加调查质量控制的难度。估计样本量的目的是在保证一定精度和检验效能的前提下，确定最少的观察单位数。抽样方法不同，估计样本数的方法也不同。常用抽样方法有单纯随机抽样、系统抽样、整群抽样和分层抽样。以单纯随机抽样为例，在估计总体均数或总体率所需的样本量之前首先要确定：①容许误差δ，即预计样本统计量与相应总体参数的最大相差值控制范围。②所调查总体的标准差σ。若不了解，须通过预试验、过去的经验

笔记

或查阅相关资料来估计。③Ⅰ类错误的概率 α，通常取 $\alpha=0.05$。若要求 α 越小，则所需样本量就越大。

第十一节 眼科统计资料分析实例

在某一项眼科或视光学研究中，通常需要用一至多种统计方法对资料进行统计处理。下面举例说明常用统计方法在眼科资料处理中的应用及注意事项。

例 24. 某医师为观察非甾体抗炎剂—普拉洛芬（pranoprofen）滴眼液对白内障手术后的抗炎效果。共选择病人 30 例，其中应用普拉洛芬滴眼液的观察组病人 16 例，男 10 例，女 6 例；对照组病人 14 例，男 9 例，女 5 例，请分别比较两组用药前后病人视力、眼压和炎症控制率的变化。

1. 两组病人性别间差异的显著性检验 30 例白内障病人的性别分布见表 3-22。

表 3-22 30 例白内障病人的性别分布（例）

	男	女	合计
观察组	10	6	16
对照组	9	5	14
合计	19	11	30

提示：本组资料虽为四格表资料，因为样本总数少于 40 例，不能套用 χ^2 检验，必须使用 Fisher 确切概率计算法。

经 Fisher 确切概率计算法得：$P=0.61>0.05$，故可认为两组病人的性别间差异无统计学意义，两组在性别间具有可比性。

2. 两组病人平均年龄比较 观察组病人平均年龄为 62.3 岁，标准差为 6.19 岁；对照组病人平均年龄为 65.8 岁，标准差为 5.63 岁。应用 t 检验进行统计学比较。

$$s_c^2=\frac{(n_1-1)s_1^2+(n_2-1)s_2^2}{n_1+n_2-2}=\frac{16\times 6.19^2+14\times 5.63^2}{16+14-2}=37.74$$

$$s_{\bar{x}_1-\bar{x}_2}=\sqrt{s_c^2\left(\frac{1}{n_1}+\frac{1}{n_2}\right)}=\sqrt{37.74\times\left(\frac{1}{16}+\frac{1}{14}\right)}=2.25$$

$$t=\frac{|\bar{x}_1-\bar{x}_2|}{s_{\bar{x}_1-\bar{x}_2}}=\frac{|62.3-65.8|}{2.25}=1.56$$

由于 $t=1.56<t_{0.05/2,\,28}=3.047$，故 $P>0.05$，可认为两组病人的年龄差异无统计学意义，两组病人在年龄间具有可比性。

3. 两组病人术前视力差异的显著性检验 表 3-23 列出了两组病人的视力分布。

表 3-23 30 例白内障病人手术前后的视力分布

	例数	术前视力		术后视力		差值的配对 t 检验	
		均数	标准差	均数	标准差	t	P
观察组	16	0.26	0.14	0.75	0.16	11.19	<0.05
对照组	14	0.29	0.12	0.78	0.18	12.04	<0.05
T		0.63		0.48			
P		>0.05		>0.05			

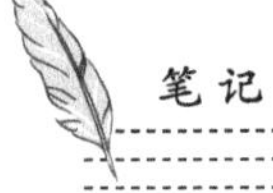
笔记

经 t 检验，两组病人的术前视力的差异无统计学意义（$t=0.63$，$P>0.05$），表明两组病人在术前视力方面具有可比性。经差值的配对 t 检验，两组病人的各自术前和术后平均视力差异有统计学意义，表明两组病人术后视力均明显优于各自的术前视力。

注意：两组病人之间的术前或术后视力差异的比较应当选用成组资料的 t 检验或方差分析。每一组病人手术前后的视力差异比较应当选用差值的配对 t 检验，不要误用两组均数的 t 检验，也可以采用非参数统计方法中的符号等级秩和检验。

4. 观察组病人手术前后视力差异的符号等级秩和检验　相关的数据见表 3-24。

表 3-24　观察组 16 例白内障病人手术前后视力分布

病例	术前视力	术后视力	符号
1	0.1	0.8	+14
2	0.2	0.6	+5
3	0.1	0.7	+11
4	0.3	0.6	+4
5	0.4	0.8	+6
6	0.1	1.0	+16
7	0.3	0.6	+1
8	0.2	0.5	+2
9	0.08	0.6	+10
10	0.5	0.8	+3
11	0.4	1.0	+12
12	0.2	0.8	+13
13	0.1	0.6	+9
14	0.4	0.8	+7
15	0.4	0.8	+8
16	0.3	1.0	+15

提示：本组数据如采用配对资料的 t 检验，则要求病人的视力分布符合正态分布。由于不知道病人视力的分布类型，因此可以采用符号等级秩和检验。经统计分析，16 例病人手术后视力均优于手术前（+），未见手术后视力低于手术前（−）或手术前后视力相等的病人（0）。分别求正负秩次之和，以绝对值较小者为统计量 T；本例没有负值，故 $T=0$，本例对子数 $n=16$，查表得 $T_{0.05}=30$，本例 $T=0$，故 $P<0.05$，因此可以认为手术前后视力差异具有统计学意义，术后视力明显优于术前视力。

对照组病人手术前后视力变化的比较方法和步骤同上，在此不再列举。

5. 两组病人手术后炎症控制率比较　相关数据见表 3-25。

表 3-25　30 例白内障病人手术后炎症控制率

	无效	有效	显效	痊愈	合计
观察组	1	3	8	4	16
对照组	1	2	7	4	14
合计	2	5	15	8	30

提示：虽然分析本数据可以采用卡方检验，但是不能分辨各组的疗效优劣。最好的检验方式是采用 Ridit 分析。首先列表（表 3-26）计算对照组的 Ridit 值。

表 3-26 对照组 Ridit 值计算表

等级 (1)	例数 n (2)	例数/2 (3)	n 值累计移下行 (4)	(3)+(4) (5)	(5)/总例数=R 值 (6)	nR (7)	nR^2 (8)
无效	1	0.5	0	0.5	0.036	0.036	0.0001
好转	2	1	1	2	0.143	0.286	0.0410
显效	7	3.5	3	6.5	0.464	3.248	1.5070
治愈	4	2	10	12	0.857	3.428	2.9380
合计	14					7.000	4.4860

计算对照组标准差：$S_R^2=\dfrac{\sum nR^2-\left(\sum nR\right)^2}{n-1}=\dfrac{4.486-\dfrac{7.000^2}{14}}{14-1}=0.075\,85$

$$S_R=\sqrt{S_R^2}=\sqrt{0.075\,85}=0.2754$$

计算标准误：$S_{\bar{R}}=\dfrac{S_R}{\sqrt{n}}=\dfrac{0.2754}{\sqrt{14}}=0.0736$

计算观察组 R 值：$\bar{R}=\dfrac{1\times0.036+3\times0.143+8\times0.464+4\times0.857}{16}=0.475$

二维码 3-1 扫一扫，测一测

计算观察组平均 R 值的 95% 可信区间近似为：$\bar{R}\pm2S_{\bar{R}}$，即 0.475±2×0.0736。按此公式计算得观察组平均 R 值的 95% 可信区间为 0.328～0.622，因观察组平均 R 值的 95% 可信范围与标准组 R 值(0.5)有重叠，因此两组差异无统计学意义，表明两种药物对白内障术后炎症控制率的差异无统计学意义。

（郑曰忠）

笔记

第四章

眼病现况调查

本章学习要点

- 掌握：眼病现况调查的设计和实施。
- 熟悉：确定现况调查样本量的方法。
- 了解：现况调查的质量控制措施。

关键词 现况调查 目标人群 样本量 抽样 现场工作

在第二章中，已经叙述了现况调查（prevalence study）的目的、用途、种类、方法和实施步骤。在眼科学和视光学的研究中，现况调查是一种很重要的流行病学研究方法，可以了解眼病的严重程度和在人群中分布情况，对评价特定人群的健康状况，做出卫生决策，有着非常重要的价值。在本章中，将以世界卫生组织（World Health Organization，WHO）所组织的多国学龄期儿童屈光不正的研究来说明眼病的现况调查是如何实施的。这一研究方案于1998年在中国、尼泊尔、智利实施，以后又在印度的两个地区、南非、马来西亚、中国广州等地实施，是近年在全球实施的重要的屈光不正流行病学调查项目。

第一节 确定现况调查的目的

现况调查的主要目的是了解疾病或健康状况在人群中的分布及其特征，分析某些因素与这种疾病或健康状况的联系，或者评价控制疾病和促进健康对策和措施的效果等。在眼科和视光学中，确定哪一种眼病值得调查，主要是根据眼病防治以及防盲治盲和视觉损伤工作的实际需要。应当选择一些对公众的眼健康产生重大影响的眼病进行调查。临床证据表明屈光不正是中国，而且是国际上儿童最常见的眼病，对儿童的身心发育、学习能力和社会的适应能力都产生重大影响。屈光不正已经对个人和社会造成了很大的负担，成为公众关心的公共卫生问题。尽管早已认识到矫正儿童屈光不正的重要性，但是长期以来我们缺少可靠的屈光不正患病率和其在人群中分布特征的资料。我们对不同人群中屈光不正的分布，以及不同年龄、性别和种族中屈光不正患病率差别的了解是不完整的。虽然许多国家都有一些屈光不正流行病学的资料，但是由于存在着一些变异因素，很难比较不同国家的屈光不正患病率。这些变异因素有：

（1）诊断屈光不正的定义不一致。有的仅以裸眼远视力是否正常作为诊断屈光不正的标准。有的分别以屈光度为≤－0.25D、≤－0.50D或≤－0.75D作为诊断近视眼的标准；有的分别以屈光度≥＋0.25D或≥＋2.00D作为诊断远视眼的标准。

（2）大多数调查是在容易选择的人群中选择调查对象，如学生、应征的新兵、眼科门诊的病人等，缺少以人群为基础的调查资料。

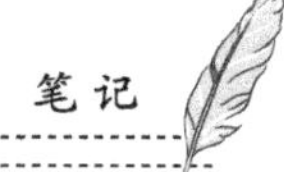

(3) 不同的抽样调查中，采用的抽样的方法是不同的。

(4) 不同的调查中，检测屈光不正的方法是不同的。一些调查中调查对象滴用了睫状肌麻痹剂，进行睫状肌麻痹下的验光，而另一些调查则没有这样做。即使应用睫状肌麻痹剂，有的应用作用弱的，有的应用作用强的，最终导致验光结果不一致。

(5) 不同调查选取的人群中，人口的组成是不一致的。由于屈光不正患病率随着年龄和眼轴长度改变而有相当大的变化，因此人口的组成将会影响到调查的结果。为了确定不同种族的儿童中屈光不正的状况及其对公共卫生的意义，促进屈光不正服务设施的发展，应当需要更多的有关屈光不正的资料。

正是在这样的背景下，在WHO的组织下，于1998年在中国、尼泊尔和智利进行了“儿童屈光不正研究”。这一研究的意义在于：

(1) 屈光不正，特别是近视眼，对病人和社会造成了沉重的负担。视力下降常常使学生在学校的表现较差。例如，近视眼可能对今后人生道路的选择、眼部健康，自尊都会造成负面的影响。

(2) 学龄期儿童构成了屈光不正的特殊的易感人群。在他们之中未矫正的屈光不正对其学习能力和接受教育的潜能产生巨大的冲击。

(3) 收集屈光不正的患病率资料有助于制订防治视觉损伤和普遍眼健康的规划。

(4) 近年来，眼科学界非常关注屈光不正手术的开展。为了估计屈光不正手术治疗在经济方面的重要性，就必须获得更多和更好的患病率资料。

“儿童屈光不正研究”的目的是在全球不同地区进行以人群为基础、横断面、多中心调查，估计不同种族和文化背景条件下的学龄期儿童屈光不正的患病率，以便确定开展儿童眼保健的方法。

为了保证研究质量，在研究设计阶段，就已经考虑到：

(1) 这一研究应当以人群为基础，而不应当以特殊人群，例如在校学生作为调查对象。

(2) 在研究中采用统一的屈光不正定义。

(3) 在应用适当的睫状肌麻痹剂的条件下对儿童进行屈光不正的检测。

(4) 根据不同年龄和性别报告研究的结果。

第二节 现况调查的设计

现况调查的设计包括确定调查地点、确定调查的目标人群、确定调查的样本量以及确定调查的抽样方法等内容。

1. 确定调查地点 为了能反映出不同种族和文化背景下的学龄期儿童屈光不正状况，经过项目专家委员会的研究决定，选择中国、智利和尼泊尔这三个文化背景差异较大的国家进行调查。

一般的印象是，在中国，屈光不正，特别是近视眼的患病率很高。一些学者对中国屈光不正进行了多次患病率调查。但是大多数调查的对象是眼科门诊病人或者是参加体检的特殊人群。一些调查虽然也是以人群为基础的，但是用于判断屈光不正的方法并不可靠。一些调查者仅以视力来判断有无屈光不正；还有一些调查者虽然也进行屈光检查，但不是在睫状肌麻痹下施行的；一些研究者仅仅分析了视力异常的人的屈光状态，或者只分析了日常生活视力正常的人的屈光状态。一些研究者对“以人群为基础”的理解有偏差，他们虽然以人作为调查对象，但没有严格地进行抽样，而是随意地调查了少数几个村或社区的情况，就以此代表某一地区加以分析。因此长期以来，我们并没有可靠的屈光不正患病率的调查资料。中国的屈光不正问题受到包括教育界、公共卫生学界和眼科学界、儿童家长和公众

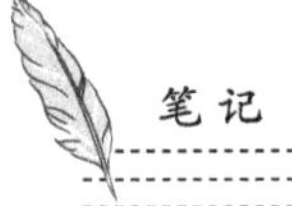
笔记

等的广泛关注。为了降低屈光不正患病率，已经采取了一些措施，例如改善学校教室的照明，减轻学生的学习负担、推广眼保健操等，但是都未能真正有效地控制屈光不正的发生。因此在中国进行以人群为基础的屈光不正调查是非常必要的。

在选择调查地点时，我们通常需要考虑到社会经济状况、主要人群的种族组成、研究者与当地卫生和其他机构熟悉程度、地理位置等因素。在中国，我们选择北京市顺义区作为进行儿童屈光不正研究的地点，理由是：①顺义区的社会经济状况在全国属中上水平，所得结果可以容易推论到我国其他地区。②掌握顺义区人口及其构成情况。③顺义区是中国医学科学院眼科研究中心和北京协和医院的防盲治盲基地，进行眼病流行病学调查的基础比较好。顺义区眼科的力量较强，可以配合儿童屈光不正的研究工作。④当地政府、教师和儿童家长对于儿童屈光不正的问题非常关心，支持在顺义区开展儿童屈光不正研究项目。

2. 确定调查的目标人群　根据研究目的，“儿童屈光不正研究”确定的目标人群为5～15岁儿童。根据顺义区的人口资料，这一年龄段的儿童占全区总人口的21.7%，约有11万人。在目标人群中，5～6岁儿童主要在幼儿园，7～12岁儿童主要在小学，13～15岁儿童主要在初中。只有极少部分儿童可能没有上学。

在“儿童屈光不正研究”中，之所以确定目标人群的年龄高限为15岁是由于该年龄一般为9年义务制教育的最后一年。超过15岁的儿童可能会到外地就学、务工，要求他们参加本研究是非常困难的。之所以确定5岁为目标人群的年龄的低限是考虑到该年龄的儿童能够接受和完成普通视力表的检查。

3. 确定样本量　现况调查可以采用普查或抽样调查的方法来施行。普查是指在特定时间内对特定范围内的人群进行全面调查。通过普查可以得到一个人群中某一事件的实际情况和绝对数，可以发现人群中的全部病例，以便早期治疗。但是普查涉及的人群范围比较大，调查时需要更多的时间、人力和费用。由于需要普查的人数多，调查时限相对短，因此容易发生漏查，受检率较低。调查工作所得资料比较粗，准确性较差。抽样调查的样本量相对小，调查时能节省时间、人力和费用。由于抽样调查范围小，调查工作可以做得精细一些，因而调查的质量容易保证。由于抽样调查的人数相对较少，可以更好地做好组织工作，受检率较高。综上考虑，“儿童屈光不正研究”采用了抽样调查的方法。在抽样调查中，确定样本量是研究设计中必须考虑的核心问题。样本量过大，会造成人力、物力和时间的浪费，而且工作量大，容易产生偏倚；样本量过小，所得结果缺乏代表性。

在确定样本量时，需要考虑下列几个因素：

(1) 预期的患病率：如果预期的患病率高，所需样本量小，反之则样本量大。

(2) 对结果精确度的要求：如果要求结果的精确度高，允许误差小，样本量大，反之则样本量小。

(3) 评价的指标是计量资料还是计数资料：如果是计量资料，样本量小；如果是计数资料，样本量大。

“儿童屈光不正研究”的主要指标是患病率，所收集的资料主要是计数资料，因此采用下列公式计算样本量：

$$n=u^2(p)(1-p)/\delta^2$$

式中n为样本量，p为预期患病率，δ为允许误差，在95%可信区间时$u=1.96$。

预期患病率可以从文献资料或预试验中获得。经复习文献，选择22%作为15岁儿童屈光不正的预期患病率。对结果的精确度要求在95%可信区间下误差不超过20%，因此$\delta=0.22\times20\%=0.044$。根据上述公式计算得15岁儿童所需样本量为340人。

在儿童屈光不正研究中，调查对象是5～15岁儿童，以1岁为间隔，共有11个年龄组。各组儿童的屈光不正患病率是不同的。为了计算和实施研究的方便，我们假定5～15岁儿

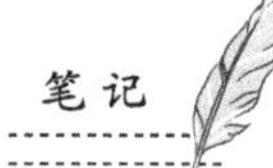

童中屈光不正的患病率是均匀分布的，因此这11个年龄组需要的总样本量为3740人。

由于在“儿童屈光不正的研究”中，不可能采用单纯随机抽样的方法抽取每个受检者，而是采用整群随机抽样的方法，因此需要以抽样作用系数来校正样本量，以便补偿可能发生的抽样效率不高的问题。在这一研究中，人为地确定抽样作用系数为1.25，所需的样本量根据这一系数进行调整。

在确定样本量时，还应当根据预期的不应答率来代偿增加样本。在儿童屈光不正的研究中，可接受的不应答率最大为10%。因此样本量应被因数1/（1－0.10）=1.111所调整。最终确定的样本量应为5194人。

4. 抽样方法 “儿童屈光不正研究”采用整群随机抽样的方法。

（1）确定基本抽样单位：行政村是顺义区的基本行政单位，将其作为基本抽样单位是容易实施的。而且确保研究对象是从自然人群抽取的，抽样人群的年龄和性别组成与目标人群相似的，符合“以人群为基础”的要求。但是由于顺义区的各村人口数相差很大，大的村人口超过5000人，小的村仅有数百人。如果以行政村作为基本抽样单位进行单纯随机抽样，就会产生较大的抽样误差。虽然人口数相近的行政村中的调查对象都有相同机会被抽中，但是人口数多的行政村中调查对象要比人口数少的行政村中调查对象抽中的机会大。为了解决这一问题，我们采取“大村分割，小村并”的方法，首先将顺义全区以行政村为基础划分为基本抽样单位，人口数约为1000人，包括5～15岁儿童约为200人。对于人口数为1000人左右的行政村，就作为一个基本抽样单位。对于人口大于1500人的行政村，以居民小组为单位，分为几个基本抽样单位，使每个基本抽样单位的人口数接近1000人。对于人口少于500人的小村，与周围的小村合并为一个基本抽样单位，使其人口数为1000人左右。

（2）将确定的基本抽样单位按照一定次序进行排列：首先根据顺义区各乡镇名称的汉语拼音的字母顺序将各乡镇排序。其次，将各乡镇的基本抽样单位按地理位置从东向西、从北往南排序。

（3）抽样：应用单纯随机抽样的方法，从排序的基本抽样单位中随机抽取若干基本抽样单位作为调查点。

由于尼泊尔和智利没有我国那样的户口制度，不可能采用顺义区确定基本抽样单位的方法。他们在确定调查区域后，派出检录人员进行实地调查，将居民区按道路、河流等标志划分基本抽样单位，然后再以单纯随机抽样的方法抽取调查点。

5. 定义和标准 为了便于分析，在“儿童屈光不正研究”的项目中，确定统一采用以下名词的定义和标准：

（1）未矫正视力：指没有进行屈光矫正的裸眼远视力。

（2）戴镜视力：指配有眼镜者在戴用原有眼镜时的远视力。

（3）最好矫正视力：指睫状肌麻痹下经屈光矫正所获得的最好视力。

（4）日常生活视力：指受检者在日常屈光状态下的视力。对于不戴镜的受检者，未矫正视力就是他的日常生活视力。如果已配有眼镜，但不经常戴用者，也以未矫正视力作为其日常生活视力。对于已配有眼镜而且经常戴用者，不论这副眼镜是否合适，则以戴用这副眼镜的视力作为其日常生活视力。

（5）正常视力：双眼未矫正视力大于或等于0.8者为正常视力者。未矫正视力大于或等于0.8的眼为视力正常眼。

（6）低常视力：双眼或单眼未矫正视力小于0.8者，为低常视力者。未矫正视力小于0.8的眼为低常视力眼。

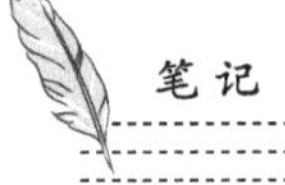
笔记

（7）等值球镜度：根据视网膜检影、电脑验光或主观验光的结果，等值球镜度等于球镜度数加上 1/2 的柱镜度数。

(8) 近视眼：指在睫状肌麻痹下等值球镜度等于或小于 −0.50D 的眼。近视眼人数包括单眼或双眼为近视眼的人（一眼为近视、另眼为远视或正视的人归入近视眼中）。轻度近视眼指等值球镜度的绝对值在 −3.00D～−0.50D 范围之间者；中度近视眼指等值球镜度绝对值在 −6.00D～−3.00 范围之间者；高度近视眼指等值球镜度绝对值低于 −6.00D 者。（作者注：2015 年 3 月在世界卫生组织召开的全球防治近视眼的会议上，将高度近视眼定义为 −5.00D 及以上，而不是 6.00D 以上）。

(9) 远视眼：指在睫状肌麻痹下等值球镜度大于或等于 +2.00D 的眼。远视眼人数包括双眼为远视眼以及单眼远视眼，另眼为正视眼的人（单眼远视，另眼近视者归入近视眼中）。轻度远视眼指等值球镜绝对值在 +2.00D～+3.00D 范围之间者；中度远视眼指等值球镜度绝对值在 +3.00D～+6.00D 范围之间者；高度近视眼指等值球镜度绝对值高于 +6.00D 者。

(10) 屈光不正：近视眼人数和远视眼人数之和为屈光不正的人数。近视眼和远视眼眼数之和为屈光不正眼数。

(11) 正视：在睫状肌麻痹下双眼等值球镜度在 −0.50D～+2.00D 范围之间者为正视者。屈光度在此范围内的眼为正视眼。

(12) 屈光参差：双眼等值球镜度差值的绝对值屈光度之差≥2.00D 时，为屈光参差者。

(13) 弱视：单眼或双眼未矫正视力<0.8，最好矫正视力仍<0.8，并排除黄斑部明显器质性病变者为弱视者。未矫正视力<0.8 而最好矫正视力仍<0.8，并排除黄斑部明显器质性病变的眼为弱视眼。

第三节　现况调查的实施

1. 调查对象的确定　在现场调查之前，向各调查点派出检录队检录受检对象。所谓检录就是确定受检对象的过程。检录依据调查点的户籍资料进行。检录内容包括每个受检儿童的姓名、性别、年龄、住址，就读学校、年级、班级，以及其父母或监护人的姓名、住址和受教育的程度等。被抽取的基本抽样单位中所有家庭里的 5～15 岁儿童都作为调查对象。但有一些例外，如果儿童离开原居住村已经超过 6 个月，则将其除外。如果一些儿童虽然不在村户口册内，经学校教师或村长证实其在村内居住超过 6 个月，也应作为调查对象。

在检录工作结束后，根据受检对象所在的学校重新整理受检者名册，了解受检对象分布在哪些学校，每个学校有多少儿童是研究对象，以便在实施调查时可以到学校里容易地找到他们。对于少数没有在校的儿童，安排他们就近参加眼部检查。

2. 检查内容和方法　在“儿童屈光不正研究”中，经过培训的医疗技术人员在眼科医师指导下进行眼科检查，要求方法规范、一致。检查项目包括：

(1) 视力情况：测量未矫正视力和最好矫正视力。对于配戴眼镜的儿童，还要测量戴镜时视力。应用背后照明的 LogMAR 视力表（生产厂家：美国伊利诺伊州，Villa Park，Precision Vision 公司）进行远视力检查。这种视力表的视标为“E”字形，每行的视标数均为 5 个，共 14 行。字母的开口方向以随机数字来确定。各行视标依照大小顺序从上往下排列，各行视标的大小按几何级数变化。每行视标的间距与视标的大小相等，行间距等于较小一行视标的高度。应用这种视力表可以有效地消除“拥挤效应”，使视力检查结果只与视标的大小相关。视力检查在室内进行，照度要求为 100lx 以上。在白天采光良好的室内可以达到这一要求。放置视力表的灯箱由不反光的聚乙烯制成，内置日光灯管，使灯箱照度超过 150cd/m^2。先检查未矫正视力，即如果受检者配戴眼镜，则先查未矫正视力，再检查戴镜视力。先查右眼，用挡板遮盖左眼。要求受检者坐直上半身，不能眯眼。从视力表由上而下检查，当看对

笔记

一行字母的 5 个视标或者只看错一个视标时，可进行下一行检查。当受检者看错一行视标中 2 个及以上视标时，则不再继续检查，以上一行的记录为视力结果。先在 4m 远处检查。如果受检者不能辨认最大一行视标时，请他前移到 1m 远处再以相同的方法检查，所得的结果除以 4，即为视力结果。如果在 1m 远处还不能辨认最大一行字母时，则检查受检眼有无眼前手动、光感等。无眼球或眼球萎缩眼的视力记录为无光感。对于个别智力低下无法配合视力检查的儿童，则如实记录结果。

（2）对于配戴眼镜的儿童，测量所戴眼镜的镜片度数，包括球镜和柱镜度数、散光轴位。

（3）检查眼位：在 0.5m 和 4m 远处以遮盖试验和角膜映光法观察眼位。

（4）在 2.5 倍的放大镜下，检查外眼和眼前节。

（5）滴用睫状肌麻痹剂硫酸环戊通（cyclogel）滴眼液 1 滴，5 分钟后再滴 1 滴。20 分钟时观察瞳孔大小和对光反应，如果瞳孔直径为 6mm 以上，再过 20 分钟即可进行验光检查。如果瞳孔尚未散大则再滴用硫酸环戊通滴眼液 1 次，再过 20 分钟可进行验光检查。如果滴药 3 次后瞳孔仍不能散大者不再滴药。所有视网膜检影、电脑自动验光和主观验光均在 1 小时内完成。滴用硫酸环戊通滴眼液后 20 分钟起效，40 分钟后达作用高峰，最大睫状肌麻痹作用维持 1 小时，剩余作用持续 6～8 小时。散大的瞳孔持续 1～2 天可以恢复正常，对儿童的生活、学习影响较小。一般认为其剩余调节作用大于阿托品，但比复方托吡卡胺、后马托品等效果好。该药偶可引起口干、恶心等不适，在使用中应当注意。

（6）在半暗室中应用点状光源检影法进行视网膜检影，检影工作距离为 1m。检影时嘱受检者从检查者耳边向前平视 5m 远处，以放松调节。屈光度等于中和影像所用的透镜度数减去 1D。

（7）采用手持电脑验光仪（NIKON Retinomax K-Plus）进行自动验光。这种验光仪非常轻便，操作简单，检查快速，可以精确地测量 −12D 至 +12D 的球镜度、散光度及散光轴位和角膜曲率。检查者手持验光仪对准受检者瞳孔，验光仪有自动对焦系统，可以判定验光仪位置是否保持水平，与瞳孔距离是否适当。检查者根据验光仪的提示调整位置，同时通过屏幕观察瞳孔，一旦位置合适并能保持 1～2 秒钟，检查结果可显示在屏幕上，并可由配套的打印机打印出结果。

（8）对于未矫正视力小于 0.7 的眼进行主观验光。

（9）屈光间质和眼底检查。

（10）对于受检者确定视觉损伤的原因。

3. 组织和工作人员 “儿童屈光不正研究”在 WHO 的组织下进行。由 7 位国际知名的眼科流行病学家组成技术咨询委员会对整个项目进行指导。

现场调查由两支调查队完成。每支调查队有 5 名工作人员。一名眼科医师为队长，在现场调查中负责受检者的眼部检查和电脑验光。每队有两名眼科医师助理，分别负责视力检查和眼镜度数的测量。一名验光师负责视网膜检影和主观验光。一名助手负责受检对象的核对、现场秩序的维持和资料的初步核对等工作。

资料的输入和处理由专人负责，在技术咨询委员会指导下进行。

4. 工作人员的培训和预试验 在正式现场工作之前，对参加现场工作的人员进行为期 1 周的培训，目的是使所有工作人员了解“儿童屈光不正研究”的意义、目的、方法和详细步骤，熟悉各种表格的填写，熟练掌握各种仪器的使用。眼科医师助理熟悉检查视力步骤和标准。眼科医师对常见眼病的诊断采用统一的诊断标准。验光师统一视网膜检影、主观验光的方法。

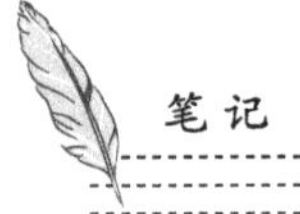

培训结束后进行为期 1 天的预试验前预备试验，目的是了解工作流程是否顺畅，各种仪器的性能是否良好，工作人员是否协同地工作。

接着进行为期3天的预试验。预试验的主要目的是通过在较大样本中实施完整的试验过程，检验两支调查队的检查结果的一致性、可靠性。检查在275名适龄儿童中进行，重点进行了视力检查、眼镜度数测量、视网膜检影和电脑验光结果的比较。预试验结束后，改进了工作流程，数理统计人员分析了资料，技术咨询委员会评估和认可了预试验工作和一致性检验结果，同意进行正式现场调查工作。

预试验的结果不归入正式试验的结果中。

5. 现场工作 现场调查工作共持续了2.5个月，在一个相对短的时段内完成。

(1) 确定受检者：检录员根据检录结果，再次确定受检者。从儿童家长或监护人（如学校老师）处得到儿童参加本研究的同意书或口头同意。组织受检者到检查站接受眼部检查。对于少数不能来检查站的受检者，则安排检查人员登门检查。

(2) 设立检查站：调查队每天首先到达一所受检儿童最为集中的学校，借用学校教室设立检查站。一般占用三间教室，一间要求采光良好，进行登记、视力检查和眼镜度数的测量；另两间则遮蔽门窗作为暗室，其中一间用于眼部检查和电脑验光，另一间进行视网膜检影和主观验光。

(3) 工作流程：现场工作依据工作流程（图4-1）进行。首先由调查队助手核对受检者是否与检录名单相符。眼科医师助理测量未矫正视力，对戴镜儿童测量戴镜视力和镜片度数。然后由眼科医师进行眼部检查，了解有无斜视和眼前节病变，确定能否接受散瞳。

(4) 验光：让滴用睫状肌麻痹剂后散瞳满意的受检者中的一半先接受视网膜检影，另一半先进行电脑验光，然后交换进行。对于未矫正视力小于0.7的儿童在视网膜检影和电脑验光后进行主观验光，并确定最好矫正视力。

(5) 由眼科医师检查眼后节，确定视力下降的原因，提出处理意见。

6. 质量控制 在现况调查中，保证研究工作的质量是必须考虑的问题。除了对工作人员进行培训外，在研究过程中进行了多次一致性检验，由两支调查队同时对同一批受检者进行检查，了解两队的检查结果的差别是否在可以接受的范围内。在“儿童屈光不正研究”的预试验中进行了一次一致性检验，共检查了275人。正式现场工作中，每隔1～2周进行一次一致性检验，共安排了5次，分别对51、46、54、33和36人进行检查。对两队的测量的未矫正视力、视网膜检影、电脑验光的结果进行了比较。检查人员均独立地进行检查，不能参考他人的检查结果。

表4-1显示了主要项目的一致性检验结果。对视力检查应用加权Kappa法进行检验。凡两位检查者结果相同的权数为1，结果相差1行的权数为0.75，相差1行以上的权数为0。如果Kappa值等于1，说明两次判断的结果完全一致。如果Kappa值为0，说明两次判断结果完全是由于机遇造成的。一般来说，如果Kappa值≥0.75，说明两次判断的结果已取得相当满意的一致程度。如果Kappa值<0.4，说明两次结果的一致性不够理想。在预试验时，对于两支检查队视力检查结果Kappa值已为0.75，表明两队视力检查的一致性已相当高。在现场工作中，两支检查队视力检查结果的Kappa值更大，表明一致性的程度有增高的趋势。

对两队视网膜检影和电脑验光的结果采用相关分析来了解两者的一致性，相关系数均≥0.97，表明一致性的程度是相当高的。

7. 资料处理和分析 为了妥善安全地处理资料，在顺义区调查队驻地建立了资料处理点，所有检录资料、预试验资料以及正式现场调查资料由专人应用Epi Info 6.04版软件输入计算机，建立原始资料库。

每天现场工作结束后，由专人收集和保管资料，并随时提供各调查受检率，以便了解现场工作的进展情况。

笔记

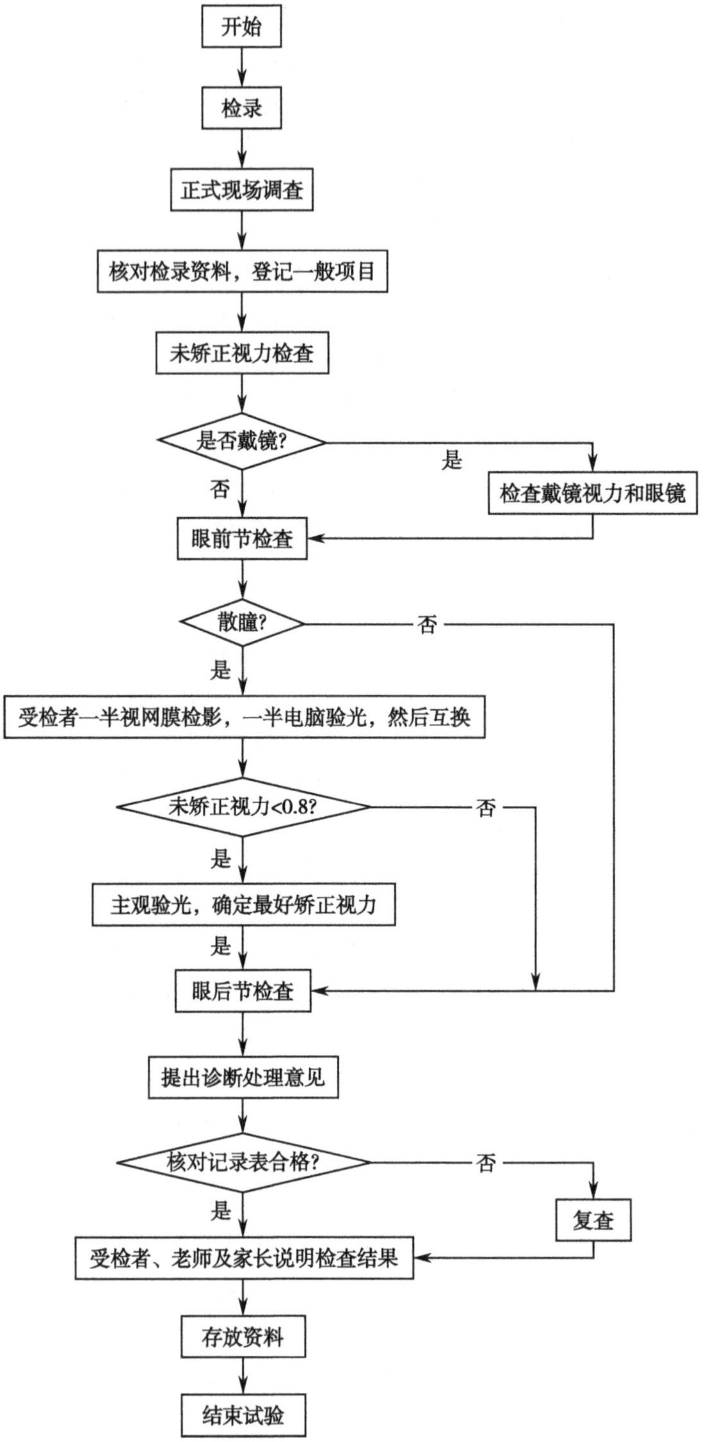

开始

检录

正式现场调查

核对检录资料，登记一般项目

未矫正视力检查

是否戴镜?

是 → 检查戴镜视力和眼镜

否

眼前节检查

散瞳?

否

是

受检者一半视网膜检影，一半电脑验光，然后互换

未矫正视力<0.8?

否

是

主观验光，确定最好矫正视力

是

眼后节检查

提出诊断处理意见

核对记录表合格?

否 → 复查

是

受检者、老师及家长说明检查结果

存放资料

结束试验

图 4-1 现场调查工作流程图

表 4-1 预试验中主要检查项目一致性检验结果

检验项目	检验指标	受检人数	眼别	结果
视力检查	加权 Kappa	275	右	0.75
			左	0.75
视网膜检影	相关系数	275	右	0.98
			左	0.97
电脑验光	相关系数	275	右	0.99
			左	0.99

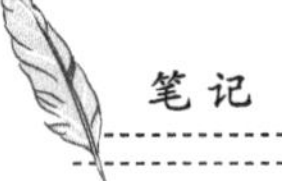
笔记

全部检录和眼部检查资料输入计算机后，应用 Stata 5.0 版软件进行查错分析。当发现错误后，资料输入人员不得改动，须经原检查人员确认后方可改动。对于无法确认或缺失的数据，检查人员尽可能返回原调查点进行复检。不能复检的数据如实输入，留待分析时处理。

核查后的资料分析应用 Stata 软件进行。

（赵家良）

二维码 4-1
扫一扫，测一测

笔记

第五章 可避免盲的快速评估

本章学习要点

- 掌握：可避免盲快速评估的概念和特点。
- 熟悉：可避免盲快速评估前的准备工作；可避免盲快速评估现场工作的实施。
- 了解：可避免盲快速评估的数据分析和报告。

关键词　可避免盲　快速评估　样本量　抽样　现场工作

第一节　可避免盲快速评估的概念和特点

可避免盲快速评估的英文名称为 rapid assessment of avoidable blindness（RAAB），由荷兰 Hans Limburg 博士等和英国伦敦大学伦敦卫生与热带医学院的国际眼健康中心所研发。RAAB 是一种在 50 岁及以上人群中进行视觉损伤和眼保健服务的以人群为基础调查的快速方法，它相对简单易行，花费较小，目的是提供盲和视觉损伤的患病率及主要原因，眼保健服务的产出、质量及障碍，白内障手术的覆盖情况，以及在特殊的地理区域中眼保健服务的其他指标。如果在一个区域范围内在防盲项目开始时实施 RAAB，所获得的信息有助于根据该区的需求来制订行动计划。如果在防盲项目实施后 5～8 年进行 RAAB，所得结果可以监查防盲项目的进展情况，然后根据实际需要来调整项目。

RAAB 是随着全球防盲工作的开展而产生和发展的。1999 年世界卫生组织（WHO）和国际防盲协会联合发起“视觉 2020”行动根治可避免盲。世界各国和地区的盲和视觉损伤的患病率和原因是不同的，需要根据当地的情况做出防盲计划。许多国家在实施防盲项目时需要区级的盲和视觉损伤的基础资料，以便监查防盲项目的进展情况。盲和视觉损伤患病情况常常是通过以人群为基础的横断面调查来获得的，但是这些调查费力、费时、费钱，实施起来相当复杂，需要流行病学和统计学专家的参与和帮助才能完成。因此，防盲工作的实际需求要通过快速调查的方法获得。早在 1994 年，印度使用 WHO 的“盲情调查表”开展了区级的盲情快速评估。2000 年出现了改进的白内障手术服务快速评估（rapid assessment of cataract surgical services，RACSS）。2005 年进一步改进了 RAAB，2012 年和 2013 年先后出现了 RAAB 版本 5 和版本 6，不但详细介绍了 RAAB，而且提供了输入和分析资料的软件，还提供了可进行糖尿病视网膜性病变、屈光不正调查的模块，且有多种语言的版本。RAAB 使用《国际疾病分类（第 10 版）》的盲和视觉损伤定义，但是在调查中并未包括视野评估。目前，全球已有 70 多个国家开展了 150 多项 RAAB 或 RAAB+糖尿病视网膜病变的调查。WHO 的“全球疾病负担研究”在对全球和各大区域的盲和视觉损伤患病率的估算都引用了世界各地的 RAAB 调查数据。

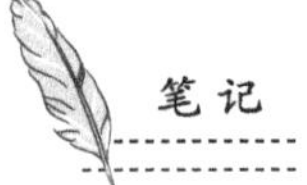

RAAB之所以是一种快速的调查方法是因为：

（1）RAAB只调查50岁及以上人群：这样调查所需要的样本量相对比较小，大约只有调查所有年龄人群的1/3或1/6，依据调查区域内50岁及以上人群所占总人群的比例而有所不同。当一项RAAB涉及2500～5000人时，就能够对一个数量适当的人群中盲和低视力进行精确的估计。虽然RAAB只调查50岁及以上的人，但由于这组人群虽然仅占世界总人口的20%，但80%的盲和65%的视觉损伤发生在此人群中，因此通过RAAB可以快速地收集有关盲和视觉损伤及眼保健服务情况的信息。

（2）在RAAB中眼科检查都是采用基本的眼科设备：视力检查采用简单的可以随意翻转的E字母表和小孔镜。眼底和晶状体检查采用手电筒和直接检眼镜，有时采用便携式裂隙灯。不进行视野和眼压的检查。大多数可避免的盲（如屈光不正、白内障、未矫正的无晶状体眼、沙眼、盘尾丝虫病、角膜瘢痕和维生素A缺乏）采用这些设备的检查就能得到诊断。其他一些眼病，如青光眼、糖尿病视网膜病变、年龄相关性黄斑变性也可能应用直接检眼镜和手持裂隙灯来诊断，但可能会需要更多的诊断技术和复杂的设备，而这些复杂设备不可能应用于入户检查，因此在RAAB中不采用。

（3）RAAB提供了资料输入和分析的自动软件模块：这些模块可以计算样本量，从抽样框架中选择需要数量的调查地，计算观察者间的变异，录入和审核数据的一致性。在清理资料后可以通过菜单自动生成结果。这一软件还可以计算抽样误差、设计作用系数和可信限区间。由于数据分析和报告是通过标准化软件自动生成的，所以便于与其他区域或其他国家的调查结果进行比较。正由于RAAB具有自动分析的软件模块，因此不需要专业的流行病学人员或统计师。

（4）RAAB可以利用当地的人员完成工作：从项目设计、现场资料收集、资料分析和书写报告等整个过程，都可以应用RAAB5或RAAB6手册所提供的指南、培训资料和软件包，由当地的人员来完成。应用当地人员可以降低调查的费用，调动参与项目人员的自主性和积极性。如果安排好交通，3～4个检查队可以在3～4周内完成60～80个抽样点的工作。

RAAB调查报告包括了可用于制订眼健康计划和评估实施效果的指标性结果：

（1）眼病负担：如盲和轻、中和重度视觉损伤的患病率及其主要原因，白内障引起的盲和轻、中和重度视觉损伤的患病率，未矫正屈光不正和老视眼的患病率。

（2）白内障手术服务的覆盖情况：无晶状体眼和人工晶状体眼的患病率，白内障手术覆盖率。

（3）白内障手术的质量：白内障手术的视力结果，白内障手术后视力差的原因。

（4）阻碍白内障手术的因素。

应当注意到，RAAB并不是发现所有白内障盲人的调查。在RAAB中，调查人员不仅仅寻找眼病病人，而是要尽最大可能对调查区域内有代表性的人群进行检查。也应当注意到，RAAB并不是一种详细的盲情调查，而是应用最基本的诊断设备进行入户检查。虽然RAAB项目的样本量通常足够大，以便能够准确地估计可避免盲的患病率，但它不能提供导致盲的具体眼病，如青光眼的患病率，因为在这种情况下需要更大的样本量才能准确地估计。

第二节　进行可避免盲快速评估前的准备工作

在RAAB开始之前，应当做好下列准备工作：

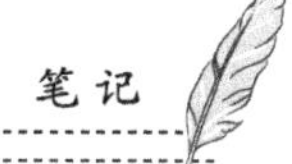

1. 指定调查的协调者　RAAB的所有活动应当在项目协调员的指导下完成。协调员

应当具有做好工作的决心和毅力，能有足够的时间投入，愿意向当地人学习和利用当地的资源，他应当是一名耐心的倾听者，对新事物具有强烈的意识和敏感性，能以通常的认识分析信息，最好在公共卫生、以人群为基础的调查和流行病学方面具有相当的经验，最好接受过眼科医师的培训。实际上，在现场工作开始之前项目协调员就应当开始工作。他负有以下的责任：①制定调查的抽样框架，包括选择调查区域，收集最新的人口资料。②评估基线的需求，例如复习可以收集到的白内障手术服务的信息，以及盲患病率的资料。③选择调查地点。④选择调查的工作人员。⑤安排后勤工作，包括所需的设备、交通和每个检查点的日程。⑥做好工作人员的培训，包括眼科检查的标准化步骤，并对检查者之间差异做出评估。⑦资料处理，每天从每个调查点收集资料，培训和指导资料的输入，确保输入质量。⑧资料分析和完成总结报告。

2. 调查区域的选择

（1）RAAB 调查的区域可以是一个国家，或是国家的一部分（如省或县）。一般来说，这一区域的人口为 50 万～500 万之间。在人口太小的区域进行 RAAB 会浪费人力、物力，所得结果只与很小的人群相关。如果在人口太多区域进行 RAAB，则由于区域内的眼保健服务的可利用性和支付能力有很大的差异，因而会引起区域内盲患病率有很大的差异。由于 RAAB 所得的结果是要用于计划和监查防盲项目实施的，因此选择的调查区域最好是眼保健服务的区域。如果眼保健服务的区域太大，可以将整个区域分成几个亚区。几个小区域也可以合并成适合开展 RAAB 的人口数。

（2）选择调查区域的另一个重要的方面是可以选择到足够的调查队人员，包括合格的检查者、眼科医师、眼科住院医师、有经验的眼科辅助人员，来形成 3～5 个调查队，而且还不影响日常的眼科服务工作。

（3）调查工作应当在安全和可及的区域开展。

3. 收集人口资料，建立抽样框架 收集调查区域的最新人口资料，最好有电子版，以便计算机阅读。需要两种人口资料：

（1）列出调查区域内全部居民点。在农村地区，通过将人口多的大村分割，将人口少的小村合并，划分为包含约为 50 名左右 50 岁及以上的抽样单位。将抽样单位根据地理位置排列，形成一个抽样单位的名单，即为抽样框架，将会从中选取调查点。

（2）将调查区域内人口组成依性别和每 5 岁一个年龄段列表。然后将检录出来的调查人群的组成与该区域总人口的组成相比较。如果两者间的人口组成有差别，调查的资料会进行自动调整。

将抽样框架中每个抽样单位的编码、名称和人数按照标准的格式输入计算机，当打开一个新的 RAAB 数据库时这些都会自动生成，然后可以一定大小的比例自动选择调查点。这一输入的文件位于 directory C:\\RAAB6\Data\<name of database>\Sampling frame.xls 目录下。

4. 计算样本量 由于 RAAB 采用的是抽样调查，因此需要计算样本量。RAAB 软件有特殊的模块来计算样本量。但是调查的协调员要做好以下五项：

（1）收集调查区域内盲和视觉损伤患病率的已有资料：通过咨询相关人员，了解盲和视觉损伤的最新患病率资料，用于计算样本量。如果没有这些资料，也可以参考社会经济发展状况相似区域的资料。

（2）确定估计患病率的精度：在计算样本量时要确定估计的精度。一般 20% 左右的误差是可以接受的。估计的精度越高，所需的样本量就越大。

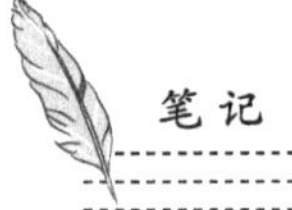
笔记

（3）确定精度的可信限：要了解所估计的患病率的精度，一般考虑可信限水平为 $(1-\alpha)=95\%$ 是恰当的。如果估计的患病率精度为 $(1-\alpha)=99\%$，则需要更大的样本量。

（4）确定抽样方法：样本量的大小和抽样方法是相互关联的。由于在RAAB中不可能采取单纯随机抽样的方法来确定调查对象，一般会采用整群随机抽样法。由于各个抽样点的情况会有相当大的差别，因此要以抽样作用系数（design effect，DEFF）来矫正样本量。DEFF只能根据实际的调查资料来计算，这在调查完成之前是不可能获得的，但是可以根据以前的经验来估计DEFF值。当抽样点的总数约为40个时，估计的DEFF为1.4，当抽样点数目分别为为50和60个时，则估计的DEFF分别为1.5和1.6。

（5）确定抽样点的大小和抽样点的数量：每个抽样点最好包含50名年龄为50岁及以上的人，这一人数正好满足一个检查队一天的工作量。在一些特殊情况下，抽样点包含的50岁及以上人数可以为40～60名。如果调查点包含的检查对象少于40名，其调查的任务少于一个检查队的一天工作量，会使工作效率降低。但如果超过60名，则是不太理想的，因为在这种情况下DEFF会急剧增加，因而需要很大的样本量。所有抽样点包含的检查对象的人数应当相同，否则统计学推论会无效。

当以上五项参数确定以后，就可以应用RAAB"样本量计算"的软件来计算样本量，并确定抽取调查点的数目。RAAB项目一般需要2500～5000名50岁及以上的人作为样本量。

5. 抽样 采取二阶段抽样法。

（1）第一阶段抽样，选择调查点：一旦确定样本量和调查点数目，就要从抽样框架中选择调查点。采用RAAB的应用软件"选择调查点"（Utilities Select clusters），就可以快速和可靠地从抽样框架中以系统抽样方法抽取所需要数目的调查点。抽取的调查点是根据人群大小确定的几率从抽样框架中抽取的。这种方法称为自加权的方法，可以确保所抽取的调查点在整个人群中是均匀地分布的。

（2）第二阶段抽样，选择合格的调查对象：在大多数情况下，抽取的调查点包含的50岁及以上人数超过50名，这样就需要在这一调查点内进一步抽样。根据调查点的人数和50岁及以上人员的比率，将调查点划分为两个或多个亚区域，从中随机抽取一个亚区域，选择50岁及以上的人作为调查对象。这种方法称为小部分抽样（compact segment sampling）。

如果抽取的调查点包含50岁及以上人数不足，就继续检查邻近的抽样点的人群，直至完成一个调查点的工作。

6. 组建调查队 理想情况下，组建3～5个调查队来完成现场工作。每组应当包括1名眼科医师进行眼部检查和视觉损伤诊断，1名眼科助手或眼科护士或视光师测量视力，1名本地的卫生工作者或社区（村）工作人员，1名司机。最好有一名调查点的人员参加工作，以便提供信息。在现场调查期间不应该停止医院的日常眼科服务。如果没有足够人员组成检查队，则应当考虑是否要在这区域开展这一调查，或需要从其他地方调配人员参与调查，当然也可以延长时间来完成现场工作。

7. 培训现场调查人员 现场调查人员必须接受全面而严格的培训，以保证调查过程中使用统一标准。培训时应给予现场调查人员有关定义、调查对象选择、眼部检查、收集和记录数据等方面的标准化培训，并对主要检查者的检查结果进行一致性检验，各队队长需确保调查队员按照标准化的操作规范执行。培训内容包括调查设计、计划、抽样、软件安装和使用、表格填写、视力和眼部检查、数据录入、报告生成和结果分析、检查者的一致性检验。

8. 将眼科检查标准化，进行检查者间一致性检验：

（1）进行检查者间一致性检验：在进行RAAB现场工作之前，重要的是要了解所有检查在视力、晶状体检查和视觉损伤原因判断是否一致。为了做到这一点，将每个检查者的结果与称为"金标准"的最有经验检查者的结果进行比较。在RAAB软件包中有计算检查者间一致性的模块。采取的步骤如下：

笔记

1）由高年资检查者选择一组40～50名年龄为50岁及以上的人。他们可以是门诊病人及其家属，或者是其他科的住院病人。在这组人中至少包括20名视觉损伤和白内障病人。对这组人中每个人给予一个编号，从01开始。编号写在一张纸上，检查时一定要让受检者把编号给所有检查者看。当一个检查队完成一个人检查后，就要在纸上写下该检查队的编号。需要检验的结果包括每只眼的视力、小孔视力、晶状体状况，以及每个人和每只眼视力小于0.5的主要原因。

2）计算检查者间一致性检验结果：表5-1为检查者一致性检验登记表。应当将检查队和受检者编号写在表的顶端。每个受检者接受每个检查者检查时都应当应用一张新表。登记表的格式与RAAB调查表的格式是一样的。

3）每个受检者要接受各个检查队的轮流检查。应当设两名监查员管理一致性检验的进程，保证各个检查队进行有序的检查，复核和保证受检者接受各个检查队的检查。检查队之间不能交流检查结果。一致性检验结束时，清点各个检查队完成的表格数，检查有无缺项。

4）由资料输入员将所有表格输入RAAB软件包。

5）清理输入的资料。第一步复核是否每个受检查接受了各个检查队的检查。第二步复核一致性检验的表格中是否有空项或填错的项目。

（2）计算检查者一致性检验结果：应用RAAB提供的软件包，会自动生成“金标准”与各个检查队之间结果的比较，提供Kappa值。

表5-1 RAAB检查者间一致性检验登记表

A. 检查者：________________　　受检者编号 □□

B. 视力

配戴远用镜：	否：○(1)	是：○(2)
配戴阅读镜：	否：○(1)	是：○(2)

日常生活视力	右眼	左眼
能看0.5	○(1)	○(1)
不能看0.5，但能看0.3	○(2)	○(2)
不能看0.3，但能看0.1	○(3)	○(3)
不能看0.1，但能看0.05	○(4)	○(4)
不能看0.05，但能看0.02	○(5)	○(5)
光感(PL+)	○(6)	○(6)
无光感(PL-)	○(7)	○(7)

小孔视力	右眼	左眼
能看0.5	○(1)	○(1)
不能看0.5，但能看0.3	○(2)	○(2)
不能看0.3，但能看0.1	○(3)	○(3)
不能看0.1，但能看0.05	○(4)	○(4)
不能看0.05，但能看0.02	○(5)	○(5)
光感(PL+)	○(6)	○(6)
无光感(PL-)	○(7)	○(7)

C. 晶状体检查	右眼	左眼
正常/轻度混浊晶状体	○(1)	○(1)
明显混浊晶状体	○(2)	○(2)
缺如(无晶状体)	○(3)	○(3)
人工晶状体，无PCO	○(4)	○(4)
人工晶状体，有PCO	○(5)	○(5)
看不清晶状体	○(6)	○(6)

D. 视力<0.5的主要原因（每只眼只选一个原因）	右眼	左眼	受检者视觉损伤主要原因
屈光不正	○(1)	○(1)	○(1)
无晶状体，未矫正	○(2)	○(2)	○(2)
白内障，未治疗	○(3)	○(3)	○(3)
手术并发症	○(4)	○(4)	○(4)
沙眼性角膜混浊	○(5)	○(5)	○(5)
其他角膜混浊	○(6)	○(6)	○(6)
眼球萎缩	○(7)	○(7)	○(7)
盘尾丝虫病	○(8)	○(8)	○(8)
青光眼	○(9)	○(9)	○(9)
DR	○(10)	○(10)	○(10)
ARMD	○(11)	○(11)	○(11)
其他眼后节病	○(12)	○(12)	○(12)
全眼球/中枢神经系统异常	○(13)	○(13)	○(13)
没有检查(能看0.5)	○(14)	○(14)	○(14)

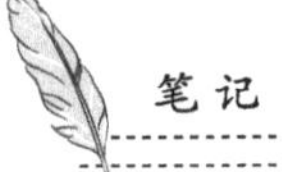

(3) 一致性检验结果的含意：Kappa 值为 0.81～1.00 时，表明检查者之间一致性非常好；Kappa 值为 0.61～0.80 时，检查者之间一致性相当好；Kappa 值为 0.41～0.60 时，检查者之间一致性为中等；Kappa 值为 0.21～0.40 时，检查者之间一致性还可以；Kappa 值为 0.20 或以下时，检查者之间一致性差。只有一致性检验的 Kappa 值达 0.60 以上的检查者，才能参与 RAAB 的检查工作。否则需要再次培训，直至 Kappa 值达 0.60 以上。

9. 检查设备　每个检查队需要直接检眼镜（含备用电池）1 个，可以测量小孔视力的多孔遮眼板 1 个，手电筒（含备用电池）1 个，可翻转的 E 视力卡 2 套，带橡皮擦的铅笔和卷笔刀（用于填写记录表）2 套，可以测量 5m 距离的绳子 1 根，夹表格用的夹板 1 块，足够的检查记录表，地图，转诊卡，散瞳药及其他简单的药物，放置上述物品用的双肩背包，车辆，有条件时可配备便携式裂隙灯 1 台。调查对象需准备身份证或户口本。

10. 常见的问题　在准备 RAAB 时，由于准备不充分，就会产生一些问题：

(1) 低估 RAAB：虽然 RAAB 是一种快速评估，但它仍然需要完成大量艰苦的工作。参加这项工作的人员应当放下其他的工作。如果没有足够的人力资源，就不应当开始 RAAB。

(2) 缺少可靠的人口资料：在开始计划 RAAB 时，应当确信已有可靠的人口资料。没有可靠的人口资料，是很难建立好的抽样框架的。没有好的抽样框架就不可能随机和以概率比例的大小来抽样。这意味着所检录的人群可能不能代表目标人群。而且，没有可靠的人口资料，也不能计算年龄和性别调整的患病率。

(3) 宣传工作差：当宣传工作做得差时，许多符合入选条件的人们就不来参加调查。这样会减少样本量，因而降低估计的准确性。另外，宣传工作做得差时，就需要再次入户检查不在家的受检者，这样会增加工作量。

(4) 没有备用的设备：当使用的设备出现问题，而且没有备用设备时，就会浪费工作时间。应当保证每个检查队都有备用的检眼镜和电池。

(5) 改变调查的步骤：在现场工作开始时，常常会按照标准的检查顺序和步骤工作。但是在后来，可能就改变了方法，例如明亮的日光下检查晶状体，而不是在半暗室中进行。当进行裂隙灯检查时，可能开头的几个调查点采用了，而到后面就不用了。应当注意，所有的检查顺序和步骤都应当按照规定进行，否则所得结果就不能进行比较。

第三节　可避免盲快速评估现场工作的实施

如果有 3～4 个检查队，一般可在 3～6 周完成 2500～5000 人的现场调查工作。

1. 检查流程　先用可翻转 Snellen E 视力卡（只标有 0.1、0.3、0.5 的视力）检查日常生活视力，如果日常生活视力小于 0.5，则需检查小孔视力。接着应用直接检眼镜（有条件时可使用便携式裂隙灯）在半暗室内检查每只眼的情况。如果视力小于 0.5 但不是由于白内障、角膜瘢痕或屈光不正引起时，需要散大瞳孔后检查眼底，以便确定每只眼和该病人视觉损伤的主要原因。如果白内障是导致视觉损伤的原因时，需要询问未手术的原因。如果已经施行白内障手术，则需询问手术情况，如手术时间、地点、费用及手术效果差的原因，以便估算出白内障手术覆盖率。

2. 动员调查对象　合格的调查对象是指在过去的一年里居住达 6 个月或以上的人员。对于暂时不在家的合格的调查对象，应当先予登记，然后再次入户检查。对于临时来访者均不能作为调查对象，但是可以作为一种礼节为他们检查眼部。如有不在家者，应预留一张调查表并在合适的时候再回来对他们进行检查。对锁门不在家的住户，需与其邻居核实该户人家是否有≥50 岁的人。对于一些拒绝检查或不能检查者（如耳聋、痴呆或精神疾病），应当寻找合格的检查对象进行补充。由于视力差的人常常会待在家里，这些人容易成为补

笔记

充的检查对象，可造成有视觉损伤的人群被“过度抽样”的问题，因而有可能高估区域内的盲和视觉损伤的患病率。为了避免这种情况况，应当将拒绝和缺席的检查对象控制在10%以内。

3. RAAB调查记录表：对于每个受检者，不管其是否进行检查或是否缺席，都要填写记录表（表5-2）。记录表包括七个方面的内容：

（1）A部分：填写一般情况：包括检查日期，调查地点，调查地的编码，检查点号码，受检者号码、姓名、性别和年龄。此外还有选择项，填写民族、职业、受教育程度、有无医疗保险等。工作人员对这些项目应当提供编码。对这两项内容，将不做自动分析。

表5-2　RAAB调查记录表

可避免盲的快速调查

A. 一般情况　　　　年 - 月：□□□□-□□

调查区域：__________ □□　　调查点：□□□　　受检者编号：□□

姓名：__________　　性别：男：○（1）　女：○（2）　　年龄：□□

选择项1：□□　　检查状态：

选择项2：□□　　已检查：○（1）（下转B部分）　拒绝：○（3）（下转E部分）

未找到：○（2）（下转E部分）　不能交流：○（4）（下转E部分）

总是要问“你的眼有什么问题吗？”　是：○（1）　否：○（2）

如果没有找到受检者—详细情况（什么时候可找到/电话号码/地址）

B. 视力

	否	是
配戴远用镜：	否：○（1）	是：○（2）
配戴阅读镜：	否：○（1）	是：○（2）

日常生活视力	右眼	左眼
能看0.5	○（1）	○（1）
不能看0.5，但能看0.3	○（2）	○（2）
不能看0.3，但能看0.1	○（3）	○（3）
不能看0.1，但能看0.05	○（4）	○（4）
不能看0.05，但能看0.02	○（5）	○（5）
光感（PL+）	○（6）	○（6）
无光感（PL-）	○（7）	○（7）

小孔视力	右眼	左眼
能看0.5	○（1）	○（1）
不能看0.5，但能看0.3	○（2）	○（2）
不能看0.3，但能看0.1	○（3）	○（3）
不能看0.1，但能看0.05	○（4）	○（4）
不能看0.05，但能看0.02	○（5）	○（5）
光感（PL+）	○（6）	○（6）
无光感（PL-）	○（7）	○（7）

C. 晶状体检查	右眼	左眼
正常晶状体/轻微混浊	○（1）	○（1）
晶状体明显混浊	○（2）	○（2）
晶状体缺如（无晶状体）	○（3）	○（3）
人工晶状体，无PCO	○（4）	○（4）
人工晶状体，有PCO	○（5）	○（5）
没有看清楚晶状体	○（6）	○（6）

D. 日常生活视力<0.5的主要原因 *（对于每只眼只选一种原因）*	右眼	左眼	受检者视觉损伤主要原因
屈光不正	○（1）	○（1）	○（1）
无晶状体，未矫正	○（2）	○（2）	○（2）
白内障，未治疗	○（3）	○（3）	○（3）（F）
白内障手术并发症	○（4）	○（4）	○（4）
沙眼性角膜混浊	○（5）	○（5）	○（5）
其他原因角膜混浊	○（6）	○（6）	○（6）
眼球萎缩	○（7）	○（7）	○（7）
盘尾丝虫病	○（8）	○（8）	○（8）
青光眼	○（9）	○（9）	○（9）
DR	○（10）	○（10）	○（10）
ARMD	○（11）	○（11）	○（11）
其他眼后节疾病	○（12）	○（12）	○（12）
全眼球/中枢神经系统异常	○（13）	○（13）	○（13）
未检查，能看0.5	○（14）	○（14）	○（14）

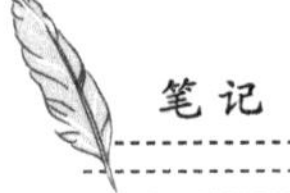

续表

E. 如果不能检查眼部，提供病史（*从亲戚或邻居获得资料*）		
认为是	右眼	左眼
没有失明	○（1）	○（1）
由于白内障失明	○（2）	○（2）
由于其他原因失明	○（3）	○（3）
已做白内障手术	○（4）	○（4）

F. 未做白内障手术的原因（如果一眼或双眼视力 <0.3，小孔镜不能提高视力，晶状体混浊导致视觉损伤，最多填写 2 项）	
感觉不需要	○（1）
担心手术或结果不好	○（2）
不能支付手术费用	○（3）
被医院拒绝治疗	○（4）
不知道可以治疗	○（5）
无法接触到治疗	○（6）
本身原因（选择性）	○（7）

G. 白内障手术的详细情况	右眼	左眼
手术时年龄（岁）	□□	□□
手术场所		
公立医院	○（1）	○（1）
慈善医院	○（2）	○（2）
私立医院	○（3）	○（3）
眼科帐篷 / 临时手术点	○（4）	○（4）
传统治疗场所	○（5）	○（5）
手术类型		
未植入 IOL	○（1）	○（1）
植入 IOL	○（2）	○（2）
针拨	○（3）	○（3）
手术费用		
全免费	○（1）	○（1）
部分免费	○（2）	○（2）
全收费	○（3）	○（3）
手术后视力 <0.5 的原因		
眼部伴发病（病例选择）	○（1）	○（1）
手术并发症（手术相关）	○（2）	○（2）
屈光不正（眼镜）	○（3）	○（3）
长期并发症（后遗症）	○（4）	○（4）
不适用 - 能看 0.5	○（5）	○（5）

（2）B 部分：填写检查日常生活视力和小孔视力的结果。

（3）C 部分：填写晶状体检查的结果。

（4）D 部分：填写受检眼或受检者日常生活视力小于 0.5 的原因。

（5）E 部分：对于没有接受检查的受检者，向其亲戚或邻居了解相关的病史。

（6）F 部分：对于一眼或双眼视力 <0.3，小孔镜不能提高视力，而且晶状体混浊导致视觉损伤眼，填写没有施行白内障手术的原因，最多填写两项。

（7）G 部分：对于已经做过白内障手术的眼，记录白内障手术的详细情况。

4. 当对受检者的检查结束后，要核对记录表的记录是否完整。然后进行下一个受检者的检查。

5. 当一个检查点结束工作时，检查队负责人必须核对所有记录表。如果发现不完整或错误之处，当天就应当纠正，保持记录表的完整性。并将一个检查点的记录表尽快送给输入员输入计算机。

第四节　可避免盲快速评估的数据分析和报告

RAAB 有专门的数据录入和自动分析软件，软件里有抽样模块，也可计算出检查者之间的一致性，还可校验数据录入的一致性，可选择语言（如英语、荷兰语、法语、西班牙语和中文）。如果数据输入时有数据缺失或不一致，输入区域变红并显示错误原因。系统要求由不同人员将所有的数据录入两次并对录入的双重数据进行比较，无差异则数据文件被认为录入准确。各调查小组从调查点回来后需立即录入当天的数据，并进行一致性检查，以便万一发现错误，现场调查人员能想起该病人的情况并进行纠正。清理数据后，可通过系统菜单生成结果报告，包括对年龄和性别矫正后的结果。

笔记

标准化的培训资料和数据录入软件可以通过International Centre for Eye Health（http://iceh.lshtm.ac.uk/rapid-assessment-of-avoidable-blindness）网站下载，最新的RAAB也包括了糖尿病视网膜病变的模块，是一种相对快速估算≥50岁人群中糖尿病和糖尿病视网膜病变患病率的方法。RAAB+糖尿病视网膜病变使用的是标准RAAB方法，只是增加了两部分：评估受检者的糖尿病情况及受检者中已知糖尿病病人中糖尿病视网膜病变的情况。除了RAAB的调查结果外，RAAB+糖尿病视网膜病变还可得出以下结果：①糖尿病的患病率。②糖尿病视网膜病变的患病率和威胁到视力的糖尿病视网膜病变的情况。③已知糖尿病病人以前接受过眼底检查的比例。④已知糖尿病病人中血糖控制情况。

为保证调查快速，RAAB+糖尿病视网膜病变使用的是可在家进行的眼科检查，其糖尿病诊断是根据糖尿病病史或随机血糖（RBG）升高，而不是空腹血糖或口服葡萄糖耐量试验，这可能会稍微低估糖尿病的患病率。糖尿病视网膜病变检查是在瞳孔散大的情况下用直接和间接检眼镜进行，并使用简化的分级系统，因此，RAAB+糖尿病视网膜病变调查不能对糖尿病视网膜病变的发病程度提供很全面的信息。在RAAB中加上糖尿病视网膜病变调查意味着需要更多时间、资源、资金，建议只在满足以下条件时做：预期的糖尿病患病率高（如≥50人群中>15%）、有足够资源和时间及糖尿病视网膜病变分级师、当地已经能提供糖尿病和糖尿病视网膜病变服务，以及调查结果会用于制订糖尿病视网膜病变的服务计划，否则应当只做单纯的RAAB。

二维码5-1 扫一扫，测一测

（官春红　赵家良）

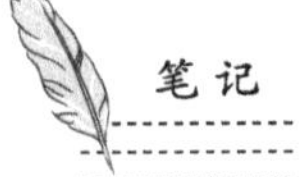

第六章

疾病的筛查

本章学习要点

- 掌握：疾病筛查的概念和应用原则。
- 熟悉：疾病筛查项目的设计；疾病筛查的优点和缺点。
- 了解：如何评估筛查试验。

关键词 疾病筛查　筛查试验　诊断试验

第一节　疾病筛查的概念

疾病筛查(screening)是指在一组人群中应用一些试验、检查或其他措施来确定一些无症状或无体征、未曾发现过的患有某种疾病的病人、可疑者或发病的高危人员的策略。在人群中有一些表面看起来健康但实际上有病的人，他们可能因为处于疾病的早期阶段而缺少明显的症状，或者这种疾病本身就没有明显的症状，因而表面上看起来与正常人一样。他们需要进行疾病筛查，才能与正常人区分开来。因此疾病筛查针对的是疾病早期阶段的无症状或仅有轻微症状，而且看起来像是正常人的病人。

流行病学研究的主要目标是控制疾病的发生和流行，减少伤残和死亡。疾病的筛查也是要达到这样的目标，因此疾病筛查是流行病学研究的重要部分，其主要目的是为了早期发现可疑病人，然后进一步进行诊断试验，从而达到早期诊断、早期治疗，减少疾病的死亡率和致残率的目的。通过发现早期病例，疾病筛查可以更加全面地确定一些疾病的发生情况或自然病程。通过疾病筛查，可以发现一些患有某种疾病的高危人员，因而提供机会，可以从病因学的角度尽早地采取措施，达到预防疾病发生的目的。通过疾病筛查早期发现病人后，可以继续进行追踪观察，了解疾病在人群中的自然病程，或进一步观察干预措施的效果。

疾病筛查已经在医学的众多领域中得到了应用，糖尿病、高血压、肺癌、乳腺癌、子宫颈癌的筛查已经取得了相当好的效果。在眼科学领域内，也开展了许多疾病的筛查。许多学校对学生定期进行视力检查，可以发现视力低下者。一些学校对学生进行视力和屈光检查，可以发现屈光不正者。经过进一步检查，使他们得以确诊，从而获得早期干预、早期治疗的机会。

第二节　疾病筛查的应用原则

虽然疾病筛查可以达到早期诊断疾病的目标，但并不是所有的筛查项目都会对筛查对象有益处。在筛查中，有可能发生过度或错误诊断；一些经过筛查认为是正常的人可能会

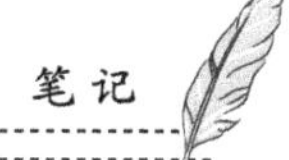

产生假性安全感，而丧失警惕，忽视预防疾病。正是由于疾病筛查所产生的这些不良作用，当考虑筛查某种疾病时，首先应当思考实施这一筛查项目是否必要。在回答这一问题时，需要考虑的因素包括：①筛查的疾病应当是无明显症状的；②这种疾病在人群中患病率比较高，是重要的卫生问题；③这种疾病是可以明确诊断和进行治疗的。

1. 筛查的疾病应当是无明显症状的 如果一种疾病具有明显的症状和体征，病人会感觉到自己患病，可能会主动地寻求医疗服务。对于那些虽然具有明显症状和体征，但是并没有寻求医疗的病人，需要开展的工作并不是疾病筛查，而是进行健康教育和普及防病知识，使他们了解诊治疾病的重要性，从而寻求医疗。在实际工作中，有时很难确定一种疾病是否具有明显的症状。例如不同年龄的近视眼病人可能会有不同的症状。轻度近视眼病人，特别是在其发病的早期常常没有明显的症状，当近视度数增加，常常会出现明显的视远模糊和视力疲劳的症状。成人近视眼病人出现的症状要比儿童近视眼病人出现的症状早。儿童可能对正常视力没有很明确的概念，因此儿童的近视眼病人就不能体会或认识到所发生的症状。对于儿童近视眼病人来说，是缺少明显症状的，应当值得进行筛查。

2. 所筛查疾病在人群中患病率比较高 所要筛查疾病的患病率应当是相对高的，也就是说，这种疾病在人群中数量相对比较多。这些资料可以从以人群为基础的横断面调查中获得。所筛查的疾病还应当是严重危害人们的身心健康的疾病，如严重影响劳动力，给家庭和社会造成严重负担的，大量消耗卫生资源等。对于一些不太严重的疾病进行筛查在经济上往往是得不偿失的。

3. 所筛查的疾病是可以明确诊断和进行治疗的 筛查疾病的目的是要对筛查出来的病人给予进一步确诊和治疗，因此如果一种疾病尚无确诊和治疗方法时，就没有理由在人群中筛查这种疾病，否则只有增加病人的精神和经济的负担。筛查试验阳性者并不一定是这种疾病的早期病人，其中可能有假阳性者，因此必须采用可靠的诊断试验，才能确定真正的病人。此外还应当考虑到疾病的确诊和治疗是否能在当地进行，病人是否有能力负担诊疗的费用等。如果这些问题没有解决，那么这种疾病也是不应当进行筛查的。

疾病的筛查必须在具备一定条件后才能进行。世界卫生组织提出过疾病筛查的原则，主要内容有：

(1) 进行筛查的疾病应当是当时当地的重大卫生问题。

(2) 被筛查的疾病应当在确诊后具有可以接受的治疗方法。

(3) 被筛查的疾病应当具有诊断和治疗疾病的设施。

(4) 疾病应当具有潜伏期。

(5) 对所筛查的疾病或情况具备适当的检验和检查方法。

(6) 所采用的试验能被人群所接受。

(7) 对疾病的自然史，包括从潜伏期到晚期的全过程有恰当的了解。

(8) 对于接受治疗的人应当有病人同意接受治疗的规定。

(9) 要考虑进行疾病诊断和治疗的费用。发现病例的总费用从总的医疗开支来说应当是合理的。

(10) 发现病例应当是一个连续的过程，而不是仅仅是“进行一次就结束”的计划。

这些原则实际上强调了疾病筛查应当有合适的疾病，合适的筛查试验，合适的筛查计划。在以上10点中，最基本的是要有适当的筛查方法、确诊方法和有效的治疗手段。不具备上述条件进行筛查，将会造成许多不良后果，例如浪费资源，给高危者或病人造成很大的精神压力，给社会增加不必要的负担和压力。

第三节　疾病筛查项目的设计和实施

理想的疾病筛查项目应当能在某一人群中确定需要进行治疗的所有病人，而让正常人得以通过。但是任何筛查项目都不能达到这一理想的要求，会不可避免地出现假阳性和假阴性的结果。如果能对筛查项目进行精心设计和实施，则有可能提高确定病人的准确性。疾病筛查的设计和实施包括了选择适当的筛查试验，选择适当的筛查地区和人群，加强筛查试验的质量控制等内容。

（一）选择筛查试验

筛查试验是疾病筛查的基本工具，是指能在疾病筛查中采用的、可以将表面上健康但实际上有病的人与那些无病者区分开来的试验。筛查试验应当是相对无害、快速、易用和价廉的试验。筛查试验常常是常规的临床检查的一部分，并根据筛查项目的具体目的进行适当的修改，这种修改有可能降低其发现病人的准确性，以便适用于筛查项目中检查大规模人群的需要。在疾病筛查项目的设计中，选择适当的筛查试验是非常重要的。

1. 筛查试验与诊断试验　两者是不同的，不能互相替代和混淆。

（1）适用的范围：筛查试验针对的是一组人群，是要从人群中筛查出有病或可能有病的人；而诊断试验针对的是个别病人，是为了证实受检者是否患有某种疾病。筛查试验的对象几乎是健康人，或者看起来像是健康的人。对于已经确诊为某种疾病的病人，就没有必要进行筛查试验；对于诊断试验来说，受检者应当是病人或可疑病人。

（2）试验的目的：筛查试验的目的是在人群中确定可能患有某种疾病的人；而诊断试验的目的是证实临床上提出的可能的诊断。

（3）应用的设备：在筛查试验中所用的医疗设备常常与诊断试验不同。在诊断试验中所用的设备常常是可以进行定量测量来证实疾病的；而筛查试验仅仅需要指出受检者是否有患病的可能性，因此设备可以相对简单一些，但是应当能够快速地检查，以便满足筛查大量人群的需要。

（4）对试验阳性者的处理：对于筛查试验阳性者，不能马上给予治疗措施，而是应当安排诊断试验，以便明确诊断。对于诊断试验阳性者，已经明确了所患的疾病，应当给予适当的治疗措施。

（5）费用：对于筛查试验来说，应当对检查者无伤害，价格便宜，能被大范围人群所接受；而对于诊断试验来说，费用可以稍高些。

（6）灵敏度和特异度：筛查试验应当具有较高的灵敏度，尽可能地发现所有的病人或可能发病的人；诊断试验应当具有较高的特异性，尽量排除所有的非病人。

（7）准确性：一般地说，筛查试验所得结果的准确性相对较差，权威性较低；而诊断试验具有较高的准确性和权威性。

2. 筛查试验的阳性标准　确定筛查试验的阳性标准是选择筛查试验的重要内容。改变筛查试验的阳性标准将会改变试验的灵敏度和特异度。例如当以测量眼压作为筛查原发性青光眼的筛查试验时，如果将阳性标准从原来设定的大于或等于 27mmHg 改变为大于或等于 21mmHg 时，试验的灵敏度将会增加，即可以发现更多的原发性开角型青光眼的可疑者，但是这样的阳性标准增加了假阳性率，降低了试验的特异度。在疾病筛查的设计时，应当选择一个恰当的阳性标准。对于病死率高、预后差、后果严重的疾病应当降低阳性判定标准，这样可以提高试验的灵敏度，发现更多的可能患病者，但是这样做会出现较多的假阳性，增加确诊病人的工作量。对于并不十分严重的疾病，假阳性的结果会给受试者造成沉重的心理负担，应当提高阳性判定标准，提高试验的特异度，以便减少试验假阳性的人数。

笔记

3. 筛查试验的数目和组合 在疾病筛查中，可以采用一个试验作为筛查试验。但有时所采用的筛查试验的灵敏度和特异度均不理想，在这种情况下，可以选择多种试验联合应用来提高试验的灵敏度和特异度。多种试验的联合应用可以有以下几种方式：

（1）并联式：也称平行试验（parallel test），是指同时应用多种试验，其中任何一项的结果为阳性，则整个结果为阳性。并联式试验可以提高试验的灵敏度，即减少漏诊率，但是也会降低特异度，使假阳性率提高。例如，可以将视力检查、遮盖试验、色觉检查和检眼镜检查以并联方式排列来筛查儿童的眼病，其中任何一项检查为阳性时都要进一步检查，以便确诊有无眼病。这种安排可以更多地发现眼病儿童。有资料表明，如果单用视力检查来筛查眼病，则可能会漏掉50%的眼病病人。

（2）串联式（serial tests）：也称系列试验，是指同时应用多项筛查试验，当每一项试验均为阳性时才认为整个试验的结果为阳性。串联试验可以提高试验的特异度，从而降低假阳性率，但这样也可能降低灵敏度，而漏掉真正的阳性者。当疾病筛查中所用的试验的特异度都不理想时，可以采用串联式的安排。例如可以采用视力检查和视网膜检影来筛查屈光不正，则可以明显提高特异度。

（3）并联式和串联式并用：根据疾病筛查项目的特点，可以将多个筛查试验以既有串联，又有并联的方式联合应用，以便兼顾试验的灵敏度和特异度两个方面，得到较好的筛查效果。例如，当一项疾病筛查项目有三种筛查试验时，可以确定三项中任何一项为阳性，以及其余两项中任何一项为阳性时，该项疾病筛查的结果才为阳性。

当联合应用两个或两个以上筛查试验时，应当选用简便易行、价廉无害的试验。

4. 单相式筛查和多相式筛查 单相式筛查是指应用一种或多种筛查试验来筛查一种疾病。多相式筛查是指应用一种或多种筛查试验来筛选多种疾病。与采用单相式筛查分别筛查疾病相比，采用多相式筛查可以提高筛查的工作效率。采用多相式筛查不但可以确定无症状的病人，也可以作为定期的健康体检。在眼科疾病的疾病筛查中，可以通过眼底照相及远程的资料传输来筛查白内障、青光眼、糖尿病视网膜病变等多种眼病。

（二）筛查者

在疾病筛查的设计中，由谁来进行筛查也是应当考虑的问题。由于人是复杂的生物体，既有疾病引起的解剖和生理的改变，也有复杂的心理改变，因此不能低估疾病筛查的复杂性，由此也增加了施行筛查试验和解释试验结果的复杂性。例如，视力检查是筛查眼病的最常用检查，也被认为是最为简单的检查，常常由没有经过充分培训的人员来施行。实际上，在一些疾病筛查中视力检查结果的一致性是相当低的，从而影响到筛查项目的质量。之所以产生这种问题是由多方面的原因造成的。检查视力时视力表的高度，照明的强度以及与视力表的距离会对结果有所影响，一些受检者眯眼、歪头或注视视力表时间过长也会影响到检查结果。如果检查者没有接受过足够的培训，对检查视力的原理和影响因素不了解，那么所得的结果就会不准确，从而影响到眼病筛查的结果。

对于在疾病筛查中是否需要专业技术人员来施行筛查试验的看法并不一致。对于一个疾病筛查项目来说，需要有资格的卫生专业人员参与，来确定所要筛查的疾病是否是具有重要意义的公共卫生问题，也需要卫生专业人员提供信息来了解疾病的特征和性质。一些人主张筛查试验也应当由专业卫生技术人员来施行，这样可以提高试验的准确性。但是另一些人并不主张一定要由专业卫生人员来施行筛查试验，特别是在学校中进行的视力检查等筛查试验，因为如果这样做的话会对公众产生一种错误的印象，专业人员一定是在进行综合的眼部检查，而不仅仅是在施行筛查试验。而且，筛查试验都由专业卫生技术人员来施行，所需的费用也会增加。实际上，可以根据筛查试验的复杂程度来确定试验者。如果一些筛查试验由非专业人员施行的话，一定要对他们进行足够的培训，使他们能真正胜任

工作。如果采用一些计算机辅助的自动装置进行疾病筛查，那么就需要专业技术人员来施行。

（三）经济方面的考虑

在疾病筛查项目的设计中，也要考虑到实施筛查项目的经济方面的代价，并与筛查所得的益处相比较，确定其是否划算。一个筛查项目的代价包括直接的和间接的代价。直接的代价包括检查者、管理者、设备仪器、耗品，以及阳性者转诊的费用。间接的代价包括耽误工作和交通等费用、阳性者确诊的费用等，还包括因为错误的转诊所引起的费用。将直接与间接的代价之和除以所筛查的人数可以得到每个接受筛查者所需的代价。对于疾病筛查来说，也可以计算每个正确地被转诊者所需的代价。对于同样一个疾病筛查项目来说，选择不同的筛查试验，这些代价就可能明显不同。在疾病筛查项目设计时，应当要考虑到每个接受筛选者的代价和每个正确地被转诊者需要的代价，来选择恰当的筛查试验。

（四）选择恰当的筛查人群和地点

在设计和实施疾病筛查项目时，要选择恰当的人群和地点。选择的原则是选择该种疾病患病率高的人群和地区，选择当地政府部门和医疗卫生机构合作和支持的地区。

之所以要选择患病率高的人群和地区进行疾病筛查是为了发现更多的可疑者或早期病人，提高疾病筛查项目的效率。一些疾病在不同年龄的人群中的患病率可能明显不同，那么就应当选择恰当的年龄段的人群进行筛查。例如，盲和中、重度视觉损伤主要发生在老年人群中，那么设计筛查盲和中、重度视觉损伤时，选择大于或等于50岁的人群作为筛查对象就比较恰当。青少年是近视眼好发的人群，又是防治的关键时期，因此筛查近视眼时常常以青少年作为筛查的重点人群。

之所以选择当地政府部门和医疗卫生机构合作和支持的地区开展疾病筛查，是因为在这些地区可以比较容易地解决动员群众参与，以及解决交通、安全和后勤保障等问题，以便顺利地开展筛查项目。

（五）提高疾病筛查项目的参与率

在设计和实施疾病筛查项目时，常常忽视的一个重要问题是在实施筛查项目之前就应当对筛查的对象进行宣传教育，提供有关的信息。实施疾病筛查项目的目标是为了早期发现疾病，促进健康，这对于疾病筛查项目的设计者和实施者是清楚的，但对于筛查对象来说未必能很好地理解。一些受试对象可能认为自己没有疾病而不愿意接受筛查；一些人害怕在疾病筛查中受到伤害而拒绝接受检查；一些人害怕知道自己患病，或者害怕进一步确诊检查需要大量经费而拒绝接受筛查；也有一些受试对象害怕自己或家庭中其他成员知道患病后会受到他人的歧视而拒绝接受筛查。如果所设定的筛查对象不能积极地参与筛查项目，那么筛查就不可能得到成功。应当在筛查项目实施之前将有关的信息直接告知预定的筛查对象，或其父母和家庭的其他成员、学校的领导和教师、医疗卫生人员以及筛查项目的资助者，有时需要告知整个社区，以便动员更多的人接受和协助筛查。

在疾病筛查项目中，对于结果阳性者的进一步诊断检查和随诊的安排也很重要，只有这样才能使更多的筛查对象看到筛查项目给他们带来的好处，从而积极地参与筛查项目。

（六）加强疾病筛查项目的质量控制

在疾病筛查项目的设计和实施过程中，应当考虑做好质量控制，否则有可能使真正有病者不能筛查出来，增加了假阴性发生率，降低了疾病筛查的意义；又可能使无病者成为阳性者，增加了假阳性发生率，增加了进一步诊断检查的费用。

在实施筛查项目之前，应当对施行筛查试验的人员进行足够的培训，对所用的仪器设备进行校正，所用的判断标准应当统一，并且在筛查过程中保持仪器设备的性能良好。

在筛查过程中，要使所有的预定筛查对象接受检查，注意不要漏查。对于漏查者要及

笔记

时补查。同时，也要避免非筛查对象的混入，以免影响疾病发病情况的估计。

要认真填写筛查记录，不能缺项漏填。每天工作结束前，要有专人仔细核查，发现问题要及时解决。

（七）资料的整理和总结

对疾病筛查项目所收集的资料要及时整理，并将资料输入计算机。在对资料进行核查后，进一步进行分析处理。应当总结出筛查的阳性率和早期病人检出率、受治率。对于受治的病人要进行随访，以便进行生存率的分析，并提出进一步工作的建议和设想。

第四节 疾病筛查试验的评估

除了对疾病筛查项目进行精心设计和实施外，还应当对疾病筛查试验进行评估，以便这些项目尽可能保持最高的准确性、有效性和尽可能高的效益。对于疾病筛查试验的评估主要有真实性、可靠性和实用性三个方面。

（一）真实性

真实性（validity）又称准确性（accuracy），是指所用的试验的测量值与实际值相符合的程度，即判断受试者有病或无病的能力。评价筛查试验真实性的两个基本指标是灵敏度（sensitivity）和特异度（specificity）。

1. 灵敏度和特异度 灵敏度是指筛查试验在实际有病的人中准确地确定病人的能力。特异度是指筛查试验在无病的人中准确地确定非病人的能力。

为了确定筛查试验的灵敏度和特异度，应当首先选择一种公认的最可靠的诊断疾病的方法作为金标准，这种方法应当能正确地区分受检者是有病者还是无病者。然后将筛查试验中得到的结果与这种金标准的结果进行比较，就可以得出在病人中筛查出病例的百分比，作为筛查试验的灵敏度；也可以得出在无病的人中筛查出非病例的百分比，作为筛查试验的特异度。根据表6-1显示出一种筛查试验的结果与真正健康状态的比较结果，可得出：

$$灵敏度=[A/(A+C)]\times100\%$$

$$特异度=[D/(B+D)]\times100\%$$

与灵敏度和特异度相互补的两个指标是假阴性率（漏诊率）和假阳性率（误诊率）：

$$假阴性率=[C/(A+C)]\times100\%$$

$$假阳性率=[B/(B+D)]\times100\%$$

表6-1 一种筛查试验的结果与真正健康状态的比较

筛查试验结果	金标准确诊		合计
	病例	非病例	
阳性	A（真阳性）	*B*（假阳性）	*A*+*B*
阴性	C（假阴性）	*D*（真阴性）	*C*+*D*
合计	*A*+*C*	*B*+*D*	*N*=*A*+*B*+*C*+*D*

一个理想的筛查试验的灵敏度和特异度最好均为100%，假阴性率和假阳性率均为0%。实际上这是不可能达到的。一些计量测量的筛查方法，病人和非病人中的测定值往往是连续的，而且有相当大的重叠范围。在确定某一数值作为筛查试验阳性的标准时，随着阈值的改变，筛查试验的灵敏度和特异度也随之改变。一般地说，如果要得到高灵敏度，特异度就会下降，反之亦然。

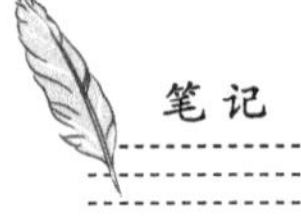

例如，原发性开角型青光眼是一种特殊的视神经损伤病变，可以导致相应的视野缺损，眼压升高是其发病和进展的危险因素。如果一个病人同时有眼压升高、视神经乳头改变和

视野缺损等特征，而且前房角是宽角时，我们可以确诊他是原发性开角型青光眼。但是眼压升高并不是确诊原发性开角型青光眼的绝对正确的指征，这是因为每个人昼夜的眼压有相当大的波动范围，青光眼病人的眼压波动范围要比正常人更大一些。另外，即使在同样的高眼压水平，有的人会发生病理性视神经改变，有的人却不会发生。因此，虽然眼压升高的人比眼压较低的人发生原发性开角型青光眼的可能性增大，但是仍然需要其他的检查来明确诊断。在实际工作中，眼压测量仍然可以作为一种筛查试验来发现原发性开角型青光眼。在这里，我们以眼压测量为例，说明选择不同的眼压值作为区分青光眼和正常人的阈值时的灵敏度和特异度的改变。在正常人和原发性开角型青光眼病人中，其眼压值的分布是重叠的。在自然人群中，正常人的人数比原发性开角型青光眼的人数多得多，正常人的眼压分布范围也比青光眼病人的眼压为低。一个资料表明，正常人的眼压分布范围为10～27mmHg，而青光眼病人的眼压分布为22～42mmHg。这也就是说，在眼压为22～27mmHg范围中，既有正常眼，也有青光眼。如果我们以27mmHg作为阈值筛选青光眼时，所有非青光眼者都会被认为是正常人，这也是说，这种筛查试验的特异度为100%。但是眼压为22～27mmHg之间的青光眼病人也会是阴性结果，这种阴性结果不是真实的，因此将其称为假阴性结果。当假阴性率增大时，筛查试验的敏感性会明显下降。如果我们以22mmHg作为阈值筛选青光眼时，所有患有青光眼的眼都会得到阳性的结果，这也就是说，这种筛查试验的灵敏度为100%。但是，由于正常眼的眼压也会分布在22～27mmHg之间，这些正常眼也会得到阳性结果，但这种结果也是不真实的，因此称为假阳性结果。当假阳性率增大时，筛查试验的特异度会明显下降。

当然，我们可以选择22～27mmHg之间的任何数值作为阈值来区分正常人和原发性开角型青光眼。在选择这一阈值进行筛查时，总有一部分病人被漏诊，也总有一部分非病人被误诊。在确定这一阈值时，是以高灵敏度为主还是以高特异度为主，应当权衡假阳性和假阴性所造成的后果而定。对于假阳性者，我们应当进一步进行诊断试验。如果这些诊断试验昂贵，这就增加了医疗费用。显然，我们应当尽可能地降低假阳性率，而选择高特异度的筛查试验。我们也应当考虑到，如果筛查的疾病非常重要，一旦漏诊就会发生严重后果时，就应当尽量降低假阴性率，而选择高灵敏度的筛查试验。

筛查试验的真实性不仅与试验本身的特征有关，而且也与受检者的一些因素有关，例如在疾病的早期容易发生假阴性的结果。

如果将灵敏度和特异度合并为一个指标来评价一项试验的真实性，可以采用以下两个指标：

(1) 约登指数(Youden index)

约登指数=(灵敏度+特异度)-1。

约登指数的值越大，诊断试验的真实性越好。

(2) 粗一致性(crude agreement)

粗一致性=$[(A+D)/(A+B+C+D)]\times 100\%$。

式中A、B、C和D的意义参见表6-1。粗一致性是筛查试验所检出的真阳性和真阴性例数之和占总受检人数的百分比。该值越大，其灵敏度和特异度之和越高，假阳性和假阴性之和越小。

2. 预测值　筛查试验的真实性也可以用预测值(predictive value)来衡量。预测值是筛查试验阳性或阴性结果正确与否的概率。预测值有阳性预测值(positive predictive value)和阴性预测值(negative predictive value)之分。前者是指真阳性人数占结果阳性人数的百分比，即表示试验结果阳性者属于真病例的概率。后者是指真阴性人数占试验结果阴性人数的百分比，即表示试验结果阴性者属于非病例的概率。根据表6-1的资料：

笔记

$$阳性预测值=[A/(A+B)]\times 100\%$$

$$阴性预测值=[D/(C+D)]\times 100\%$$

实际上，筛查试验的预测值与试验的灵敏度、特异度和受试人群中所研究的疾病的患病率有关。当灵敏度越高，阴性预测值越高。当特异度越高，阳性预测值越高。当受检人群中研究的疾病患病率越高，阳性预测值越高，阴性预测值越低。

3. 筛查试验的灵敏度、特异度和预测值的相互关系 以下举例说明如何计算筛查试验的灵敏度、特异度、预测值，以及这些名称间的相互关系。假定某种疾病在人群中的患病率为2%，所应用的筛查试验的灵敏度为90%，特异度为95%。接受筛查试验的人群共有1000人。根据以上数据可构建成一个四格表。首先我们应用患病率提供的信息将人群分为有病和无病的两组人群。由于该病的患病率为2%，因此病人数为1000人×2%=20人，无病的人数则为1000－20=980人。然后根据试验的灵敏度计算有病的人中得到阳性结果的人数为20×90%=18人，则假阴性结果的人数应为20－18=2人。接着根据试验的特异度计算正常人中得到阴性结果的人数为980×95%=931人，则假阳性结果的人数应为980－931=49人。

根据上述计算，可构建四格表（表6-2）：

表6-2 四格表（患病率为2%）（人）

筛查试验结果	疾病状态		合计
	有病	无病	
阳性	18	49	67
阴性	2	931	933
合计	20	980	1000

根据上述的数据，计算得阳性预测值：18/（18+49）=27.0%

阴性预测值：931/933=99.8%

如果筛查试验的灵敏度和特异度保持不变，但该病的患病率下降为1%。采取上述相同的计算，可构建四格表（表6-3）：

表6-3 四格表（患病率下降为1%）（人）

筛查试验结果	疾病状态		合计
	有病	无病	
阳性	9	49.5	58.5
阴性	1	949.5	941.5
合计	10	990	1000

根据上表数据，计算得阳性预测值：9/（9+49.5）=14.5%。

上述例子表明，随着疾病患病率下降，阳性预测值也下降。

（二）可靠性

可靠性（reliability）又称重复性，是指在相同条件下重复进行试验获得相同结果的稳定程度。理想的筛查试验应当具有相当高的可靠性，这样才能在相同条件下测量同一人时得到相同的结果。

许多因素会影响筛查试验的可靠性。研究者应当充分了解影响筛查试验可靠性的来源及其控制方法，以便对试验的可靠性做出客观评价。影响筛查试验的可靠性的因素有：

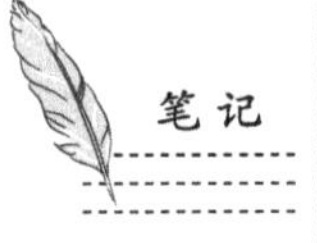
笔记

1. 试验本身或试验的条件有所变化 由于试验方法本身不稳定，或应用的仪器、设备、试剂的不同，以及外在环境的影响等可以使测量结果出误差。由测量仪器所产生的误差可能是随机性的，也可能是系统性的。随机误差是不能预测的，它通常只增加结果的标准差，而不改变结果分布的集中趋势或平均值。系统误差可以改变结果分布的集中趋势，因此它比随机误差更有可能改变筛查试验的阳性或阴性的结果。

2. 观察者的差异 这是观察者对测量结果不一致所致的差异。包括同一观察者本身的变异，又称观察者内差异(intra-observer agreement)，及不同观察者之间的变异，又称观察者间的差异(inter-observer agreement)。观察者的差异可以 Kappa 值来描述。Kappa 值表示不同观察者对某一结果判定或同一观察者在不同时间对某一结果判定的一致性强度。Kappa 值的计算公式为：

$$\text{Kappa}=(P_A-P_e)/(1-P_e)$$

式中 P_A 为观察的实际一致率，$P_A=\sum A/N$，式中$\sum A$为两次观察结果一致的观察数，N 为总检查人数。

P_e 为期望一致率，也称期望值，即两次检查结果由于偶然机会所造成的一致率，$P_e=\sum E/N$，式中$\sum E$期望两次检查结果一致的观察数，N 为总检查人数。

由计算 Kappa 值的公式可见，Kappa 值实际上为两个差值之比，分子为实际观察到的一致率和可能由于偶然机会造成的期望率之差值，分母为(1－期望率)。Kappa 值较大说明两次检查的一致性较好。实际上 Kappa 值应在 0 与 1 之间。如果 Kappa 值为 1，表明两次判断结果完全一致。如果 *Kappa* 值为 0，表明两次判断结果完全是由于机遇造成的。一般认为 Kappa 值为 0.4～0.6 为中度一致，0.6～0.8 为高度一致，≥0.8 为有极好的一致性。

现举例说明 *Kappa* 值的计算方法：假定两名眼科医师对 200 名糖尿病病人的荧光素眼底血管造影片进行独立的读片。将结果分为三类：无视网膜病变、非增生性糖尿病视网膜病变(NDR)和增生性糖尿病视网膜病变(PDR)。两名眼科医师的读片结果见表 6-4：

表 6-4 两名眼科医师对 200 例糖尿病病人荧光素眼底血管造影片读片结果(人)

眼科医师 A	眼科医师 B			合计
	正常	NDR	PDR	
正常	**78**	5	0	83
NDR	6	**56**	13	75
PDR	0	10	**32**	42
合计	84	71	45	200

计算实际一致率：在这 200 名病人的荧光素眼底血管造影片，两位眼科医师读片结果完全一致的有：正常 78 人，NDR 56 人，PDR 32 人，总计 166 人，即表 6-4 中黑体数字之和。一致率 $P_A=\sum A/N=166/200=0.83$。

计算期望率：假设两次检查结果一致的病人数是由于偶然机会造成的，其第二次检查结果正常、NDR 及 PDR 病人数占总数的比例，应与第一次检查的正常、NDR 及 PDR 病人数的比例相同，即结果正常为：84/200×83＝34.86，NDR 为：71/200×75＝26.63，PDR 为：45/200×42＝9.45。$P_e=\sum E/N=(34.86+26.63+9.45)/200=70.94/200=0.355$。

计算 Kappa 值：Kappa＝(0.83－0.355)/(1－0.355)＝0.74。

由于 Kappa 值大于 0.6，两位眼科医师的检查结果已达到高度一致的水平。

3. 受检者自身生物学差异 筛查试验的可靠性还受到受检者自身生物学差异的影响。相当多的生物学指标会随着测量时间、受检者的情绪而波动。例如由于眼压会有昼夜波动，青光眼病人波动范围比正常人还要大。即使所用的眼压计很精确，测量的方法也很准确，但在不同时间测出的眼压会仍会有相当大的差别。当受检者情绪波动，甚至抽烟、喝酒都

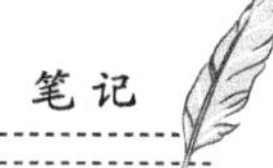

有可能影响到眼压的测量结果。应用眼压测量来筛查青光眼时应当要注意到这种情况。

在眼科学中常用的筛查试验视力测量的可靠性就受到上述三种因素的影响。测量视力时，其结果会受到不适当的照明，视力表的视标与背景的不合要求的对比度，周围环境控制不好，以及检查距离改变等影响。例如，如果测量视力时，受检者距视力表的距离比通常规定的5m近一些，就会产生系统误差。在这种情况下，所有受检者检测视力的结果就会好一些，这样就会改变这些受检者视力结果的分布，最终会影响到以视力检查为筛查试验的结果。虽然视力检查相对简单，但它却是一个复杂的心理物理测量，牵涉到受检者对信号的接受、判断、回答的过程，同时还会受到视细胞和神经系统生理作用的影响。对视力检查者培训程度的不同，也会使结果有相当大的差别。对检查者加强培训，使他们采用标准的方法检查视力，可以明显提高视力检查的可靠性。受检者的状况也明显地影响视力检查的可靠性。有些屈光不正者在检查时快速地眯眼，常常会明显改善视力检查的结果。

（三）实用性

筛查项目的实用性是指通过筛查使得以前未被确定的病人得到诊断和治疗。下列一些因素影响到筛查的实用性：

1. 筛查试验的灵敏度 筛查试验必须能发现足够比例的病例才是有用的。如果筛查试验的灵敏度很低，不管这种试验的真实性和可靠性有多高，也只能发现少量的病例，其实用性是很差的。

2. 筛查疾病的患病率 在叙述筛查试验的预测值时，已经说明了筛查疾病的患病率对于阳性预测值的重要性。患病率受到疾病的发病率和疾病存在时间长短的影响。如果疾病的发病率高，存在的时间长，患病率也会升高。患病率也受到当地当时的医疗条件的影响，如果医疗条件好，对所筛查的疾病可以有效地治疗，这种疾病的患病率就会降低。此时进行疾病筛查的实用性就会很低。如果在疾病筛查之前，没有什么医疗条件治疗这种疾病，在人群中就会有较多的没有诊治的病例。在这种情况下进行首次疾病的筛查，就会得到较高的实用性。

根据流行病学知识，一些疾病在不同性别、年龄、种族、职业的人中，患病率会有相当大的差别。选择患病率高的人群进行疾病筛查，就会得到较高的实用性。例如，在年龄40岁以上、肥胖、有糖尿病家族史的人中筛查糖尿病就会得到相对高的实用性。

3. 多相筛查 进行多相筛查常会得到相对高的成本 - 效益比。在眼病筛查中，我们常常应用多种筛查试验来发现多种眼病，使阳性发现率明显提高。当然，由于每种筛查试验都有一些假阳性的结果，因此对这些假阳性病例随诊的费用将会比单相筛查时增加。

4. 筛查的频率 为了提高筛查的实用性，应当考虑到筛查的频率。如果筛查的频率过高，筛查的实用性将会降低。但一般很难确定一种疾病理想的筛查频率，其原因包括：①每种疾病都有其自然病史；②不同人群中疾病的发病率是不同的；③每个人发生疾病的危险性是不同的。随着对疾病的自然病史、发病危险因素和治疗作用有更多了解，就能对筛查的频率提出更合理的建议。

5. 参与筛查和随诊的积极性 筛查疾病本身并不能增进健康，除非人们能参与筛查项目和发现健康问题。一些心理和社会因素影响人们参与预防疾病和积极性。这些因素包括人们对疾病严重程度、疾病对健康的严重后果、人们对疾病易感性以及采取治疗措施的好处等的了解程度。如果所筛查的疾病被认为是严重的、可能会威胁到每个人的健康、如果采取防治措施可以消除疾病的威胁时，人们参与筛查的积极性会大幅度提高。

公众对疾病筛查项目的参与包括能接受和参加筛查试验，能配合提供必要的疾病家族史和个人史，能服从随后采取的诊断试验和治疗措施，能改变生活方式以便降低发病的危险性（如放弃吸烟）等。

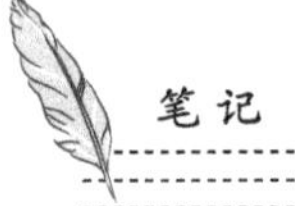

对于筛查项目的实用性应当定期评估，以便对筛查项目进行必要的修改。如果发现随着多次的疾病筛查，以及医疗条件的改善，疾病的患病率明显下降时，就可以减少疾病筛查的周期，甚至停止进行该病的筛查。

第五节 疾病筛查的优缺点

相当多的人认为疾病筛查总是值得进行的，因为早些发现疾病总是一件好事。事实上，疾病筛查既有优点，也有缺点。在做出筛查某种疾病的决定之前应综合考虑各种因素。

（一）疾病筛查的优缺点

疾病筛查的优点在于可以在某种疾病的症状和体征明显出现之前的早期阶段发现这种疾病，并且在这一阶段开始治疗要比晚期发现时开始治疗更为有效，从而降低病死率和致残率。与任何医学试验一样，用于疾病筛查的试验也不是完美的，它会使那些没有患病的人错误地显示出阳性（假阳性）的结果，或者在患病者中显示出阴性（假阴性）的结果。特别是当筛查发病可能性很低的疾病时，虽然假阳性的百分率很低，但是假阳性的绝对数量还是相当高的。例如，如果一种疾病的发病率为 0.01%，假阳性率为 0.1%。根据该病的发病率，那么在 10 000 个人中实际上只有 1 个人患病。而根据筛查试验的假阳性率，那么在 10 000 人的试验可有 10 个为假阳性。表明在 10 个人获得的阳性结果中就有 9 个是错误的。

此外，疾病的筛查还存在着一些问题：

1. 疾病的筛查项目会涉及大量的人，但其中需要治疗的人只占一小部分，因此筛查项目消耗了大多数人并不需要治疗的医疗资源和费用。

2. 筛查试验可能产生不良的作用，例如引起受检者的紧张、焦虑和不适，有可能使受检者暴露于放射线和化学物质。

3. 筛查试验的假阳性结果可导致受检者的紧张和焦虑，也使受检者接受不必要的诊断试验和治疗。

4. 当早期发现疾病以后，如果治疗又不能显示出效果时，可使病人感到紧张和焦虑。

5. 如果在筛查中获得阴性结果，可使受检者产生错误的安全感，可能会导致延迟诊断和治疗。

（二）筛查试验的偏倚

评价筛查试验是否能增强人群健康的最好方法是施行随机对照试验。当应用病例对照研究或队列试验来进行研究时，一些因素可以使筛查试验显得比实际上更为成功，一些与研究方法相关联的偏倚会扭曲结果。由于在实际施行筛查项目时，常常不能进行随机对照的筛查试验，而是通过非随机的研究进行的，这样必然会产生一些偏倚而影响到结果。筛查试验的偏倚有：

1. 领先时间的偏倚（lead time bias） 所谓领先时间是指通过筛查早期发现某人患病的时间与因出现该病症状或体征而去就诊才被确诊的时间之差。一般地说，人们期望这一时间差越长越好，即发现疾病越早越好。某种疾病的领先时间可以受到两种因素的影响：①该病的病程长短；②筛查试验发现疾病的能力。如果领先时间很短，尽管通过筛查可以早期发现病人并立即进行治疗，但其治疗的效果和预后也可能不比未经筛查的病人进行治疗的效果更好。在实际工作中，虽然疾病筛查可以早期发现病人或可疑者，并随之及时地给予正确的诊断和治疗，但并不能推迟该病病人的死亡时间，只是增加了从诊断到死亡的时间间隔。而没有经过筛查的病人，可能会到出现明显的症状和体征时才能诊断，但死亡的时间可能没有改变，只是看起来从诊断到死亡的时间较短。在比较非随机分配的人群组存活率时，可以看出从确诊患病那一刻算起，经筛查而发现的病例组的存活时间要比未经

笔记

筛查的病人为长，这种情况可能是由于领先时间的偏倚所造成的假象。领先时间偏倚会影响肿瘤病人5年生存率的判断。

2. 病人自我选择偏倚（selection bias） 并不是每个人都会参加疾病筛查项目。病人自我选择偏倚是由于参加与不参加筛查试验的人群在某些方面的特征不同而造成的。例如文化水平高、卫生保健知识多的人更愿意参加疾病筛查项目，这些人因为文化水平高和卫生保健知识多，更注意日常保健，不良生活习惯相对较少，对身体异常表现的警觉性高，能经常去医院检查身体，这些对他们的存活率都会有影响，因而引起偏倚。有乳腺癌家族史的妇女更愿意参加乳腺癌的筛查项目，这样就使得在参加筛查的人中发现更多的乳腺癌病人，也会引起偏倚。在进行研究时应当注意这种选择性偏倚对结果所造成的影响。

3. 时间长度偏倚（length time bias） 时间长度偏倚是选择性偏倚的一种形式，是由于对资料的统计学处理扭曲了结果，而导致不正确的结论。当选择随机的时间间隔进行分析时，就可以发生时间长度偏倚，一般有利于长的时间间隔，而扭曲了资料。例如，时间长度偏倚可以影响筛查肿瘤病人的资料。一般认为，与生长较慢的肿瘤相比，生长较快的肿瘤具有较短的无症状期，不太容易发现。生长较快的肿瘤的预后常常比较差。在筛查中发现的肿瘤病人中，大多数很可能是生长较慢的肿瘤病人。这就意味着在筛查中发现的肿瘤病人可被误认为提高了存活率，即使实际上它们对预后没有作用。

4. 过度诊断偏倚（overdiagnosis bias） 过度诊断是指一些发现的"疾病"在病人的终生都不出现症状，或导致死亡。它不必要地将一个人转变为病人，使他们接受可能有害的治疗。当疾病的诊断是正确的，但却与病人的健康无关联时，就发生了过度诊断偏倚。发生这种情况可能是对这种疾病的治疗是不需要的，或者根本没有治疗方法，或者病人不想进行治疗。由于大多数诊断为疾病的人也接受了治疗，因此很难判断一个人是否发生了过度诊断。只有当诊断为疾病的人不进行治疗，他又不出现疾病的症状，而且死于其他疾病时，才能确定原来疾病的诊断是过度的。因此，大多数关于过度诊断的推论来自于人群的研究。如果在一个人群中，疾病的严重后果（例如死亡）的发生率稳定，而出现快速增加的接受试验率和疾病诊断率，就高度提示出现疾病的过度诊断偏倚。虽然过度诊断偏倚可以发生于任何疾病的筛查和诊断中，但它主要从肿瘤的筛查中发现的。对一些无症状的病人进行系统的筛查可以发现早期的肿瘤，但一些病人终生没有出现肿瘤的症状和导致死亡。尸体解剖的研究已经表明，死于其他原因的老年男性中有相当高比例的人患有前列腺癌。

过度诊断偏倚可以造成一些伤害，包括：①接受的治疗是不需要的，而且对病人也没有帮助。而治疗可能会产生不良反应，甚至导致死亡。②诊断为疾病后可对病人产生心理的负担，增加脆弱的感觉。③治疗所需的费用增加了经济的负担。

二维码6-1 扫一扫，测一测

要完全避免以上偏倚的唯一方法是施行随机对照试验，并且对研究的各个步骤进行精心的设计和严格地施行。如果采用这样的方法，研究就需要相当长的时间和较多的费用。

（赵家良）

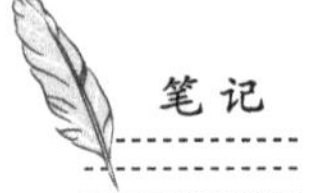

笔记

第七章

多中心临床试验的组织与设计

本章学习要点

- 掌握：实施多中心临床试验的主要理由；设计多中心临床试验的原则。
- 熟悉：多中心临床试验的组织和准备。
- 了解：确定多中心临床试验观察指标的注意事项。

关键词　多中心　临床试验　随机对照　盲法

第一节　概　　述

在第二章中已经介绍了临床试验。在本章中将对多中心临床试验的组织与设计做进一步介绍。

当一些新的药物或新的治疗方法需要在较大范围内实施临床试验来验证其安全性和有效性时，单个医疗中心往往难以实施，而需要进行多中心临床试验。

多中心临床试验与多个单位协作完成一项研究任务不同，前者是由多个独立的医疗中心按照同一试验方案在不同地点和单位进行临床试验，包括征集受试者和实施试验；参加试验的各个医疗中心同期开始试验和结束试验。后者是由多个单位承担研究工作中不同部分的工作，通过协作来共同完成试验。

实施多中心临床试验的理由主要有：

1. 可以在一定时期内征集到足够数量的受试者　如果在临床试验中选择的效应指标是相对少发的事件，试验组和对照组的差别较小时，就需要较大量的样本。由单个医疗中心完成大量的样本征集常常是不可能的，或者需要很多年才能完成。如果一个临床试验需要很多年才能完成的话，则会产生一系列问题，例如在这段时间内所发现的新疗法可能使原来正在实施的临床试验变得没有必要进行，或者由于其他因素的影响冲淡了试验效应，或者因时间拖得太长使研究者和受试者对试验不再有兴趣，或者所进行的临床试验的干预措施对病人是有好处的，但由于试验长时间没有完成，就不能在临床上应用。因此多数研究者均愿意在相对短的时间内完成临床试验，这就显示了实施多中心临床试验的必要性。

2. 可以选择更具代表性的样本　受试者对临床试验的反应可能因种族、地区、社会经济状况和生活方式的不同，而产生一定程度的差异。采用多中心临床试验可以在更大范围内征集受试者，减少选择偏倚，使样本更加具有代表性。

3. 可以更加真实地反映干预措施的效果和少见的不良反应　单个医疗中心实施的临床试验可能由于观察范围局限，往往难以全面地观察干预措施的效果和各种不良反应。采用多中心临床试验可以在较大范围内由较多研究者观察受试者，因而可以更加全面地评估

笔记
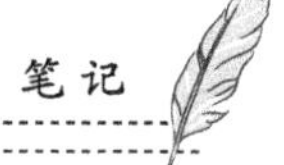

干预措施的效果，发现一些少见的不良反应，便于对干预措施的有效性和安全性做出准确的评价，所得的结果更具说服力，可以适用于更大范围内的人群。

4. 可以为更多的临床医生提供参加医学研究的机会 多中心临床试验可以使具有相同兴趣和技术的研究者一起工作，共同解决重大的临床难题。医学和其他行业一样，也会使同行进行竞争，但进行多中心临床试验是提供合作和共同工作的机会。多中心临床试验也可以为很少参加研究工作的医生提供参加科学研究的机会。

与单个医疗中心进行的临床试验相比，多中心临床试验具有一些特点，包括：①涉及面更广、困难更多、花费更多，耗时更长，是一项相当复杂的系统工程。②多中心临床试验所取得的成果往往被多个研究单位和许多研究者所分享。对于组织和实施多中心临床试验的研究者来说，要充分认识到试验的复杂性。③为了保证这种复杂的研究课题顺利完成，需要有严密的组织系统，需要参与试验的医疗单位的密切协作，需要制订科学、可行和周密的研究方案，也需要具有充足的实施试验的经费。

第二节 多中心临床试验的组织和准备工作

近些年来，由于越来越多的多中心临床试验已在医学的各个领域得到开展，在如何组织、计划和实施多中心临床试验方面积累了越来越多的经验。根据所实施的临床试验的规模、样本量大小、干预方法、测量措施、参加试验的医疗中心的数量等因素的不同，多中心临床试验的组织也不尽相同。随着多中心临床试验的不断开展，组织、计划和实施多中心临床试验的方法也在不断发展和完善中，因此不可能有完全统一、固定不变的多中心临床试验的方法。本节所叙述的多中心临床试验的组织和准备步骤是根据一些多中心临床试验的实践经验而得出的，是有可能成功地实施多中心临床试验的较好方法。

（一）多中心临床试验的组织

多中心临床试验应当根据试验的要求和参加试验的医疗中心数目，以及对试验所用的干预措施（例如试验用的药品）的了解程度建立管理系统，协调全体研究者的工作，负责整个试验的实施。

1. 多中心临床试验的发起和领导组的建立 多中心临床试验是由试验申办者（sponsor）发起的。试验申办者可以是一个机构、组织或公司，负责对多中心临床试验的启动、管理、财务和监查。多中心试验由一位主要研究者（principal investigator）总负责，并作为参与临床试验的各医疗中心间的协调研究者（coordinating investigator）。为了便于开展工作，试验的申办者可以组织一个多中心临床试验的领导组，主要由试验的申办者和主要研究者组成。对于一些涉及范围广的多中心临床试验，可以由政府机构、研究机构、教育机构或私人公司的人员参加领导组。最好由一些专家，如流行病家、统计学家、管理专家作为顾问参加领导组。领导组的任务包括：①组织多中心临床试验的执行机构——执行委员会；②遴选和确定参与多中心临床试验的医疗中心；③对试验的各个阶段，如试验方案的制订、受试者的征集、随诊观察、终止试验、资料分析、论文的撰写进行组织和监督；④对参加临床试验的医疗中心进行组织和管理；⑤组织多中心临床研究的启动会、中期评估和试验的最后验收。

2. 组建多中心临床试验的执行机构 执行委员会是多中心临床试验的具体领导和执行机构，它应当由多中心临床试验的主要研究者和参加临床试验的各医疗中心的主要研究者组成，负责人由多中心临床试验的主要研究者担任。这些人应当是学术上有威望、有能力的专家，熟悉临床试验的设计和实施方法，并有足够的时间参加多中心临床试验的工作。执行委员会的任务包括：①与申办者共同讨论制订多中心临床试验的方案，并向医疗中心

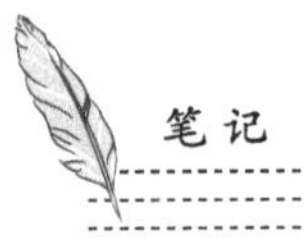

的伦理委员会申报，得到批准后执行；②制定临床试验的标准操作规程（standard operating procedure，SOP），进行临床试验的质量监督；③向参加试验的医疗中心和相关人员布置试验的任务；④指导和定期检查各医疗中心的工作，组织各医疗中心交流经验；⑤及时发现和妥善解决临床试验中出现的各种日常问题；⑥收集、核查和分析各医疗中心的临床试验资料；⑦组织撰写临床试验总结报告和学术论文，评价研究成果；⑧上报领导组审核和组织学术鉴定等。

合同研究组织（Contract Research Organization，CRO）是一种学术性或商业性的科学机构。临床试验的申办者可以委托其执行临床试验中的某些工作和任务，此种委托必须作出书面规定。为了更好地协调工作，参加临床试验的 CRO 负责人最好也参与执行委员会的工作。

3. 组建多中心临床试验所需要的专门机构 多中心临床试验不仅需要能征集和随诊复查受试者的医疗中心，有时还需要一些执行特殊任务的中心和临床试验的协调中心（coordinating center）来进行工作。

（1）执行特殊任务的中心：根据临床试验的方案来确定是否设立执行特殊任务的中心。如果在临床试验中涉及阅读病理片、进行关键的实验室检查或阅读影像学检查结果，以及分发试验药品时，可以建立执行这些特殊任务的中心，如读片中心、药品分发中心等，为参加临床试验的各个医疗中心服务，以便保持完成这些特殊任务的质量。这些执行特殊任务的中心最好不要设立在进行临床试验的医疗中心内，以免互相干扰。如果这些执行特殊任务的中心要与进行临床试验的单位设在同一个医疗中心中，那么两者应当具有相互独立的工作人员，否则有可能破坏临床试验中“设盲”的安排，或者即使在实际工作中保持了“设盲”的安排，避免了偏差，但仍会在这方面遭到批评，可能会对整个临床试验的质量产生不必要的怀疑。在设立执行特殊任务的中心时，应当选择一些专家参与其中，这是很重要的。同等重要的是要考虑到组建的中心具有为各医疗中心服务和完成大量工作任务的能力，否则将会拖累整个临床试验的进度。

（2）协调中心：建立多中心临床试验的协调中心是很重要的。一个工作得很好的协调中心对保证多中心临床试验的成功起到重要作用。协调中心的任务是协助临床试验方案的设计，管理临床试验，包括执行随机分配受检者的计划，每日实施临床试验进度，收集、审核、编辑和分析从各医疗中心得到的资料等。如果进行药品的多中心临床试验，应当保证不同的医疗中心以相同程序管理试验用药品，包括药品的分发和储藏。协调中心需要与各医疗中心保持持续不断的联系。协调中心的工作人员应当具有流行病学、统计学、计算机技术、医学和管理方面的知识，并且有能力、有经验、具有快速反应能力和奉献精神，以便对临床试验中提出的日常问题进行快速有效地处理。试验中提出的各种问题可能是简单的、容易处理的问题，例如如何填写问题表的某个项目，或者会涉及一些重大问题，如一些特殊资料如何进行处理，这些问题可能会导致修改已经确定的统计学处理方法。

4. 参加多中心临床试验的各医疗中心的确定和人员组成 参加多中心临床试验的医疗中心的数量应当根据临床试验的需要来确定。一般的临床试验以 5～10 个医疗中心为宜。参与的中心越多，组织工作也越困难，需要的经费也就越多。为了保证研究结果的有效真实性和可靠性，参加临床试验的人员应当具有一定的专业知识和临床试验的经验，并且选定有资质、有组织能力和有临床试验经验的人担任医疗中心的主要研究者，他同时也是执行委员会的成员，以便于沟通协调。各医疗中心应当具有临床试验所需要的设备和技术条件，保证能让临床试验使用；保证符合要求的技术力量参加临床试验工作；保证提供临床试验所需要的足够样本；保证各试验中心的研究者遵从试验方案，包括在违背方案时终止其参加试验。

笔记

（二）多中心临床试验前的准备

在实施多中心临床试验前，应当着手研究和准备以下工作：

1. 确定多中心临床试验的科学依据 在进行临床试验前，必须全面检索文献，复习相关资料，周密考虑试验的目的及要解决的问题，确定所进行的试验是否是具有广泛意义的重要问题或基本问题，是否值得施行；应当权衡试验对受试者和公众健康预期的受益及风险，预期的受益应当超过可能出现的损害；应当确定选择的临床试验方法是否符合科学和伦理要求。

2. 确定多中心临床试验的可行性 临床试验的目的是否简单而又明确；样本量为多大，受检对象是否容易征集；需要多少医疗中心参加试验，遴选的医疗中心是否符合临床试验的要求；是否有足够的合格的研究者参加临床试验；干预和对照会对受试者产生什么样的作用；受检对象对于干预措施或对照措施的依从性是否好；确定的临床试验的时间表是否合适。根据对这些问题的考虑，确定多中心临床试验是否可行。

3. 筹集和合理分配多中心临床试验的经费 多中心临床试验所需要的经费是较多的，在临床试验计划阶段就应当加以解决，以便使临床试验能够顺利地施行。一般地说，多中心临床试验的经费可以通过向政府有关部门提出申请来解决。国际性多中心临床试验多由世界卫生组织、世界银行或国际大财团提供经费。一般由药物公司作为申办者来施行的多中心临床试验应当由公司筹措经费。

多中心临床试验经费的分配问题是一项很重要而又实际的问题。经费的分配应当考虑临床试验各步骤的经费开支，包括各医疗中心的经费，执行委员会的各种活动，如经验交流、中期检查评估、终期评估和撰写总结报告和学术论文等所需的经费。

4. 制订多中心临床试验的方案 多中心临床试验的申办者和主要研究者应当在临床试验开始前制订周密合理的试验方案（protocol）。其内容包括试验背景和目的、试验设计、方法和组织、样本量大小、受试者选择标准和步骤、分配受试者的方法、干预和对照措施、疗效和安全性评价标准和方法、统计学考虑、数据管理和数据可溯源性的规定、质量控制、相关的伦理学、试验结束后随访和医疗措施、各方承担的职责及其他有关规定，以及参考文献等。应当向参加多中心临床试验的各医疗中心的研究者尽早提供详细的试验方案，并征求他们的意见，以便制订详细的能为各医疗中心接受的试验方案。在临床试验开始前，研究者和申办者应就试验方案、试验的监查、稽查和标准操作规程以及试验中的职责分工等达成书面协议。

5. 临床试验方案呈交伦理委员会审批 在多中心临床试验实施之前，应当将试验方案呈交医疗中心的伦理委员会审批。伦理委员会由从事非医药相关专业的工作者、法律专家和其他单位的人员组成，并有不同性别的委员。多中心临床试验的主要研究者应当向伦理委员会报告试验方案，经伦理委员会审议、同意，并书面批准后方能实施。

6. 遴选参加多中心临床试验的医疗中心和研究者 遴选合格的医疗中心参加多中心临床试验，将对临床试验的成功与否产生巨大影响。可以通过查阅资料、问卷调查、实地考察等具体方法来了解拟选择的医疗中心的情况，而不能以主观臆想来判断和做出决定。参加多中心临床试验的医疗中心的设施与条件应能满足安全有效地进行临床试验的需要。参加临床试验的所有研究者都应当具备承担该项临床试验的专业特长、资格和能力。

7. 培训参加多中心临床试验的研究者 为了保证参加多中心临床试验的研究者和工作人员高质量完成各项工作，应当在临床试验实施之前根据同一试验方案和行动计划培训参加该试验的研究者，使他们了解临床试验的背景和目的、设计方法、受试者的选择标准、观察的指标和测量方法、数据的收集方法，以及病例报告表（case report form，CRF）的填写方法。每个研究者和工作人员都要清楚地了解自己所承担的任务，并能够熟练地完成。

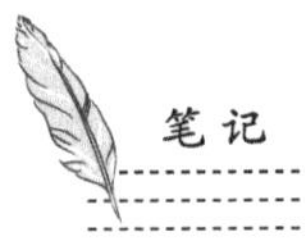

8. 准备临床试验必要的设备和药物　进行临床试验前，申办者应当准备和提供临床试验的必要的设备和试验用的药品。对于试验药物，申办者必须提供其临床前研究资料，包括处方组成、制造工艺和质量检验结果。所提供的临床前资料必须符合进行相应各期临床试验的要求，同时还应当提供已经完成和其他地区正在进行的与试验药物有效性和安全性相关的资料。

第三节　多中心临床试验的设计原则和方法

虽然多中心临床试验设计的基本原则和方法与单中心临床试验是相同的，但由于参加临床试验的医疗中心和研究人员多，设计起来更为复杂。

（一）多中心临床试验的设计原则

1. 随机对照试验　多中心临床试验的设计必须采用严格的随机对照试验（randomized controlled trial，RCT），只有这样，临床试验才有意义和价值。所谓随机，是指受检者进入试验组或对照组的机会均等。这样可以避免人的主观性对试验结果所产生的影响，保证试验结果的真实性和可靠性。所谓对照，是指试验中将受检者分成试验组和对照组，分别接受干预措施和对照措施，通过比较试验组和对照组的结果来了解干预措施的作用。可以选用组间平行对照，或分层配对对照，或交叉对照等，其中组间平行对照是常用的对照方法。

在临床试验中还会采用盲法，使一方或多方不知道受试者治疗分配的程序，来避免研究者和试验对象的人为心理因素和精神状态的影响，有利于克服干扰等偏倚，提高依从性，更能真实地反映干预的效应。一般采用双盲，指受试者、研究者（包括监查员或数据分析者）均不知治疗分配的情况。单盲是指受试者不知治疗分配的情况。

参加临床试验的各医疗中心必须采用统一的随机、对照和盲法。

2. 确定试验的对象　试验对象是根据临床试验的目的和采取的干预措施来确定的。由于临床试验中采用的干预措施常有特定的限制条件，不能用于某些病人，因此在设计时应当规定试验对象适宜进入的标准。这一标准又分为试验对象的纳入标准和排除标准，前者为允许病人参加临床试验的标准，后者为不允许病人参加试验的标准。这些标准应当以书面的形式明确规定，让参加多中心试验的研究者均能清楚地知道，并严格地执行。通常试验对象的适宜进入标准与试验对象的安全性和试验设计有关。在确定试验对象适宜进入标准时应当注意以下几点：①在临床试验开始前就确定试验对象适宜进入标准，而且在试验过程中不再变动；②根据临床试验前获得的资料，从干预措施中可能受益的病人应当是最适宜的试验对象的候选人；③病人对同一干预措施的反应并不一致，应当选择对干预措施反应较为灵敏者作为试验对象；④根据已有的资料，如果临床试验的干预措施对某些病人有不良反应或作用有限时，就不应当将这些病人纳入试验；⑤临床试验的干预措施可能对某些特殊人群，如儿童、老人、妊娠或哺乳期妇女等可能会产生不良作用，这些人群应当被排除在试验之外；⑥确定试验对象的适宜纳入标准应当恰当，过于严格的标准可能难以征集到足够的对象进行试验。

参加多中心临床试验的各医疗中心的样本量及中心间的样本量分配应当符合统计分析的要求。

3. 干预措施　确定干预措施是临床试验设计的要素之一。研究者应当根据临床试验的目的来确定干预措施。在确定干预措施时的注意事项包括：①所采用的干预措施可能具有良好的作用，而其毒副作用可能很小。在以药物作为干预措施时，应当明确药物的剂型、剂量、给药途径，以便使其发挥最好的作用。②对所采用的干预措施，如药品，应当是能够获得批准，或者已被批准使用的。③明确干预措施开始使用和持续的时间。④干预措施应

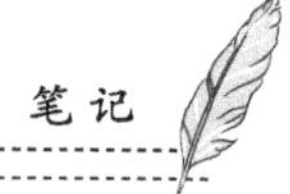

当标准化，在试验过程中不能改变。

4. 观察指标 确定观察指标也是临床试验的要素之一。观察指标是指观察受试者对干预措施或对照措施反应的指标。所选的观察指标应当是能够测量和显示的指标。在确定观察指标时的注意事项包括：①尽量选用较为客观的指标，最好选择易于量化且能以仪器测量而获得的指标；②尽量选择对干预措施或对照措施反应较为灵敏的指标；③尽量选择精确性较高的指标；④如有可能，对主要研究问题只选择一个测量指标来回答，便于进行统计学分析和对结果的解释；⑤观察指标的测量方法应当明确和标准化。在试验中所采用的实验室和临床评价方法均应当有统一的质量控制措施。实验室检查也可以由中心实验室统一进行。测量方法能用于所有的试验对象，在整个试验过程中不能改变。

（二）多中心临床试验质量保证的管理措施

1. 多中心临床试验中的监查和稽查 为了保证多中心临床试验的质量和进度，可以由临床试验执行委员会任命监查员（monitor）和稽查员（audit）到参加试验的各医疗中心检查临床试验的开展情况。监查员应当对执行委员会负责，具备临床试验的相关知识，其任务是监查和报告临床试验的进行情况和核实数据。稽查员是指由不直接涉及试验的人员所进行的一种系统性检查，以评价临床试验的实施、数据的记录和分析是否与试验方案、标准操作规程以及药物临床试验相关法规的要求相符合。

当施行药品的多中心临床试验时，参加试验的各医疗中心要接受药品监督管理部门的视察（inspection）。在视察中，药品监督管理部门对临床试验的有关文件、设施、记录和其他方面进行官方审阅。视察可以在参加试验的医疗中心、申办者所在地或CRO所在地进行。

2. 中期交流或中期检查 多中心研究课题应在规定时间内完成，这一时间宜短不宜长，例如一年或一年半内即应当将所有参加临床试验的医疗中心的资料集中整理。在规定时间内的中期应当进行一次中期交流或检查，其形式不拘，应当根据参加试验的医疗中心的多少以及经费等条件来安排。中期交流或检查的目的是了解各医疗中心的工作进度，是否还存在困难和问题，并通过交流和检查得到解决，保证各医疗中心的资料能够按期完成，并集中到临床试验的执行委员会，以便分析总结。中期交流或检查十分重要，它会对各医疗中心的临床试验工作能起到推动和促进作用，而且通过交流或检查往往使临床试验的质量得到保证和提高。

3. 数据资料的统一整理和终期总结 数据资料应当集中管理与分析，应当建立数据传递、管理、核查与查询程序。资料整理和总结的任务应当由主要研究者为首的执行委员会负责。为了能反映多中心临床试验这一集体研究成果，应当由执行委员会组织有关专家组成精悍的写作班子来完成总结和学术论文的撰写。这个写作班子的人员不宜太多，讨论时可以吸收更多的专家参加，经过讨论、研究和修改，最后定稿。

第四节 多中心临床试验的质量评价标准

施行多中心临床试验后，应当从试验的重要性和先进性、设计的科学性和试验结果的实用性等几个方面对其做出评价，其评价标准和原则如下：

1. 临床试验的重要性和先进性评估 临床试验的重要性或先进性应当体现在以下几个方面：

（1）临床试验涉及的疾病是否是临床危害人群较大的多发病和常见病？

（2）临床试验是否能解决临床实践中具有广泛意义的重要问题或基本问题？

（3）临床试验是否对医学科学的发展具有突破性的意义？

（4）临床试验涉及的问题是否是广大人民群众迫切需要解决的重大健康问题？

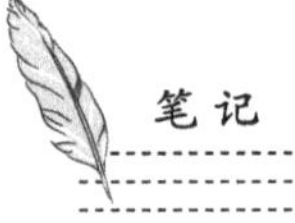

（5）临床试验是否具有创造性的医学科研价值？

2. 临床试验设计的科学性评估　临床试验设计的科学性应当体现在以下几个方面：

（1）临床试验设计的基本要求，如随机对照、双盲、前瞻性和样本量是否符合临床流行病学的基本要求？

（2）参加临床试验的各医疗中心的资料，包括分层、分组等资料能否符合统一规定的基线资料要求？

（3）临床试验所设的试验组与对照组是否具有可比性？

（4）临床试验的终点是否达到了设计的目标？

3. 研究结果的实用性评估　试验的预期效果是否能受到广大医生和病人的支持和赞许？是否具有普遍的推广意义和应用价值？

（赵家良）

二维码 7-1 扫一扫，测一测

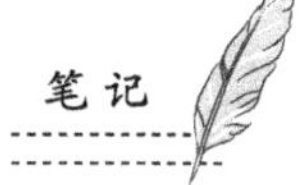

第八章

循证医学在眼科学和视光学中的应用

本章学习要点

- 掌握：循证医学的概念和目的；循证医学证据的分级。
- 熟悉：循证医学的基本特征；循证医学的证据来源和特点；系统评价的基本步骤；荟萃分析的步骤和特点。
- 了解：循证医学的产生和发展。

关键词 循证医学 经验医学 证据 系统评价 荟萃分析

循证医学（evidence-based medicine，EBM）意为“遵循证据的医学”，又称实证医学，其核心思想是医疗决策（即病人的处理，治疗指南和医疗政策的制定等）应在现有最好的临床研究的基础上做出，同时也要结合个人的临床经验。循证医学的目的是解决临床问题，包括：①发病与危险因素；②疾病早期诊断；③疾病正确合理治疗；④疾病预后的分析；⑤合理用药和促进卫生管理及决策科学化。与其他临床学科一样，眼科和视光学的发展、疾病防治研究和临床医疗实践无论是医疗决策还是疗效判断，大多是以经验和推论为主的医学模式，其客观性受到了一定限制。因此循证医学是一门在经验医学的基础上更多地强调以科学证据为依据的医学，也是临床医学发展的必然趋势。

第一节 循证医学概述

一、循证医学概念

循证医学是指遵循科学依据的医学，提出了在医疗决策中，应将临床证据、个人经验与病人的实际状况和意愿三者有机结合。循证医学创始人之一，加拿大 McMaster 大学的 David Sackett 教授在 2000 年新版“怎样实践和讲授循证医学”中，再次定义循证医学为“慎重、准确和明智地应用当前所能获得的最好的研究依据，同时结合医生的个人专业技能和多年临床经验，考虑病人的价值和愿望，将三者完美地结合制定出病人的治疗措施”。临床医师每天要对许多病人做出诊疗决定，这些决定中有些对病人是有益，有些可能是无益的，甚至可能对病人是有害的，因此每项决策都需要权衡利弊得失，采取的措施都是要让病人获取最大利益。循证医学制定的任何医疗决策都应当基于当前所能提供的客观的临床科学依据，同时结合自己临床经验以及疾病病理生理的基础知识。循证医学的发展并非要取代临床技能、临床经验、临床资料和医学专业知识，它只是强调任何医疗决策应建立在最佳科学研究证据基础上。

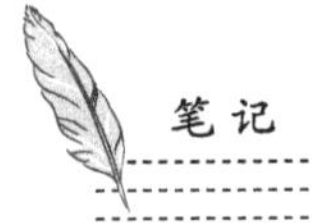

二、循证医学的产生与发展背景

20 世纪 50 年代初期，美国首先进行了多中心的随机对照临床试验（randomized controlled trial，RCT），探讨吸氧与早产儿视网膜病变的关系。1970 年代初期，欧美国家开始了多中心大样本的 RCT 研究。1972 年，英国流行病学家 Cochrane 首次提出临床工作者应当系统地回顾科研资料，对 RCT 研究进行评价，并且能随时收集新的资料以保持其先进性。1984 年，Sackett 教授率先应用临床流行病学原理和方法对医师进行循证医学培训，取得了很好效果。1992 年，他们相继在美国医学会杂志（JAMA）上发表有关循证医学的文章。同年，Guyatt 正式提出了循证医学这一概念。1993 年，国际上成立了以已故英国内科医师和流行病学家 Archie Cochrane 名字命名的 Cochrane 协作网（Cochrane Collaboration），旨在收集全球范围的随机对照临床试验，并对其进行系统评价和荟萃（meta）分析，为临床医师提供最佳的证据。1998 年，我国正式成立中国循证医学中心及 Cochrane 中心。

循证医学的产生背景与当今临床医学面临的多种挑战有关：

（1）疾病谱发生了改变，由原来的单因素疾病向着多因素疾病转变。

（2）人们对健康的需求提高，以及医疗费用的快速增长，要求对有限的医疗资源进行合理配置和高效使用，促进医务人员科学地制定临床医疗决策，合理地使用现有的医学技术来为病人服务。

（3）当今临床医学研究日新月异，每年约有 200 万篇生物医学文献发表，研究结论的不一致性造成了临床上难以判别和选择有效的干预措施。掌握快速阅读和正确评价临床文献的基本原则和方法，并用于临床医疗、科研和医学教育实践是临床医务工作者和医学生的必备基本技能。

（4）医疗模式从以疾病为中心向着以病人为中心转变，医师所承担的医疗责任要求医师依法规范地行医和以循证医疗为实践来保护自己。

三、循证医学的基本特征和发展

1. 循证医学基本特征 其基本特征是将最佳临床证据、临床经验和病人具体情况紧密结合。在临床工作中，应当掌握三大要素：①最佳临床证据：收集和应用最佳临床证据是循证医学的重要特征，旨在得到更敏感和更可靠的诊断方法，更有效和更安全的治疗方案，力争使病人获得最佳治疗结果，临床证据主要来自大样本的随机对照试验（randomized controlled trial，RCT）和系统性评价（systematic review）或荟萃分析（meta-analysis）；②临床经验：具有熟练的临床经验的医师能够识别和采用那些最佳的证据，迅速地对病人的状况做出准确和恰当的分析与评价；③病人情况：医师会考虑到病人的具体情况，根据病人对疾病的担心程度、对治疗方法的期望程度，设身处地地为病人着想，并真诚地尊重病人自己的选择。只有将上述三个要素密切地结合，临床医师和病人才能在医疗上取得共识，相互理解，互相信任，从而达到最佳的治疗效果。

2. 循证医学的发展 第一位循证医学的创始人 Archie Cochrane（1909—1988），是英国的内科医生和流行病学家。Cochrane 协作网（The Cochrane Collaboration）于 1993 年在英国成立。为了纪念循证医学思想的先驱已故的 Cochrane，协作网决定以他的名字命名该团体。Cochrane 协作网的实体包括 Cochrane 中心、协作评价组、方法学组、领域和网络组。目前已在全世界建立了包括中国在内的 14 个 Cochrane 中心。

循证医学的方法与内容来源于临床流行病学。Alvan R. Feinstein（1925—2001）是美国耶鲁大学的内科学与流行病学教授，也是现代的临床流行病学（clinical epidemiology）的开

笔记

创者，他在美国的《临床药理学与治疗学》杂志（*Clinical Pharmacology and Therapeutics*）上，以"临床生物统计学"（Clinical Biostatistics）为题，从1970年到1981年的11年间，共发表了57篇的连载论文，将数理统计学与逻辑学导入到临床流行病学，系统地构建了临床流行病学的体系，被认为富含极其敏锐的洞察能力。主要著作有《临床评价》（*Clinical Judgement*，1967年），《临床流行病学》（*Clinical Epidemiology*，1985年）等，均是备受好评的名著。

David L. Sackett（1934-2015），曾以肾脏病和高血压为研究课题，20世纪80年代初他任教于加拿大的麦克玛斯特大学（McMaster University），组织了一批临床流行病学专家，率先对住院医师举办临床流行病学原理与方法的培训，取得了良好效果。1995年他转到英国的牛津大学任教授，1997年他主编的《循证医学》:（*Evidence-based medicine*；*how to practice and to teach*，Churchill Livingstone，London，1997.）一书被译为多种文字，在世界范围内被广泛地阅读。

四、循证医学与经验医学

循证医学不同于经验医学。传统医学处理病人时主要根据医师个人的临床经验，遵从上级或高年资医师的意见，参考教科书和医学刊物的资料等为病人制订治疗方案。其结果可能会导致一些真正有效的疗法因其不为公众所了解而长期未被临床采用，一些实践无效甚至有害的疗法却被长期广泛地使用，或相信权威专家的意见而导致错误的临床决策。

疾病的诊断与治疗是一项需要大量经验积累才能做好的工作，在临床医疗活动中个人经验和知识的积累非常重要，这就逐步形成了经验医学的传统临床诊疗模式。从循证医学的观点来看，经验医学的主要弱点是其证据具有很大的主观性和片面性，难免夹杂非科学的不合理因素，包括：①证据可靠性较差：狭隘的个人经验占有重要地位，各种研究缺乏科学设计、测量和评价，其结果常有偏倚，不能反映客观事实。②搜集证据片面：没有良好的检索策略，受检索条件和检索者知识背景等因素的影响很大，常常只收集到部分文献，不一定能发现当前最佳证据。③评价证据主观：没有严格的客观评价标准，常受评价者（医师）个人主观因素的影响。

循证医学与经验医学有着本质区别。循证医学实践主要强调临床研究的证据，既重视个人临床经验又强调采用现有的、最佳的研究证据，两者缺一不可。但是循证医学也存在局限性，包括：①循证医学实践可以提高医疗卫生服务质量和效率，但并不能解决所有的与人类健康有关的问题。②建立循证医学体系需要花费一定的资源。③推广正确的防治措施可能会受到一定的限制。④医疗卫生决策还会受经济、价值取向和伦理学等因素的影响，应用科学证据时有时也需要做出让步。

五、循证医学实践的基本步骤

实践循证医学的基本步骤分为以下五步，即提出问题、收集文献、评价文献质量、运用最佳证据指导临床决策和用后评估（图8-1）。

1. 根据临床实践提出拟要解决的问题 在临床实践中常会遇到一些用传统医学实践知识难以解决的问题，如果不解决这些问题就会影响病人的疗效。将这些在临床实践中遇到的具体问题作为研究对象来提出问题，然后查找和解决这些问题的证据。

2. 收集相关的医学文献 针对上述具体问题，运用各种检索工具来检索各种资料库，寻找能够回答上述问题的各种研究证据。

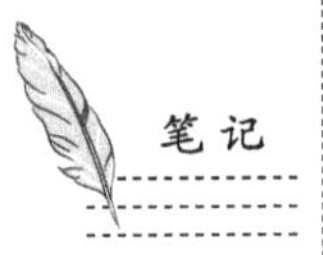

3. 文献的评价 应用临床流行病学和循证医学质量评价标准，采用系统评价和荟萃分析的方法来严格地评价这些研究依据的真实性、可靠性和适用性，得出确切结论。

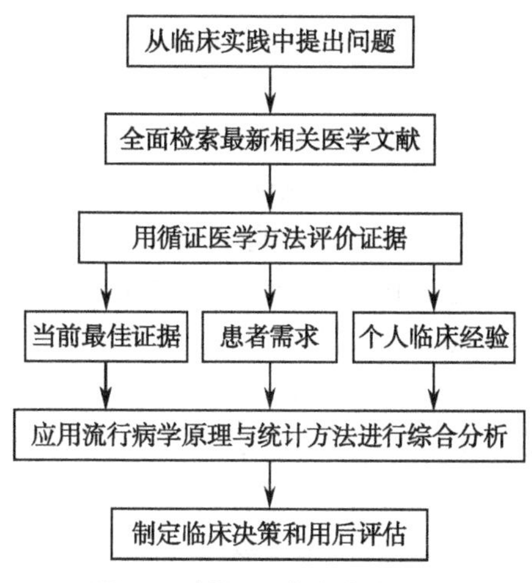

图 8-1 循证医学实践流程图

4. 运用最佳证据指导临床决策 应用文献综合评价所获得的真实可靠的最佳证据并结合临床专业经验、病人的选择意愿来制定解决临床问题的方法和指导临床决策，将肯定有效的证据应用于临床实践，对无效或有害的证据建议停止使用，对尚无肯定结果的证据建议进一步研究。

5. 用后评估 对最佳证据在临床实践中的具体应用进行评价，临床医师可从中总结经验教训，并在今后工作中加以改善和不断更新，以便提高临床医疗质量和服务水平，与时俱进。

第二节 循证医学的证据及分级

所谓循证医学的证据（evidence）主要是指以病人为研究对象的临床研究，包括病因、诊断、治疗、预防、康复和预后等方面的研究。

一、循证医学的证据

循证医学最佳证据主要来自于以病人为中心的临床研究，包括：①准确的诊断性临床试验（包括临床检查）。②安全有效的治疗、康复、预防措施研究。③预后指标的强度研究。临床研究的新证据不仅可以否定曾经已被接受的临床诊断性试验和治疗方案，也可以被更加准确、更加有效和更加安全的新证据取代。因此要对研究对象、研究方案、研究结果进行辩证地分析和评价，结合具体病例采用有效、合理、实用和经济的证据。如果没有应用当前最佳的研究证据，临床实践将有陈旧过时、弊大于利乃至危及病人健康的风险。

当然，临床的技能是医师在长期诊治个体病人中积累起来的，循证医学不能取代临床技能、临床经验和临床资料，如果忽视医师个人的临床专业技能和经验，临床实践将有被外在证据左右的危险，因为再好的证据也不一定适用于所有病人。

二、循证医学证据的分级

1. 临床研究证据的分级 有多种分级方法，标准也不一致，但各种分级方法均将基于 RCT 的荟萃分析或系统评价定为最高级别的证据，将专家的意见定为最低级别证据。在治疗方面，国际上公认的大样本的 RCT 和基于 RCT 的系统评价或荟萃分析的结果是证明某种疗法有效性和安全性的最可靠依据（金标准）。在没有这些金标准情况下，其他非随机对

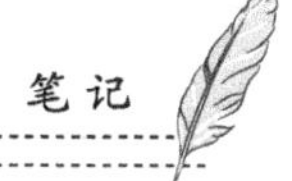

照临床研究及其系统评价也可以作为参考依据，但可靠性则会降低。

自循证医学问世近20多年以来，循证医学证据的分级质量先后经历了“老五级”、“新五级”、“新九级”和“GRADE”四个阶段。前三者关注设计质量，对过程质量监控和转化的需求重视不够；而“GRADE”关注转化质量，从证据分级出发，整合了分类、分级和转化标准，它代表了当前对研究证据进行分类分级的国际最高水平，意义和影响重大。GRADE是一个划分证据主体强度的系统方法，用以支持特殊的临床处理方面的建议，是由苏格兰大学临床指南网(Scottish Intercollegiate Guideline Network，SIGN)提出的推荐评估、研发和评价分类系统(Grading of Recommendations Assessment，Development and Evaluation，GRADE)，目前包括世界卫生组织和Cochrane协作网等在内的28个国际组织、协会已经采纳GRADE标准。GRADE同样适用于制作系统评价、卫生技术评估及指南。

(1) GRADE证据评价：GRADE的证据等级如下：

Ⅰ级：

Ⅰ++：对RCT高质量的荟萃分析、系统回顾，或具有很低度偏倚危险的RCT。

Ⅰ+：对RCT实施得很好的荟萃分析、系统回顾，或具有低度偏倚危险的RCT。

Ⅰ-：对RCT的荟医保分析、系统回顾，或具有高度偏倚危险的RCT。

Ⅱ级：

Ⅱ++：对病例对照或队列研究的高质量的系统回顾，或者具有很低度混杂或偏倚危险以及具有中等度概率的因果关系的高质量病例对照或队列研究。

Ⅱ+：具有低度混杂或偏倚危险以及高度概率的因果关系的实施得很好的病例对照或队列研究。

Ⅱ-：具有高度混杂或偏倚危险以及明显不具有因果关系危险的病例对照或队列研究。

Ⅲ级：非分析性研究(如病例报告、系列病例报告)。

(2) Oxford证据评价：

英国的国家医疗保健服务部(National Health Service)使用以字母标识的证据分级，牛津循证医学中心(Oxford Centre for Evidence-based Medicine)提出了一套证据评价体系，可用于预防、诊断、预后、治疗和危害研究等领域的研究评价：

A级证据：具有一致性、在不同群体中得到验证的随机对照临床研究、队列研究、全或无结论式研究、临床决策规则。

B级证据：具有一致性的回顾性队列研究、前瞻性队列研究、生态研究、结果研究、病例对照研究，或是A级证据的外推得出的结论。

C级证据：系列病例研究或B级证据外推得出的结论。

D级证据：没有关键性评价的专家意见，或是基于基础医学研究得出的证据。

总的来说，指导临床决策的证据质量是由临床数据的质量以及这些数据的临床“导向性”综合确定的。尽管上述证据分级系统之间有差异，但其目的相同，临床应用者要明确哪些研究更有可能是最有效的。

(3) 美国预防医学工作组推荐评价：在临床指南和其他著述中，还有一套推荐评价体系，通过衡量医疗行为的风险与获益以及该操作基于何种证据等级来对医疗行为的医患沟通作出指导。以下是美国预防医学工作组(U.S. Preventive Services Task Force)的推荐评价标准：

A级推荐：良好的科学证据提示该医疗行为带来的获益实质性地压倒其潜在的风险。临床医生应当对适用的病人告知和讨论该医疗行为。

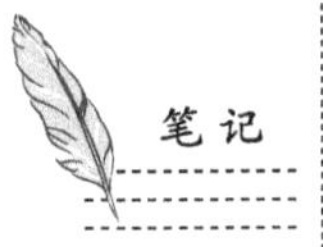

B级推荐：至少是尚可以的证据提示该医疗行为带来的获益超过其潜在的风险。临床医生应当与适用的病人讨论该医疗行为。

C级推荐：至少是尚可以的科学证据提示该医疗行为能提供益处，但获益与风险十分接近，无法进行一般性推荐。临床医生不需要提供此医疗行为，除非存在某些个体性考虑。

D级推荐：至少是尚可以的科学证据提示该医疗行为的潜在风险超过潜在获益；临床医生不应该向无症状的病人常规地实施该医疗行为。

E级推荐：该医疗行为缺少科学证据，或者证据质量低下，或者相互冲突，例如风险与获益无法衡量和评估。临床医生应当帮助病人理解该医疗行为存在的不确定性。

2. 形成的医疗保健建议的质量　是基于证据的主体来确定的。对于证据主体质量的分级如下：

高质量：在估计结果时，进一步的研究不太可能改变我们的信赖度。

中等质量：在估计结果时，进一步的研究有可能对我们的信赖度产生重要影响，有可能改变估计。

较差质量：在估计结果时，进一步的研究很有可能对我们的信赖度产生重要影响，很有可能改变估计，或得任何对结果的估计都是很不确定的。

3. 根据GRADE的如下定义来确定医疗保健的关键建议

（1）强烈的推荐：当干预的理想作用明显地超过不理想的作用，或者干预的理想作用明显地不超过不理想作用时所采用的建议。

（2）机动的推荐：由于证据的质量低或者由于证据提示理想的与不理想的作用相近，而使权衡利弊时不能得出肯定结论时所应用的建议。

总之，指导临床决策的证据质量决定于临床数据的质量。

三、循证医学实践中的证据来源

证据可以来源于原始的研究资料（如专著、高质量期刊发表的论著、电子出版物等），也可以来源于经过系统评价的二次研究资料，包括基于循证医学的教科书、与证据有关的数据库等。常用的循证医学信息资源如下。

1. Cochrane图书馆

（1）效果评价摘要数据库（Database of Abstracts of Reviews of Effects）：该数据库包括非Cochrane协作网成员发表的普通系统评价摘要，特色是唯一收录经过评选的系统评价摘要，每篇摘要包括评论的概要及质量评语。

（2）Cochrane临床试验文献（Clinical Trials）：收录由文献数据库和其他出版来源的临床试验文献，每篇文献包括篇名和来源，部分含摘要。

（3）Cochrane试验方法研究（Methodology Studies）：提供临床试验方法的文献，来源于期刊文献、图书和会议记录等。

（4）卫生技术评估数据库（Health Technology Assessment Database）：提供维护健康所需的预防、康复、疫苗、药物、仪器、医疗的技术评估，目的在于改善卫生保健质量和成本效益。

（5）经济评估文献摘要数据库（Economic Evaluation Database）：协助决策者从全世界搜集经济评估文献，并评价其质量及优缺点。

2. 英国医学杂志临床证据（BMJ Clinical Evidence）　是目前世界上进行循证医疗决策的最佳资源之一，它涵盖了3000多种临床干预疗法的系统评价，并设置了药品安全提醒功能和提供重要操作指南链接。

3. Uptodate　由3000多名国际著名内科专家合作，以科学方法对6000多个临床题目进行系统评价，文献中附有图片、图表及参考文献摘要。

笔记

4. 医师信息和教育资源（Physician's Information and Education Resource）　临床医

师可从中得到有效的临床建议，包括疾病、检测、诊断和预防、辅助或替补治疗方法、伦理和法律问题、疗程六个模块信息。

5. Clini-eguide OVID 数据库是由美国斯坦福大学开发的网上临床知识系统，内容包含临床循证医学、药学信息、药物资料、临床电子指南和病患教育服务等内容。

6. 美国临床暨循证医药学数据库（Micromedex） 由 Micromedex 公司于 1974 年创建，浓缩了国际上 3000 余种医学期刊精华，通过提供各种疾病、药物、急诊处理、毒理学等信息，帮助临床医疗决策和提高卫生保健质量。

7. MEDLINE 数据库 美国国立医学图书馆编辑出版的生物医学文献联机检索数据库（Medline）是目前国际公认的主要循证医学文献检索工具，共收录了全球 70 多个国家和地区的近 4000 种生物医学期刊文献，在互联网上可免费查询 Pubmed 文摘数据库（www.pubmed.com）。

8. 荷兰医学文摘数据库 荷兰医学文摘（Excerpta medica，Embase）共收录了 3500 余种杂志的生物医学文摘。

9. 中文循证医学数据库资源 主要包括：①中国生物医学文献数据库（Chinese Biomedical Literature Database，CBM）：由中国医学科学院信息研究所研制，收录自 1983 年以来 1600 多种中文期刊 130 多万条文献，是目前检索中文文献应用最多的数据库。②清华同方中国期刊全文数据库（CNKI，www.cnki.net）：收录自 1994 年以来 5000 多种中文期刊的 400 万篇全文文献。③中文生物医学期刊文献数据库（CMCC）：由中国人民解放军医学图书馆数据库研究部研制，收录中文医学期刊 1300 余种，200 余万条文献记录。④重庆维普全文电子期刊（www.cqvip.com）。⑤万方数据库（www.wanfangdata.com.cn）。

10. 循证医学指南资源 美国医学会和美国卫生健康计划协会联合制定的指南库（National Guideline Clearinghouse）、加拿大医学会临床实践指南（Canadian Medical Association：Clinical Practice Guidelines）和苏格兰学院间指南网络（Scottish Intercollegiate Guidelines Network）等。

四、循证医学证据的特点

在临床工作中，医师通过观察和测量获得的资料都是循证医学证据。医师在做出诊治决定前，需要将这些观察到的现象与相关专业知识及经验相结合，通过推理判断才能做出决定。因此证据具有真实性、客观性和不可改变性等特点。

1. 客观性、真实性和可重复性 所谓客观性和真实性是指人们收集到的证据应该是对客观世界的真实反映，是不以人的意志为转移的客观存在。这些客观存在可以在类似的病人上重复出现，医师利用证据的可重复性对类似病人进行诊断和治疗。

2. 相对正确性 随着经验的积累和科学的进步，人们对疾病的认识不可能穷尽，但是所得到的证据应当在现阶段对疾病的认识具有相对正确性。这是由于：①病人的特殊性使疾病的诊断治疗显得非常复杂，有许多不确定因素影响临床效果。②每一种观察手段收集到的证据与真实情况之间存在一定误差，改进观察手段可以减少误差。③人们对疾病规律认识的证据在不断变化和进步。因此，使用证据要注意现有证据是相对正确的，不要将证据的正确性绝对化。

3. 不均衡性 证据的收集、整理、发表、再次使用和数据的来源与研究人员的素质、研究环境、条件等密切相关，上述许多因素会造成同一领域数据质量和数量的不均衡性。

五、循证医学证据的影响因素

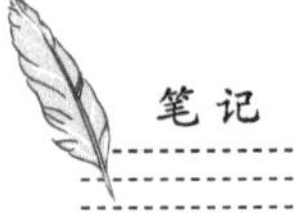

最佳证据是指应用客观数据和标准及其具体的分析评价方法来确定，而不是以医师个

人的临床经验来确定。临床证据的影响因素如下。

1. 研究设计方案 证据的真实性与其所采用的研究方案关系极大。设计方案的科学性越高，研究证据的真实性就越强。对于病因学、危险因素、疾病诊治和预防研究，最真实的研究是 RCT，这种试验设计偏倚小，获得的证据真实度高、数据可靠；其次为前瞻性队列研究（cohort study）或巢式病例对照研究（net case-control study），病例对照研究结果的真实性显著优于无对照的系列病例报告和专家评述。但在临床实践中，回顾性研究或观察结果的总结分析较为多见。

2. 研究对象的选择 为了使研究结果可靠和具有一定代表性，应当设置研究对象的纳入标准和排除标准。选择的研究对象应当能较好地代表目标人群的实际情况，同时应当注意各临床亚型之间的构成比例。研究对象的样本量大小也会影响证据的假阳性或假阴性程度。因此在分析和评价研究证据的真实程度时，一定要注意样本量及假阳性错误（P 值）和假阴性错误（Ⅱ型错误）的概率，并计算把握度。当然还应当注意其临床意义。

3. 结果的观测 正确地观察和测量临床试验的结果，对证据质量的影响极大。例如实验室检测指标应当注意实验方法的敏感度和标准化，以及检测指标对疾病诊断的敏感度（sensitivity）和特异度（specificity）的影响。

4. 资料收集和统计分析 按照研究设计方案如实地收集和整理资料，不能主观地取舍；在判断资料真实性时要注意组间的基线状况、可比性以及研究对象的依从性。对数据进行统计学分析时，应当根据数据性质采用正确的统计方法。

六、循证医学证据的评价指标

对于任何证据的临床意义或重要性，需要有一系列客观指标加以考核。这些指标的临床意义需要根据不同疾病的现状并结合临床实际情况加以评定。

1. 事件发生率（event rate，ER） 包括发病率、患病率、有效率、治愈率或病死率等，这些数据在不同组别表示为试验组事件发生率（experimental event rate，EER），对照组事件发生率（control event rate，CER）。

2. 相对危险度（relative risk，RR） 试验组结局事件发生概率与对照组结局事件发生概率的比。

3. 绝对危险降低率（absolute risk reduction，ARR） 为试验组事件发生率与对照组事件发生概率的绝对差值，即治疗组与对照组结局事件危险度差值。此值越大，临床意义也就越大。ARR＝|EER－CER|。

4. 绝对危险增高率（absolute risk increase，ARI） 表示试验组与对照组药物不良反应或严重事件发生率绝对差值，ARI＝EER–CER（%）。

5. 相对危险减低（relative risk reduction，RRR） 指与对照组相比，治疗组结局事件发生减少的百分比，此值表示治疗组经治疗后，有关结局事件发生的相对危险度下降水平。RRR＝（CER－EER）/CER 或 RRR＝1－RR。相对危险增高率（relative risk increase，RRI）为 RRI＝（EER－CER）/EER。

6. 需要治疗人数（number needed to treat，NNT） 表示需要治疗具有可能发生不良事件的多少例数病人才能挽救一个病人不良事件发生。NNT＝1/ARR。NNT 对评价治疗措施的经济价值有重要意义，NNT 越小，说明治疗对病人越有利。

评价临床疗效研究结果时，主要从统计学意义和临床意义两方面来考虑。目前国内医师常常重视统计学意义水平的比较，很少使用临床意义评价指标，而国外医学期刊中常以 RRR、ARR 和 NNT 等评价其临床意义。

笔记

第三节 系统评价

一、系统评价的概念

系统评价（systematic review）又称为系统综述，是循证医学的重要研究手段。它是根据某一具体临床问题（如疾病的诊断或治疗），采用系统、明确的方法来收集、选择和评估相关临床原始研究，筛选并从中提取信息和分析数据，进行定性或定量合成，得出综合结论，为疾病的诊治和临床决策提供科学依据。系统评价的作用是增大样本量，得出更为可靠的结论；对证据的质量进行严格评价，结论简单明了，方便临床医师的应用。越来越多的国家或地区政府部门使用系统评价结果作为制定临床指南和决策的依据。

系统评价不同于一般的文献综述，后者常常涉及某一问题的多个方面，有助于了解某一疾病的全貌，如近视眼的病因、发病机制、诊断、治疗以及康复等多方面。而系统评价则是集中研究某一具体的临床问题，如某种降眼压药物或某种手术治疗青光眼的疗效，角膜塑形镜对青少年近视眼的治疗作用等。系统评价分为 Cochrane 系统评价和非 Cochrane 系统评价，前者是在 Cochrane 协作网指导下完成的系统评价，其质量高于普通系统评价。

二、系统评价的基本步骤

系统评价的基本步骤是提出临床问题，确定题目，拟定研究计划，根据纳入和排除标准收集资料，复习评价文献质量，分析计算各个独立研究效应大小，得出结果和书写总结报告。

1. 根据临床问题确定题目 系统评价的题目主要来源于临床实践，涉及疾病防治方面不肯定或有争议的重要临床问题，以帮助临床医师进行医疗决策。

（1）立题要素：确立系统评价题目时应当包括四个要素：①研究对象类型：所患疾病类型及其诊断标准、研究人群的特征和场所。②干预措施或进行比较的措施。③主要研究结果的类型，包括所有重要结果及严重不良反应。④研究设计方案，如治疗性研究主要选择随机对照试验，病因或危险因素研究选择病例对照研究和队列研究等。

为了避免重复，在对某一临床问题进行系统评价前，应当全面系统地检索文献，了解是否已有针对同一问题的系统评价或荟萃分析；如果有，其质量如何？是否已经过时？如果现有的系统评价或荟萃分析已经过时或质量较差，则可以考虑进行更新或重新再做一个新的系统评价。

（2）制订计划书：确立系统评价题目后，需要制订计划书，内容包括系统评价题目、背景资料、目的、文献检索方法及策略、选择合格文献的标准、评价文献质量方法、收集和分析数据方法等。在进行系统评价过程中如果需要改变题目或评价内容，必须明确原因及动机，并相应修改查寻和收集文献的方法。

2. 检索搜集证据

（1）证据来源：根据事先制定的纳入和排除标准选择文献，全面系统地收集所有相关文献资料。为了避免出版偏倚和语言偏倚，根据检索策略采用多渠道和多系统检索方法。除发表的原著外，还应当收集其他尚未发表的内部资料以及其他多语种相关资料。

发表偏倚是指由研究结果的方向性和强度来决定研究论文是否被发表而产生的偏倚，如某些研究阳性结果很容易发表，而阴性结果的论文往往被忽视。由于语言偏倚（因语言障碍和信息资源所造成的系统评价结果偏倚）、文献数据库偏倚可造成查询偏倚。

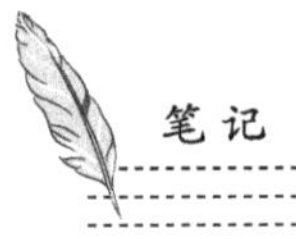

证据来源包括：①教科书。②数据库：原始研究证据如 MEDLINE，中国生物医学文献数据库（CBM），二次研究证据如 Cochrane 图书馆（Cochrane Library）、循证医学杂志等。除

利用文献检索的期刊工具及电子光盘检索工具（Medline、Embase、Scisearch、Registers of clinical trials）外，系统评价还强调通过与同事、专家和药厂联系以获得未发表的文献资料如学术报告、会议论文集或毕业论文等；对已发表的文章，由 Cochrane 协作网工作人员采用计算机检索和手工检索联合的方法查寻所有的 RCT，Cochrane 试验注册库（Cochrane Controlled Trials Register）和各专业评价小组试验注册库，既可弥补检索工具如 MEDLINE 等标识 RCT 不完全的问题，也有助于系统评价者快速、全面获得相关的原始文献资料。

（2）证据选择：在选择据时要注意以下几点：

1）证据纳入和排除标准：根据事先拟定的纳入和排除标准收集所有相关文献资料，选择标准应根据研究对象、干预措施、主要研究结果和研究设计方案而定。

2）证据选择步骤：文献资料的选择应分三步进行（图 8-2），包括：①初筛：根据检索出的引文信息，如题目和摘要，来筛除明显不合格的文献，对肯定或不能肯定的文献应当查出全文后再进行筛选。②阅读全文：对可能合格的文献资料，应当逐一阅读和分析，以确定是否合格。③与作者联系：当文献信息不全面或有疑问时先纳入，通过与作者联系获得有关信息后再决定取舍，或在以后的选择过程中进一步评价。

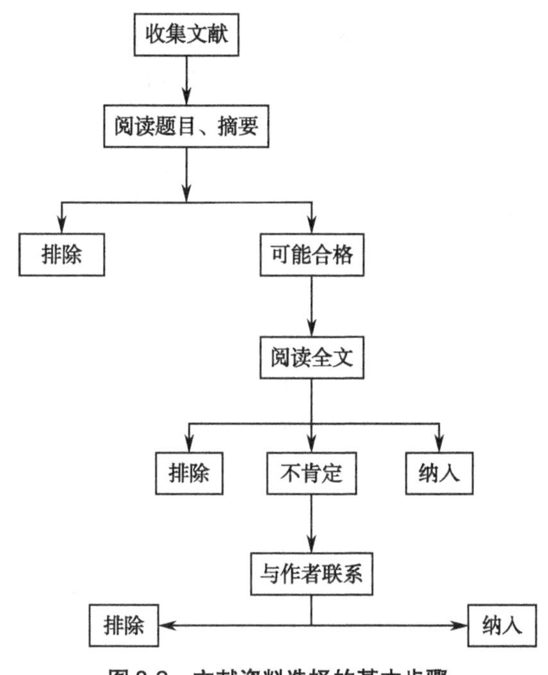

图 8-2　文献资料选择的基本步骤

3. 分析文献的真实性和有用性

（1）证据分析：对于入选文献做进一步分析评价，评价内容包括文献内在真实性（研究结果接近真值的程度）、结果的实用价值与推广条件、影响结果的因素（如治疗药物剂量、剂型、用药途径和疗程等）。在系统评价过程中，重点强调内在真实性评估，即是否存在各种偏倚因素。常见偏倚包括：①选择性偏倚（selection bias）：在选择和分配研究对象时，因随机方法不完善所造成的组间基线不可比，夸大或缩小干预措施的疗效。②实施偏倚（performance bias）：试验组和对照组实施过程中除研究因素外，还有其他非研究因素存在着不同。③随访偏倚（follow-up bias）：因失访等造成试验人数减少或试验组和对照组的情况不一致，而导致系统差异。④测量偏倚（detection bias）：是由于测量方法不一致所造成的系统差异。

（2）证据质量评价：评价文献的质量是指评估单个临床试验在设计、实施和分析过程中防止或减少系统误差（偏倚）和随机误差的程度，以作为纳入原始文献的阈值，解释不同文

献结果差异的原因，进行系统评价敏感性分析和定量分析（荟萃分析）时给予文献不同权重值的依据。为此，对于入选的文献需要应用临床流行病学和循证医学评价文献质量的原则和方法，做进一步分析评价。为了避免选择文献和评价文献质量者的偏倚，可以考虑多人或盲法选择评价，也可以采用专业与非专业人员相结合的评价办法，对选择和评价文献中存在的分歧意见共同讨论解决。

在评价时要注意试验是否真正采用随机方法，随机分配的方案是否完善和隐藏，影响研究结果的重要因素在组间是否可比，是否对研究对象、治疗方案实施者、研究结果测量者采用盲法，是否有研究对象失访、退出、违背治疗方案并在分析时作恰当处理（意向分析法）。

4. 证据的定量或定性分析 根据调查表内容来收录有关数据资料，包括：①一般资料：如评价题目、评价者姓名、原始文献编号和来源、评价日期等。②研究特征：如研究合格性、研究对象特征和研究地点、文献设计方案和质量、研究措施具体内容和实施方法、有关偏倚的防止措施、主要试验结果等。③结果测量：如随访时间、失访和退出情况、分类资料应当收集每组总人数及各种事件发生率、连续资料应当收集每组研究人数、均数和标准差等。所有数据资料输入系统的评价管理软件（Review manager，Revman），以便进行文献结果的分析和报告。

（1）定性分析：采用描述方法将每个研究特征进行总结，以便发现研究间差异。

（2）定量分析：包括荟萃分析、同质性检验和敏感性分析。①荟萃分析：采用统计方法将多个独立、可以合成的资料进行定量分析。对于分类变量资料可以选择比值比（odds ratio，OR）、相对危险度（relative risk，RR），对于连续变量资料可以选择加权均数差值（weighted mean difference）或标准化均数差值（standardized mean difference）。进行荟萃分析时，可以选择固定效应模型或随机效应模型。②同质性检验（homogeneity）：对不同原始研究结果的变异程度进行检验，通过作图观察或同质性卡方检验来进行检验。③敏感性分析（sensitivity analysis）：指改变某些影响结果的重要因素和效应量选择时，观察其合成结果和同质性是否发生变化，从而判断结果的稳定性和强度。

5. 总结评价结果 撰写系统评价或荟萃分析报告时应当包括文献纳入的流程图。例如 de Menthon 等对 Behcet 病与 HLA-B51 关系的系统性评价中利用文献检索流程图详细描述了文献纳入和排除的原因（图 8-3）。

评价结论中应当包括某一疗法或措施是否有效，是否能在临床中推广；如果现有资料还不足以下结论时，是否提出应当进一步实施临床试验的建议。注意系统评价尤其是荟萃分析是对原各个研究成果的统计合成，它不仅不能排除原始研究中存在的偏倚，而且在文献查找和选择过程中，如果处理不当还会引入新的偏倚，导致合并后的结果歪曲真实情况的现象。

6. 对评价的不断更新 定期收集新信息，不断更新完善系统评价的内容。

7. 系统评价应用举例 为了帮助读者理解系统评价的应用过程，现以“丝裂霉素 C 在青光眼小梁切除手术中效果的系统评价”（systematic review：intra-operative mitomycin C for glaucoma surgery）为例来进一步阐述系统评价。

（1）交代背景：各种类型青光眼治疗中，小梁切除手术是一种常用的手术治疗方法。丝裂霉素 C 是一类抗代谢药物，在手术中将丝裂霉素 C 贴敷于巩膜瓣或结膜瓣下，可以预防术后滤过泡瘢痕化的发生和减少手术失败风险，提高滤过手术的成功率。

（2）目的：该综述的目的是评价青光眼病人小梁切除手术中应用丝裂霉素 C 的效果。

（3）检索策略：带着问题，查找 Cochrane 图书馆的 Cochrane Eye and Vision Group 专家注册库，Cochrane 试验注册库（Cochrane controlled trails register，CCTR）以及 CENTRAL、MEDLINE、EMBASE 等其他相关文章的参考资料，利用科学引文索引（Science Citation Index）查找包括这些试验的文章。同时，为获取更多相关试验资料，还与试验者及专家们取得联系。

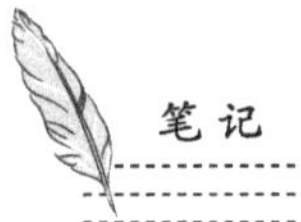

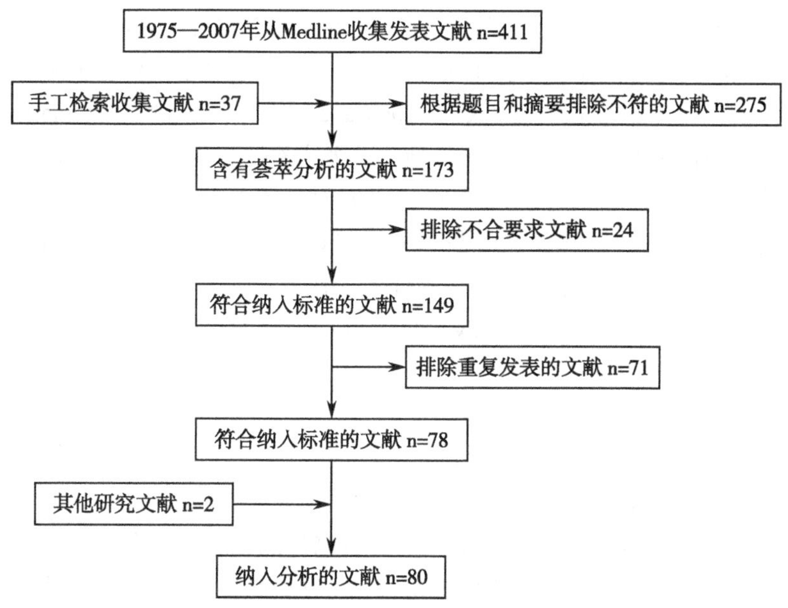

图 8-3　Behcet 病与 HLA-B51 关系的系统评价文献筛选流程图

（4）选择标准：选取有关青光眼小梁切除手术中应用丝裂霉素 C 和安慰剂的 RCT 文献。

（5）资料收集和分析：两位独立评价者提取和分析 RCT 文献的质量和所获得数据。对于缺失信息与试验者取得联系，数据综合采用相对危险度（relative risk，RR）、比值比（odds ratio，OR）和加权均值差值（weighted mean difference）进行分析。

（6）主要结果：这篇系统综述包括了 11 个 RCT，涉及 698 例青光眼病人。共分三组，第一组为高失败风险组，第二组为小梁切除联合白内障手术，第三组为以前无青光眼手术史组。第一组和第三组显示术中应用丝裂霉素 C 有效，能降低小梁切除手术失败的相对风险度（RR），在高失败风险组 RR 为 0.32，95% 可信区间为 0.20～0.53；无手术史组 RR 为 0.29，95% 可信区间为 0.16～0.53；小梁切除联合白内障手术组对手术效果无统计学意义。研究发现术中应用丝裂霉素 C 没有明显增加长期的视觉损伤这一并发症。有些研究提示丝裂霉素增加了术眼白内障的危险性。在 11 篇文献中，有 8 篇 RCT 报告质量不理想，3 篇经反复分析显示偏倚率低，并没有产生明显的结果差异。

（7）评价者结论：青光眼手术中应用丝裂霉素 C 能降低手术失败的风险性，特别适用于无青光眼手术史或高失败风险的病人。在所有 RCT 研究中，应用丝裂霉素 C 之后的 12 个月内眼压平均值有明显降低。使用丝裂霉素 C 之后除了有增加白内障的可能之外，尚无发现其他副作用。然而，由于研究病例数的局限性，尚未发现一些并发症，如眼内感染、低眼压等出现增加的趋势。

第四节　荟萃分析

一、荟萃分析的概念

荟萃分析又称 Meta 分析（Meta-analysis），是指一种科学的临床研究活动，通过全面收集所有相关研究并逐个进行严格评价和分析，再用定量合成的方法对资料进行统计学处理得出综合结论的整个过程。这个定量合成的方法是对多个独立研究结果进行汇总和合并，以达到增大样本含量、提高检验效能。可见尤其当多个研究结果不一致或没有统计学意义时，采用荟萃分析可得到更加接近真实情况的统计结果。

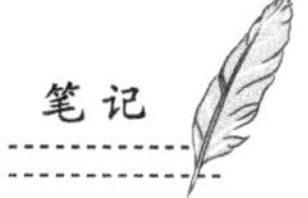

1955 年由 Beecher 首次提出初步的概念；1976 年心理学家 Glass 进一步按照其思想发展为“合并统计量”，采用合并统计量的方法对已有的不同研究结果进行收集、合并和统计分析。1979 年英国临床流行病学家 Archie Cochrane 提出系统评价（Systematic Review，SR）的概念，并发表了《激素治疗早产孕妇降低新生儿死亡率随机对照试验的系统评价》。

荟萃分析不同于一般的研究方法，它的研究对象不是病人个体，而是众多文献中有关同一问题的研究结果。系统评价与荟萃分析可以交叉使用，当系统评价采用定量合成的方法对资料进行统计处理时即称为荟萃分析。因此，系统评价可以采用荟萃分析进行定量评价（quantitative systematic review），也可以不采用荟萃分析进行定性系统评价（non-quantitative systematic review）。

二、荟萃分析的步骤和特点

（一）Meta 分析步骤

荟萃分析的基本步骤包括提出问题和制定研究计划、检索相关文献、制定文献的纳入和排除标准、对所有相关研究进行严格质量评价、收集必要数据信息、对每个研究汇总描述、描述纳入研究结果和统计分析等。

1. 确定研究目的 在荟萃分析前要进行科研设计，明确研究目的和意义，确定研究入选范围，文献的检索方法。

2. 收集文献资料 通过光盘检索和网络检索收集文献，常用光盘数据库有中国生物医学文献数据库（CBM）、美国国立医学图书馆 Medline 光盘，常用网络检索资源有中国期刊网、美国国立医学图书馆互联网检索系统（Pubmed）等。还应当进行手工检索，参考文献的追溯，同时注意收集未发表的会议论文、学位论文等灰色文献，以保证查全所有相关文献。漏检了重要文献可能会直接影响荟萃分析结论的可靠性和真实性。

3. 文献资料的筛选 对收集到的资料应按研究目的，结合专业知识作定性质量评价，剔除不合格资料。并对所有文献进行严格质量评价。

4. 资料整理 将入选文献按事先设计的资料摘录表登记数据，信息量较大时可建立数据库来储存数据。

5. 统计分析

（1）确定效应指标 计量资料采用相关系数，试验组与对照组的标准化差值。计数资料采用率、比值比（OR）、相对危险度（RR）及 χ^2 值指标。这些指标反映了各项研究的处理和效应之间的关联程度，称为效应尺度（effect magnitude）。

（2）异质性检验（heterogeneity test）：亦称为一致性检验或齐性检验，目的在于检验各个独立研究结果是否具有可合并性。常用的方法有：

1）图表法：最常用方法是森林图（Forest 图），以 OR 值及其 95% 可信区间作图，描述每个研究结果及其特征，展示研究结果的差异情况。通过图表，发现各研究的可信区间重叠越多，同质性越好；反之则表示各研究异质性有明显差异（图 8-4）。

2）Q 统计量检验法：无效假设为纳入研究的效应量均相同（$H_0=\theta_1=\theta_2=\cdots\cdots=\theta_k$）。$Q$ 值统计量定义为 $Q=\sum_{i=1}^{k}W_iT_i^2-\frac{(\Sigma W_iT_i)^2}{\Sigma W_i}$，其中 W_i 为第 i 个研究的权重值，定义为合并方差倒数；T_i 为第 i 个研究效应量，Q 值服从自由度为 $K-1$ 的卡方分布，Q 值大于自由度（$K-1$），提示存在异质性，Q 值越大提示异质性可能越大。

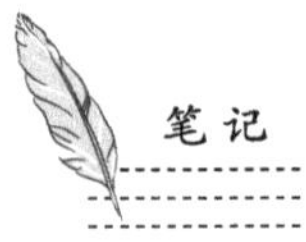
笔记

3）合并分析：根据异质性检验结果，选择合适统计分析模型，定量估计合并效应量。若多个研究具有同质性，可以使用固定效应模型（fixed effect model）合并分析；若多个研究不

研究	治疗组 n/N	对照组 n/N	OR值 (95%CI)	权重 %	OR值 (95%CI)
S1	49/615	67/624	3.2	0.72	(0.49,1.06)
S2	44/758	64/771	3.1	0.68	(0.46,1.01)
S3	102/832	126/850	5.7	0.80	(0.61,1.06)
S4	32/317	38/309	1.8	0.80	(0.49,1.32)
S5	85/725	52/406	3.1	0.90	(0.63,1.31)
S6	246/2267	219/2257	10.2	1.13	(0.93,1.37)
S7	1570/8587	1720/8600	73.0	0.89	(0.83,0.97)
合计(95%*CI*)	2128/14 101	2286/13 817	100.0	0.90	(0.84,0.96)

0.7 0.5 1.5

图 8-4 Meta 分析的森林图

具有同质性，则先分析各研究设计、研究对象和处理措施，找出影响因素，再根据具体情况采用分层分析法（stratified analysis）或随机效应模型（random effect model）来合并分析。

6. 敏感性分析 是在一定假设条件下所获结果稳定性的检验方法，目的在于发现影响 Meta 分析结果的主要因素，解决各个单项研究的矛盾。常用方法是 Mental-Haenszel 法，它利用分层分析原理，按照不同研究特征将各独立研究分成若干层，使混杂因素在各层的分布均衡，然后计算调整后的 OR 值，并进行统计学检验。如果敏感性分析从实质上没有改变结果，说明结果可靠性较好；如果得到明显不同结果，则提示有潜在重要因素影响对结果的评价，在下结论时应慎重。

7. 撰写分析报告 按照撰写论文的格式将分析结果总结成文，要求阐明分析目的、文献检索方法及入选标准、统计方法，提供包含各项独立研究结果的统计图表，敏感性分析结果，讨论可能产生的偏倚及处理办法，最后讨论分析结果的应用价值。注意，对于 RCT 的系统评价和荟萃分析应按照 QUOROM（quality of reports of meta-analyses of randomized controlled trials）格式统一书写，对于观察性流行病研究应采用 MOOSE（meta-analysis of observational studies in epidemiology）规范统一书写。

（二）荟萃分析特点

1. 能对同一课题的多项研究结果的一致性进行评价。

2. 对同一课题的多项研究结果作系统性评价和总结。

3. 提出一些新的研究问题，为进一步研究指明方向；从方法学的角度，对现阶段某课题的研究设计进行评价。

4. 当受制于某些条件时，如时间或研究对象的限制，荟萃分析不失为一种选择。

5. 发现某些单个研究未阐明的问题；对小样本的临床实验研究，荟萃分析可以统计效能和效应值估计的精确度。

因此，设计合理、结构严密的荟萃分析文章能对证据进行更客观的评价（与传统的描述性的综述相比），对效应指标进行更准确、客观地评估，并能解释不同研究结果之间的异质性。荟萃分析符合人们对客观规律的认识过程，是与循证医学的思想完全一致的。

（三）荟萃分析局限性

1. 没有纳入全部的相关研究。荟萃分析是将所有高质量、同质的研究，无发表偏倚文章纳入，并采用正确统计方法。然而，由于纳入所有研究十分困难，并且异质性和发表偏倚均无法避免，故荟萃分析存在一定的局限性。

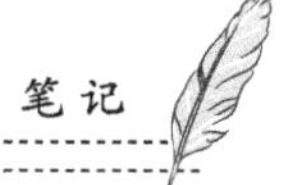

2. 荟萃分析存在一定的发表偏性。荟萃分析属二次研究，是一种回顾性研究，无法消除合并研究的异质性，其论证强度不如多中心大样本 RCT。异质性来源包括：①病例来源（如亚洲、欧洲人群）不同。②病例选择标准（如年龄、疾病分期、病理类型）不同。③干预措施（给药方式或维持治疗方案）不同。

3. 用于合并统计的临床终点定义不明确。对研究终点指标的定义不同，如生存期起点的定义不同可造成总体生存时间不同；随访间隔不同可造成无疾病进展期（PFS）不同不能提取全部的相关数据。如 2008 年《新英格兰医学杂志》发表的一项关于抗抑郁药物临床试验发表偏倚现状的研究显示，在 74 项美国食品与药物管理局（FDA）注册研究中，约 31% 的临床研究结果未正式发表，其中主要为阴性研究结果。

第五节 循证医学在眼科学和视光学中的应用

随着临床医学的发展，各种新的疾病治疗方法不断出现。国内每年发表的眼科学和视光学的文章数以千计，如何在众多的方法中选择恰当、有效的诊治方法也给医师们带来了许多困惑，多数文献结果的有效性和安全性难以通过系统评价和荟萃分析。通过荟萃分析或系统评价对国内外已开展的相关研究工作进行综合分析与判断，得出有意义结论，使临床医师能有充分的证据来判断这些诊疗手段的有效或无效，用于指导临床实践。

在国内外眼科临床实践中，根据循证医学的原则推出的一些临床诊治指南，为临床医师提供了疾病诊疗的有效指导。美国眼科学会推出的临床实践指南（*Preferred Practice Pattern*，*PPP*）对一些常见眼病的临床诊治做出了非常具体的规范和建议，这些规范和建议大都是基于大规模的 RCT 研究，这套指南也与时俱进，不断地进行修订。在美国视光学会制订的临床实践指南中，对常见眼病的病因、临床类型及表现、诊断方法、治疗药物选择和使用方法进行了详尽的描述。1999 年，循证眼科学杂志（*Evidence-Based Ophthalmology*）创刊，每期均刊登循证医学知识和循证眼科研究。2009 年，中国医师协会循证医学专业委员会眼科学组成立，这将能更好地促进循证医学在中国眼科学和视光学领域的发展和应用，推动循证医学概念在我国眼科学界的普及；及时筛选、总结和更新国内外眼科学各领域的高质量临床证据，为临床治疗实践和医疗卫生决策提供可靠的科学依据，提高眼病的预防、诊疗和健康保健水平。

但是，也有一些研究虽然声称采用循证眼科学（evidence-based ophthalmology）方法对临床治疗技术进行评价，仔细阅读文献后就不难发现其中存在着诸多的问题或偏倚。例如在“中西医结合治疗防治近视眼的可行性研究”中，结果表明“中西医结合方法防治近视眼的效果优于单纯用中医或西医治疗方法”，回顾文献设计内容发现有一些治疗方案的混杂因素很多，很难进行质量控制，例如要求所有对象做到在强（弱）光下不看书不写字、不躺着看书、少看电视等，因此这样的统计结论对临床治疗的指导价值不大。

二维码 8-1 扫一扫，测一测

循证眼科学和视光学的兴起和发展预示着眼科学和视光学进入了一个新的历史时期。当然，循证医学并非完美无缺，例如各种循证眼科学的证据明显不足，需要不断地发展和完善。荟萃分析可能存在资料偏倚、选择性偏倚等因素，并非所有荟萃分析的结果都是可靠的。希望在不久的将来，循证医学的思维方法将得到进一步普及，在眼科和视光学临床实践中自觉地运用“证据”来解决病人问题，这样不仅可以提高医疗水平，还可以降低医疗费用，改善医患关系，从而获得较佳的经济效益和社会效益。

（姜丽萍 郑曰忠）

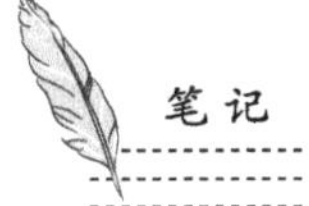

第九章

卫生经济学评价及临床应用

本章学习要点

- 掌握：卫生经济学的概念；临床经济学的常用评价方法、成本的概念；决策树的基本步骤。
- 熟悉：卫生经济学临床应用的意义；成本-效果分析、成本-效用分析、成本-效益分析的内容；决策树模型的特点。
- 了解：卫生经济学的发展；卫生经济学研究的基本步骤。

关键词 卫生经济学 成本 费用分析 成本-效果分析 成本-效用分析 成本-效益分析 临床决策分析

随着卫生费用的快速增长，控制卫生费用、提高资源利用效率已成为卫生服务重要内容，卫生经济学评价着重于临床诊疗的各种方案和技术、各种卫生资源成本消耗和卫生服务结果产出的分析，从而对临床上应用的药物及诊疗技术的不同投入组合在健康产出中的关系进行经济学评价，为临床合理用药和各种诊疗技术的使用提供决策依据，使有限的卫生资源得到最佳分配，产生出最大的效益。

第一节 卫生经济学评价概述

（一）相关概念

1. 微观经济学（microeconomics） 是以单个经济单位，如单个生产者、单个消费者、单个市场经济活动来作为研究对象，分析它们如何将有限资源分配在各种商品的生产上。微观经济学从资源稀缺这个基本概念出发，认为所有个体的行为都是设法利用有限资源取得最大收获，并由此来考察个体取得最大收获的条件，因此也称市场经济学。

2. 宏观经济学（macroeconomics） 是以国民经济总过程的活动为研究对象，分析整个社会经济如何运作，并找出办法让其运行变得更加稳定。宏观经济学主要考量就业总水平、国民总收入等经济总量，因此被称作就业理论或收入的理论。

3. 卫生经济学（health economics） 是经济学的一个分支，它应用经济学原理、概念和方法来阐明和解决卫生及卫生服务过程中出现的现象及问题，是从社会学和经济学角度研究医学和卫生问题的一门边缘学科。卫生经济学主要是利用微观经济学的理论来研究和分析卫生服务需求、供给和利用过程中的经济问题，从而最优化地配置和利用卫生资源，保证资源利用的质量和效率。

4. 卫生经济学评价（health economic assessment，HEA） 卫生经济学评价是应用一定的技术经济分析与评价方法，将相关卫生规划或卫生活动的投入和产出相联系进行比较评

价。应用技术经济评价方法，对卫生规划的制定、实施过程或产生的结果，从成本和效果两个方面进行科学的分析，为政府或卫生部门从决策到实施规划方案，以及规划方案目标实现的程度，提出决策和评价的依据，减少或避免可能造成的损失或浪费，使有限的卫生资源得到合理的配置与有效的利用。

探讨常态下如何使有限的医疗资源得到合理和有效的配置和消费，如何以最小的卫生资源投入来获得最大的产出是卫生经济研究的目的。因此卫生经济学是一个包括临床经济学、预防医学经济学、药物经济学、医院经济学等分支的卫生经济学科群。

（二）卫生经济发展及临床应用意义

1. 健康与经济关系 随着社会经济和人类文明的发展和进步，健康是每个人的基本权利，这已经成为一种共识，特别是1979年第32届世界卫生大会通过了“2000年人人享有卫生保健”的全球策略，使得各国都面临着如何分配有限的卫生资源来满足国民健康需求的难题，而经济学的理论和方法为解决这一难题提供了技术手段。早在1909年，美国著名教授Fisher提交给国会的“国家健康报告”中提出，健康是财富的一种形式，并且Fisher界定了疾病所带来的损失，包括：①因为早亡而丧失的未来收益的净现值。②因为疾病而丧失的工作时间。③花费在治疗上的成本。

2. 卫生经济学发展 卫生经济学是经济学中比较新的分支，诞生于第二次世界大战后的资本主义国家。自20世纪50年代起，它作为一门独立的学科发展起来。20世纪60年代来，发达国家无论是个人医疗费用的支出，还是国家总医疗费用的支出，其增长幅度都超过了经济系统中其他多数商品和服务的支出。这种医疗支出的增长速度成为社会关注的热点问题。在这种背景下，卫生经济学越来越得到各国政府的重视，其中一些发达国家和国际组织为推动卫生经济学的发展发挥了重要作用。1996年在加拿大温哥华召开了第一届国际卫生经济学大会，提出了许多研究的新领域和课题，如健康及卫生保健的筹资问题，卫生保健的机会成本、卫生经济计量学进展以及健康效用指数的应用等，卫生改革与经济发展以及研究人群健康的微观模拟模型等，使卫生经济学的研究不仅注重微观水平的卫生资源配置，而且也注重宏观经济对健康的影响。

3. 卫生经济评价的意义

（1）提高资源的技术效率、配置和利用效率：对医学领域的各种服务的评价，如对应用各种新疗法、新技术和新药物的评价等，不仅要评价其安全性、有效性和社会影响，还要评价其经济性。医师在制定诊疗方案时，不仅要考虑到技术的先进性、有效性，还要考虑它的经济性和可及性。卫生经济评价通过最优化技术和供求分析方法，可以为医师选择最具成本效益的最佳诊疗方案提供指导。例如超声乳化白内障吸除术的成本-效果分析显示，该手术的切口小、手术时间短、病人痛苦少、无需住院以及快速复明的特点明显优于传统的白内障手术，可以将其作为高效、价廉的白内障复明手术来推广提供了有利依据。因此卫生经济学有助于新技术的开发、推广和利用，同时也能将有限的卫生资源发挥最大效益，确定资源配置的优先重点等。

（2）有助于卫生政策的制定：在卫生经济学评价的基础上，可以为制定合理的医疗服务价格提供信息依据，理顺医疗价格体系和补偿机制。同时将评估的信息转化为决策，通过管理决策运用到医学实践中，提高卫生资源合理配置和有效利用，充分发挥其经济效益和作用。

第二节 卫生经济学评价内容与步骤

（一）卫生经济学评价的基本要素

卫生经济学评价是指应用技术经济的评价方法，对卫生规划或治疗方案的制订、实施及产生的结果，从卫生资源的投入和健康结果产出等方面对备选方案进行分析和优选，提

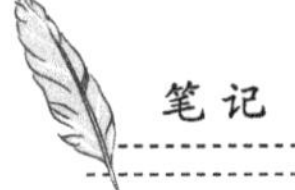

出评价和决策的依据，使有限的卫生资源得到合理的配置和有效的利用。因此，卫生经济学评价最主要内容是测量和分析投入和产出要素，以及分析和评价投入和产出之间的联系。

1. 投入的测量　投入是指为实施某方案所投入的全部人力和物力资源，主要使用成本(cost)来表示。成本是指在某项生产或服务过程中所消耗的物化劳动和活劳动的货币价值。它有两个要素，一是生产产品或提供服务的单位，二是消耗的货币价值，因此测算成本时首先要确定成本的核算对象。从消费者角度来看，成本是其购买一件商品或接受服务所支付的费用。医疗卫生服务的成本所包含的概念比较复杂，在诊治病人的过程中，不仅消耗医务人员的脑力和体力劳动，而且也消耗一定的物资资源。

医疗卫生服务的成本包括直接成本、间接成本以及无形成本三种形式。此外，在医疗卫生服务中还有机会成本和边际成本。

(1) 直接成本：指卫生服务的成本，它指专为提供医疗服务项目而发生的费用，包括直接医疗成本和直接非医疗成本。

1) 直接医疗成本：指卫生服务过程中用于预防、诊断、治疗疾病和保健的全部费用，如住院费、药费、诊疗费、检查费等，它是病人就医所直接消耗的成本。

2) 直接非医疗成本：指卫生服务过程中不是直接用于医疗服务的费用，但它是就医所必需的，如病人在就诊过程中的伙食费、交通费、住宿费等非医疗成本。

(2) 间接成本：指由于疾病而丧失的资源，是疾病所引起的社会成本，包括与伤残率和死亡率有关的成本，例如病假和疾病引起工作能力减退，长期失去劳动力或失去工作日所造成的损失。也包括因病损失的工资、奖金，以及丧失劳动力造成的误工产值。

(3) 无形成本：是指由于疾病所致的疼痛和死亡给家属带来悲痛等非经济上的损失。是一项很难测定的成本。

(4) 机会成本：在一定的卫生资源投入的前提下，选择一个诊疗方案可能会放弃其他的一些方案。所放弃的方案中最大效益就是所选择方案的机会成本。机会成本可以认为是做出一种选择而放弃另一个方案的实际代价，如在终末期肾病的治疗方案可以选择肾移植，就会放弃血液透析和腹膜透析的治疗方案，因此选择肾移植的机会成本就是这两个被放弃方案中成本较小的腹膜透析方案成本。

(5) 边际成本：是指在原有的卫生服务量基础上再增加或减少一个服务单位量所引起成本变动额，例如在某种疾病的诊疗过程中，随着病人数量的增加，其治疗成本发生变化。从表 9-1 所显示的资料中可以看出，随着治疗的病人数增加，某种疾病的治疗总成本有所增加，但其平均成本出现先下降后增加的趋势，当病人数为 6 和 7 时，平均成本达到最低 307 元，而边际成本在病人数从 3 人增加到 4 人，或从 4 人增加到 5 人，每增加 1 个病人其疾病治疗总成本增加最小为 130 元；病人数为 7 时平均成本与边际成本最接近，治疗方案最经济。

表 9-1　某种疾病治疗成本的分析

病人数	总成本	平均成本	边际成本
1	890	890	–
2	1200	600	310
3	1390	463	190
4	1520	380	130
5	1650	330	130
6	1840	307	190
7	2150	307	310
8	2640	330	490
9	3370	377	730
10	4350	345	980

笔记

2. 产出的测量 产出的测量主要采用效果，效益和效用三个指标来表示。

(1) 效果：效果包括广义的和狭义的效果，前者是指卫生服务产出的一切结果，后者是指能满足人们各种需求的有用效果。效果通常指狭义的效果，即卫生规划或卫生活动所获得的有用结果。在成本-效果分析中，效果更多地指由于防治疾病所产生的卫生方面各种直接结果的指标的变化，如发病率、死亡率的降低，治愈率、好转率的提高，人群中期望寿命延长等。

(2) 效益：效益是指健康结果以货币表现，即用货币表示卫生服务的有用效果。效益一般可以分为直接效益、间接效益和无形效益。

1) 直接效益：指实施某项卫生项目之后所节省的卫生资源。

2) 间接效益：指实施某项卫生项目之后所减少的其他方面的经济损失。

3) 无形效益：指实施某项卫生项目之后，减轻和避免了病人肉体和精神上的痛苦，以及康复带来的舒适和愉快。

(3) 效用：是指实施的卫生规划或开展卫生活动带给人们对健康水平和生活质量的满意程度。通常应用的效用指标包括质量调整寿命年（quality adjusted life years，QALY）和伤残调整寿命年（disability adjusted life years，DALY）。

1) 质量调整寿命年：指由于实施某项卫生规划而挽救了人的生命，或不同程度地延长了人的寿命。但不同的人延长的寿命质量是不同的，因此需将不同寿命质量的生存年数换算成相当于完全健康人的生存年数。

2) 伤残调整寿命年：指从发病到死亡所损失的全部健康寿命年，包括因早逝所致的寿命损失年和疾病所致伤残引起的健康寿命损失年两部分。是对疾病引起的非致死性健康结果与早逝的复合评价指标，用来衡量人们健康的改善和疾病的经济负担等。

（二）卫生经济学评价内容

1. 确定评价的目的和分析的角度 评价者事先必须明确研究的问题和目的。研究的目的不同，采取的评价方法也会不同，根据相应的情况可以选择部分评价或全部评价。评价的角度不同，其成本和结果也有所不同。评价者可以从不同角度进行分析，如注重治疗结果，或是从社会角度出发来进行分析。确定分析的角度很重要，因为它可以影响方案的实施和科学的决策。

2. 确定各种备选方案 要实现卫生规划或治疗目标可以采用不同的实施方案。究竟哪一种方案能够更好地评价资源的合理利用呢？研究者必须确定需要分析的每个方案，提出实施每个方案的最佳措施，主要包括对方案的具体内容、实施周期、经费预算、目标人群等进行分析，排除明显不可行的方案，以供比较，这对于卫生经济学的评价和决策很有意义。

3. 卫生项目的成本的估计 项目成本是指为实施这个项目所投入的全部人力资源和物质资源，包括公共支付和个人支付的部分，通常以货币来表示。例如某地准备实施白内障盲人的复明手术项目，准备在1年中免费为当地的白内障盲人实施手术。在这1年中，该项目所涉及的所有医务人员和其他工作人员的劳动（即报酬），所用的药材、手术设备和器械等，占用的房屋和场地等各项都属于该项目的投入，应该纳入测量范围。

4. 卫生项目产出结果的测量 卫生项目的产出是指经过实施该项目后所获得的成果。产出可以由效果、效益和效用等概念来表示。在测量项目的产出时，必须能够鉴别出其他活动相关的同种产出。由于同种产出可能通过多种方法达到，因此我们必须明确哪些产出确实是由于实施待评价的项目所产生的。例如某乡镇卫生院实施的房屋维修方案，共耗资40万元，项目实施后乡镇卫生院的年门诊人次增加了200人次。毫无疑问，房屋维修后乡镇卫生院设施条件得到改善，优良的就医环境可以吸引更多病人来就医。但是增加的200

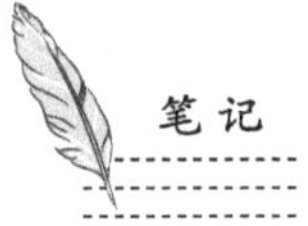
笔记

人次门诊量是否全都是实施该项目的产出，还需要进一步分析，应当要考虑到可能引起门诊人次增加的其他因素，包括医务人员技术水平的提高，该地某种疾病的暴发，人民生活水平的提高等因素，然后再确定并测量产出。

5. 贴现和贴现率　由于实施一个卫生项目可能会历经多年，因而对项目的评价往往会将多年的情况结合评价。不同年份的货币价值是不同的。贴现是将不同时点所发生的成本或效益分别按系统利率换算成同一"时间点"的金额过程。贴现率是贴现使用的利率。通过对项目的成本和效益进行贴现分析，会有利于不同项目之间的合理比较。

6. 敏感度分析　由于测量和计算过程中会存在一定程度的不确定性，敏感度分析主要对样本代表性及不同年份发生的成本以及主要研究指标如价格等因素进行敏感度分析，以便确定数据变化对临床决策的影响。如果数据有微小变动，就会影响评价结果，表明决策对数据十分敏感。如果数据有较大变动，仍然不影响评价结果，则表明该数据敏感度较小。通过敏感度分析可以评价改变假设条件和改变在一定范围内的估计值是否会影响结果或结论的稳定性，使研究者重视重要参数对评价结果的影响，尤其确定哪些因素可以影响分析的结论，从而便于对分析结果进行修正，并且在今后的研究中重点考虑这些因素。

（三）卫生经济学分析步骤

卫生经济学研究大多以"人群"为研究对象，因此卫生经济学评价在理论上应当在随机分组的、安慰剂对照的大样本人群中进行，但是这一设计要求在一些实际研究中，如药物治疗的费用效果比较中可能行不通。为此，有学者提出了开展卫生经济学研究的十个步骤（图 9-1）：

1. 明确要解决的卫生经济学问题。
2. 确立研究目的。
3. 确定用于比较的项目及其结果。
4. 选用正确的卫生经济学分析方法。
5. 根据分析结果确定所耗费用。
6. 鉴定资源。
7. 建立结果事件发生概率。
8. 应用决策分析。
9. 进行费用折扣分析或敏感分析或费用增量分析。
10. 发表研究结果。

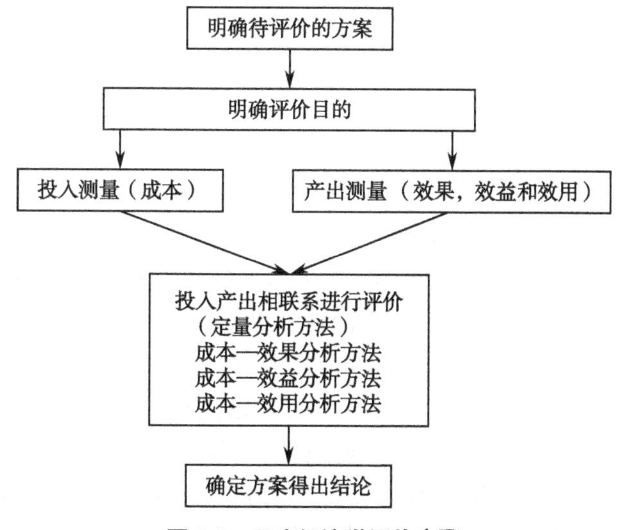

图 9-1　卫生经济学评价步骤

笔记

第三节 卫生经济学评价常用方法

卫生经济学评价所应用的方法、手段日趋繁多，根据不同分析方法所测得的结果并不相同。目前卫生经济学评价的方法主要有：成本 - 效果分析（cost-effectiveness analysis，CEA），成本 - 效用分析（cost-utility analysis，CUA），成本 - 效益分析（cost-benefit analysis，CBA）、决策分析、最小成本分析（cost-minimization analysis，CMA）等。

1. 成本 - 效果分析 成本 - 效果分析是卫生经济学中应用最早的评价方法之一，也是最常用的卫生经济评价方法之一。

（1）概念：成本 - 效果分析是将项目的成本与效果结合起来进行分析与评价。这一方法产出的测量采用效果来表示，适用于解决同一健康问题的不同项目之间的比较。

在成本 - 效果分析中，效果可以同时或分别使用中间指标或最终结局指标作为衡量指标。中间指标包括症状、危险因素或检查的结果，如眼压水平、血糖下降程度等，后者指由于疾病造成的伤残、死亡、生命延长等情况，常用发病率、死亡率、治愈率、伤残率、生活质量等指标来表示，如在高血压的治疗项目中，血压下降的百分率为中间指标，预防由于中风造成的伤残和死亡是健康的最终结局。

成本 - 效果分析的原则是选择成本尽量低，效果尽量好的项目。基本原则是当成本相等时，选择效果好的项目；当效果相等时，选择成本低的项目；成本效果均不等，选择获得单位效果所需成本最低的项目。成本效果分析的目的是寻找达到某一治疗效果时成本最低的项目。成本 - 效果分析适用于安全性和有效性不同的项目或治疗方案间的比较，成本采用货币单位表示，结果采用某种特定的治疗目标或采用非货币单位，如挽救的生命数、治愈的病例数、血压降低的程度来表示。具体分析时将成本和结果联系起来，采用单位效果所花费的成本，或者采用每一货币单位（每花费一元钱）所产生的效果来表示。必须注意的是，成本 - 效果分析不能用于产生不同健康后果的项目的比较。

（2）成本 - 效果分析的方法：成本 - 效果分析的基本思想是以最低的成本实现效果的最大化，其分析的基本方法为成本 - 效果比和增量成本 - 增量效果比等。

1）成本效果比（cost/effectiveness，C/E）：是成本 - 效果分析的一种方法，即延长 1 个生命年、挽回 1 例死亡、诊断 1 个病例等所花费的成本。成本效果比越小，就越有意义。主要用于两个或两个以上具有相同结果单位的项目比较。例如，一个治疗高血压的项目对 60 岁男性高血压病人的舒张压从 14.63kPa（110mmHg）降低到 11.97kPa（90mmHg），延长一个生命年花费的成本为 16 330 美元。另一个项目采用两种不同降血脂药物治疗高胆固醇血症项目，结果显示延长一个生命年花费的成本分别为 59 000 美元和 17 800 美元。可见前一个项目的经济效率更好。

2）增量成本 - 效果分析（incremental cost-effectiveness analysis）：是指分析一个项目比另一个项目多花费的成本与该项目比另一个项目多得到的效果之比。该方法能充分说明由于附加措施导致成本增加时，其相应的效果增加了多少，是否值得实施。

（新成本 − 旧成本）/（新效果 − 旧效果）= 增加的成本 / 每一个增加的效果

即 $\Delta C/\Delta E=(C_N-C_0)/(E_N-E_0)$ 式中 ΔC 表示两个项目的成本之差，ΔE 为两个项目的效果之差，ΔC/ΔE 为增量比，C_N 为新成本，C_0 旧成本，E_N 为新效果，E_0 旧效果。

例如，有一项治疗措施的成本为 3000 美元，可以挽回 2 年的生命，成本 / 效果比为 3000 美元 /2 个生命年 = 1500 美元 / 生命年。新措施的成本为 6000 美元，可以挽回 3 个生命年，平均比为 6000 美元 /3 个生命年 = 2000 美元 / 生命年。根据这些资料说明同样挽救一生命年，新措施比老措施的成本高。但是，老措施挽救的生命少，因此需要提出的问题是，您愿

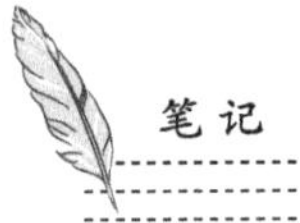
笔记

意付出多少钱来挽回一个生命年？通过增量分析，计算增量成本-效果比：

$\Delta C/\Delta E=(C_N-C_0)/(E_N-E_0)=(6000-3000)/(3-2)=3000$ 美元/生命年

为此，决策者就需要考虑是愿意多花3000美元在这一项目上提高1个生命年，还是将钱花在其他项目上。

增量成本-效果分析还可以比较不同领域的不同措施为提高1个生命年花的成本，从而作出决策。表9-2显示了对1000例某疾病进行诊断的成本-效果分析，分别计算平均成本-效果比和增量成本-效果比后，可以看到第3种方案优于第4种方案和第2种方案。

表9-2　诊断1000例某疾病的成本-效果分析

	成本(加元)	效果(诊断后成活2年的人数)	增量成本-效果比
局限的诊断A	761 000	110	-
局限的诊断B	7 348 500	110	∞
全面的检查A	2 737 000	115	395 200
全面的检查B	8 612 500	115	1 570 300

(3)成本-效果分析特点：成本效果分析可以提示理想的治疗项目或方案，不仅节省医疗费用的开支，更重要的是使药品得到合理使用，减少部分药源性疾病和药物不良反应的发生，将“合理”和“经济”融为一体。通常在发生以下情况后，可以考虑对治疗方案进行成本-效果分析：①与其他治疗方案相比，该方案疗效相同而且具有更少的成本。②比其他候选治疗方案具有较高成本，但是它更具额外的显著疗效，这部分成本的增加被认为是值得的。③比其他候选治疗方案具有较低的疗效，但是被认为不值得为提高疗效而花费更多的成本。成本-效果分析是国内应用得较多的卫生经济学研究方法。

(4)成本-效果分析实例：为了更好地了解成本-效果分析的方法，以下以“干眼症两种治疗方案的成本-效果分析”为例作进一步说明。

1)研究背景：干眼症是一种多因素引起的全球多发的眼病，发生率高，常常影响病人的正常工作和生活，目前对其有多种治疗方案。本例中对治疗干眼症的两种方案进行疗效观察和成本效果分析。

2)成本-效果分析中需要考虑的问题：①该研究的经济学评价角度。②每项方案的成本种类。③选择的主要测定结果和终点指标。④除主要测量结果外，有无其他测定结果。⑤测定结果的方法。⑥进行敏感性分析需要测定的参数。

3)主要设计：

①治疗方案的确定：甲组滴用玻璃酸钠滴眼液，乙组滴用右旋糖酐70滴眼液，两组均滴用左氧氟沙星滴眼液，滴药次数均为4～6次/日。同时两组均加服茴三硫片、维生素B_2、维生素B_1等药物。拟从社会经济学角度来评价两组选择的方案。

②病例选择：干眼症病人75例(150眼)，随机分为甲组38例(76眼)，其中男20例，女18例，年龄12～78岁；乙组37例(74眼)，其中男16例，女21例，年龄13～78岁。所有病例观察治疗时间均为45日。

③诊断标准及疗效判定：主观症状有干涩感、异物感、沙砾感、灼热感、视物模糊、视疲劳。客观检查采用泪液分泌试验(SIT)，重度：SIT< 5mm /5min，中度：5mm/5min≤SIT≤8mm /5min，轻度8mm /5min≤SIT≤10mm /5min；泪膜破裂时间(BUT)< 10s。疗效标准为，显效：主观症状基本消失，SIT延长≥2mm，BUT≥2s；有效：主观症状缓解，SIT延长< 2mm，BUT < 2s；无效：主观症状及客观检查无明显改善。

④成本计算：根据药物经济学原理，某一特定的治疗方案的成本(C)应当包括直接成本、间接成本和隐性成本，并以货币单位量化表示。直接成本包括药费、检查费等，间接成

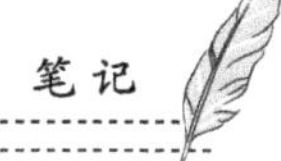

本包括因疾病导致的病人及其家庭的经济损失。在此只统计每组病人在整个疗程中的直接成本，除甲组滴用玻璃酸钠滴眼液和乙组滴用右旋糖酐70滴眼液外，两组其他用药是相同的，因此只考虑这两种对照的药品的费用。药品价格参照2005年市场零售价计算，玻璃酸钠滴眼液为39.00元/支，规格为5ml/支；右旋糖酐70滴眼液为13.80元/支，规格5ml/支。每毫升滴眼液按20滴计算，每日所需滴眼液为10滴，则甲、乙两组中每人每日需花费的滴眼液分别为3.90元和1.38元。滴用45日的花费为：$C_{甲}=3.9×45=137.50$元，$C_{乙}=1.38×45=62.10$元。

4）成本效果分析：

①两组治疗效果比较：表9-3显示了两组的疗效，经卡方检验，两组疗效的差异无显著的统计学意义。

表9-3 两组干眼症治疗的疗效

组别	眼数	疗效			
		显效 眼数(%)	有效 眼数(%)	无效 眼数(%)	总有效 眼数(%)
甲	76	48(63.16)	24(31.58)	4(5.26)	72(94.74)
乙	74	31(41.89)	35(47.30)	8(10.81)	66(89.19)*

*表示两组比较 $P>0.05$

不良反应：乙组发生不良反应2例(4只眼)，病人刺痛感强烈，终止治疗，按无效统计。

②成本-效果分析：两种治疗干眼症方案的成本-效果分析见表9-4。

表9-4 两种治疗干眼症方案的成本-效果分析

组别	总成本(C，元)	疗效(E，%)	成本-效果比(C/E)	增量-成本比(ΔC/ΔE)
甲	137.50	94.74	1.85	20.43
乙	62.10	89.19	0.70	

③敏感性分析：成本效果分析中的许多参数具有不确定性和潜在的偏倚。比如药品价格会随着物价指数及市场价格调节发生波动，因此需要进行敏感性分析。本研究敏感性分析的内容是将药品价格分别下降10%，通过计算得出敏感度分析结果(C/E)，乙组(0.63)低于甲组(1.67)。

5）讨论：在两组治疗方案中，甲组的费用高，产生的效果较好；乙组的费用较低，但效果较差。而增加效果需要增加病人的支出，这就应当考虑每增加一个单位效果所需的费用，即增长的费用-效果比(ΔC/ΔE)。在乙组的基础上要多获得1个效果单位，甲组只需花费20.43元；且乙组发生2例不良反应。综合考虑药物的有效性、安全性、经济性，使病人得到最佳的治疗效果和最小的经济负担，因此甲组治疗方案明显优于乙组。

2. 成本-效用分析 成本效用分析是卫生经济学评价的一种技术方法，其特点是注重卫生规划或卫生干预措施带来的健康效果的质量。如果说成本-效果分析是用天然的计量单位来衡量效果的，那么成本-效用分析的计量单位是人工制订的，旨在评估和比较提高生活质量所需费用的相对大小或质量调整寿命年限所需费用的多少，以此描述人们在提高健康水平时一定的费用所获得的最大满意程度。

(1) 相关的定义：

1）效用：是指一个人在占有、使用或消费某种商品或服务后而得到的快乐或满足。效用不仅指客观实体，也要考虑主观感受。效用的衡量受很多因素的制约和影响，如经济条件对效用的影响，一部分收入较高的人对特需医疗服务的需求较高，只有在享受到良好的

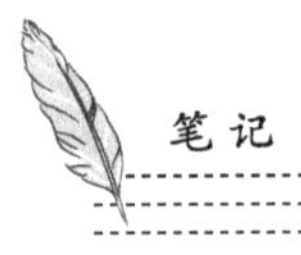

就诊条件时才能获得医疗服务的高效用，而农村或低收入人群即使享受基本医疗服务，也同样能获得很高的效用。

2）生活质量（quality of life，QOL）：生活质量是指对具有特定医学生物学特征的个人或人群的健康状况的客观和主观综合评价，主要包括生理状态、心理状态、社会交往、疾病特征、主观满意度等方面。生活质量的提出是为了全面评价疾病和治疗给病人造成的生理、心理和社会适应等方面的影响，它不仅评价客观的生理指标，而且综合考虑病人的主观感受和技能状况，成为健康效用评价重要技术方法。

生活质量的特性包括：①指标的多因素性，指生活质量的评价内容决定了测量指标多维性。②病人的自我评价。大多数指标是病人的自我评价。③生活质量的时变性。生活质量随着时间变化而变化，起始时间和基线水平是重要指标。④生活质量的主观性。由于测量的主观性，所测结果的准确性不高，应当在设计时有所注意。

3）成本 - 效用分析：是一种将各种卫生规划或卫生活动的实施方案的成本与效用联系起来考虑，从而比较、评价和选择适宜的方案的方法。该方法使用效用指标来表示方案的产出。由于各个方案的结果都使用一致的指标来表示，因此可以应用成本 - 效用分析来比较不同卫生项目。通常可以使用质量调整寿命年、伤残调整寿命、生命年数等来表示各个项目所获得的效用。

（2）成本 - 效用分析应用条件：

1）当生活质量是最重要的预期结果时：例如在比较青光眼治疗的不同方案时，预期结果并不是治疗对死亡率的影响，而是不同方案对病人的生理功能、心理状态和社会适应能力的改善情况——即生活质量的提高。

2）当备选方案同时影响死亡率和患病率时：当评价治疗方案同时影响死亡率和患病率，即生命的数量和质量时，评价者希望将两者效果采用同一个指标来反映，此时宜用效用指标进行分析。

3）备选方案有不同的预期结果，但是需要采用同一指标来比较时：如果对三项防治青光眼的方案，如开展青光眼筛检、开展青光眼治疗以及青光眼预防进行比较时，由于预期结果各异，不能采用相同的自然单位指标来进行。选用成本 - 效用分析则可以进行比较。

（3）成本 - 效用分析方法：成本 - 效用分析中的成本采用货币表示，效用为项目获得质量调整寿命年。质量调整寿命年（quality adjusted life years，QALYs）是疾病致死性结果和非致死性结果的综合测量，试由早死导致的时间损失和伤残所致的时间损失相结合而成综合性指标。质量调整寿命年的计算是指用生活质量的效用值为权重的生活年数，用健康满意的生活年数来衡量生存状况，将生命数量的增加（死亡率下降）和生活质量的提高（患病率的下降）结合到一起评价。

生活年数是指从出生到死亡的时间数量；而生活质量则是人在生与死之间每一时点上的质量，成本 - 效用分析的关键是要测算出生活质量及其效用值。“效用”是衡量质量的尺度，其取值范围在 0～1 之间，0 代表死亡，1 代表完全健康。

一般效用的评价有 3 种常用方法：等级目标法、标准博弈法和时间权衡法。不同健康状态的效用值是不一样的，对于质量调整寿命年，其重点在于确定和选择健康状况的质量权重。如对病人的生理或心理功能进行评分调查，按照价值（效用）给分，0 代表死亡，1 代表完全健康，表 9-5 提供了部分生活质量的权重值。

成本 - 效用分析的评价指标是成本 - 效用比，它表示项目获得每个单位的质量调整寿命年所消耗或增加的成本量，成本效用比值越高，表示项目效率越低，反之成本效用比值越低，表示项目效率越高。这样可以对不同项目的效率做出评价。

笔记

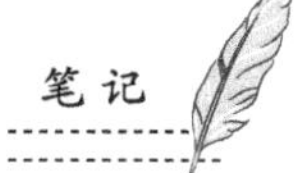

表 9-5 不同健康状况的权重值

健康状况	效用值	健康状况	效用值
健康	1.00	盲、聋、哑	0.39
绝经期综合征	0.99	长期住院	0.23
轻度心绞痛	0.90	义肢、失去听力	0.31
中度心绞痛	0.70	死亡	0.00
重度心绞痛	0.50	失去知觉	<0
焦虑、孤独	0.45	四肢瘫痪	<0

（引自 Torrance，1987，WHO）

世界银行对于改善健康的状况一般使用质量调整寿命年或失能调整寿命年来计量，这两种评价方法都十分重视产出结果的质量指标。例如，卫生部世界银行贷款第 8 个项目请哈佛大学疾病负担小组进行的中国 1990 年疾病负担，采用成本效用分析方法，以失能调整寿命年为测算指标，分析测算了中国结核病项目开展情况，指出遵循正确的结核病治疗方案和标准重要性。如遵循正确的结核病治疗方案，其成本效用是每获得 1 个 QALYs 需要 2000 元以上，而不规范结核病治疗方案，治疗成本达 1000 元人民币，但治愈率低于 50%，结果说明：过度的、间歇的、不合理的结核病治疗，外延效应很低，很多病人变成了慢性传染性携带者。

Kristinasen 等对挪威基地人群胆固醇规划的经济评价研究发现，人群干预措施降低胆固醇获得 1 个 QALYs 花费 10 英镑，进行个体饮食干预每获得 1 个 QALYs 花费 100 456 英镑，进行个体饮食干预加上药物干预每获得 1 个 QALYs 花费 125 860 英镑，表明人群干预方案措施效率远高于个体干预，提出健康教育的重要性。

（4）成本 - 效果分析与成本 - 效用分析的比较：从某种程度上讲，成本 - 效果分析与成本 - 效用分析有较多相似之处，二者均以货币数来衡量成本，用“临床指标”作为衡量最终治疗结果的参数。不同的是成本 - 效果分析的效果为临床治疗结果指标，成本 - 效用分析的临床治疗结果却与生活质量密切相关。因而成本 - 效用分析常用于评价那些延长生命但伴有严重副作用的医疗项目，如癌症病人的治疗方案，以及那些只降低发病率而不是死亡率的医疗项目，如关节炎的治疗方案。由于成本 - 效用分析中的结果测量指标较难量化，因此目前在临床上使用得相对较少。

3. 成本 - 效益分析（cost-benefit analysis，CBA） 成本 - 效益分析是将医疗服务的成本和效果都用货币单位来表示，用相同的单位来分析所花的成本是否值得。常用效益成本比或净效益来表示。

成本 - 效益分析最早是从公共部门投资的评估而发展起来的，它是一种费用和结果均以货币单位进行测量与评估，并据此计算和比较钱数得失的净值或费用与效益比值的经济学分析方法。其中，费用包括药物治疗的直接费用（如就诊费、检查费、药费和病床费）和因病所派生的间接费用（如陪护费等）。效益是以货币金额表示实施某一方案后所产生的最大愿望或预期结果的价值，例如药物使病人早日康复后所节省的费用和因恢复工作所创造的财富等，即以钱数来衡量药物治疗的效果。可见，成本 - 效益分析可以比较费用和效益的相对高低（两者之差或比率），药物治疗是否有价值取决于所产生的效益是否超过所消耗的费用，当效益大于费用时则可以认为该方案可行。因此，成本 - 效益分析的优点在于它可以对不同治疗方案间的效益和费用的值进行直接比较，为选择最佳治疗方案提供依据。

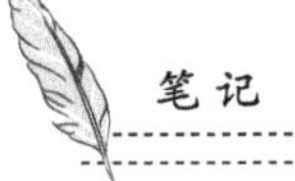
笔记

成本 - 效益分析能使具有多重结果的不同项目之间进行比较。进行效益比较时有三个明确的指标：效益／成本（B/C）、净剩价值和投资回收率［（效益－成本）／成本］。就一个项目来说，只有当效益／成本率≥1时，才可以接受；当多方案比较时，按照成本比率大小的顺序排列，比率高的方案为优选方案；净剩价值为正数时，方案有益；投资回收率所得比值越大，此方案越有益。

进行成本－效益分析的先决条件是：①能明确区分不同治疗方案。②能够在两种或多种方案中选择。③能够测量每个治疗方案的最终结果。④能够给所有结果以货币单位定价。⑤能够测量实施每种治疗方案的成本等。如果某些效益难以用金额表示，则不应采用成本－效益分析方法。

4. 临床决策分析

（1）概念：医师在临床工作中需要对病人的诊断和疗做出决策。决策是指人们为了达到一定的目标而选定行动方案并付诸实施的过程。决策有科学决策和经验决策之分，前者是采用科学的方法与技术进行分析，从同一目标的几个方案中选择最优方案的过程，后者是在过去同类事件的经验基础上所作的决策。在临床决策中，经验是医师很重要的能力，但是有一定局限性。医学文献能为医师们所关心的问题提供证据，但是一些文献并没有在相关治疗的风险和获益方面进行分析，使得这些措施的疗效和远期预后常常具有不确定性和不可预测性。近年来，已经提出了一种新的计量决策方法学——临床决策分析（clinical decision analysis，CDA）它是在充分评价不同临床方案的风险和利益后，选取一个最佳方案，来帮助医师选择诊断试验，挑选治疗方案，以便提高医疗质量。这是一种最大限度地减少临床失误的科学方法。

（2）临床决策的方法：临床决策分析分为定性分析法和定量分析法，常用的是定量决策分析法，可以用来分析临床问题，也可以进行经济学分析。常用的方法有决策树模型（decision tree model）分析法和阈值（threshold）分析法。

1）决策树模型分析法：决策树模型分析法主要用以解决风险型决策问题，通过风险分析为临床医师提供决策依据。这种分析法将临床决策的各个备选方案和思路通过决策树图形表达出来，使整个决策思路过程更加清晰明确、直观条理化，从而比较各种方案的预期结果而进行决策。

决策树模型分析过程有以下六个步骤：

A．明确决策问题，确定备选方案：对于一个临床事件，并不是一开始就将所有的方案都作为决策树所要使用的方案，而是在排除部分不可能的假设之后来确定备选方案，备选方案一般为2～4个为宜。

B．做出决策树的基本结构：决策树由3种不同节点构成：①决策节点：通常用方框“□”来表示，表明决策分析由此开始。从决策节点引出的分支，表示各个备选方案，一般要在分支上写出具体方案。②方案节点：用“○”表示，用字母或数字在圆圈内标明方案代号，即它表明某个具体方案。从方案节点引出的分支叫做状态分支（又称概率分支）。③结果节点：用“△”标志，表示在某个方案中的某种自然状态下概率的终结。

C．明确各种结局可能出现的概率：可以从类似的文献中查找相关的概率，也可以根据临床经验进行推测，在状态分支上标出该自然状态的具体内容及其发生的概率，各概率相加的和必须为1.0。

D．确定相关临床结果，如效用值、期望寿命、费用、生存率的度量方法。在进行决策分析时应该为每一个最终结局确定合理的效用值、期望寿命、费用、生存率等，将各个结果的损益值写在表示结果节点的三角形右侧（数字表达）。效用值是病人对健康状态偏好程度的测量，通常用0～1的数字表达，一般最好的健康状态设定为1，死亡设定为0。

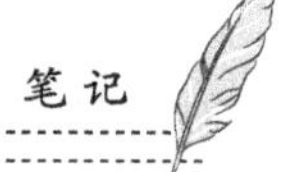

E．计算每一个备选方案的期望值，选择期望值最高的备选方案作为决策方案。一旦数

据收集完毕并编辑为特定的模型参数，接着就是分析结构树。计算树状态结构的每一路径的期望值，其方法是从"树尖"开始向"树根"方向进行计算，将每一个方案所有不同状态的效用值与其发生概率分别相乘，总和为该方案的期望效用值。

F. 决策方案的选择。决策树分析的结果要在决策节点处对决策方案做出比较和选择，把没有选中的方案删除。同时，分析者应当意识到决策树的每一治疗策略事件概率均受不确定因素的影响。因此，在评估时还应当运用一种称为"敏感性分析"的技术对其不确定性进行检验，也就是判断当概率增加或减少时其结果变化如何，可以检测特定模型中某一变化对决策分析可靠性程度的影响。决策树模型示意图见图 9-2。

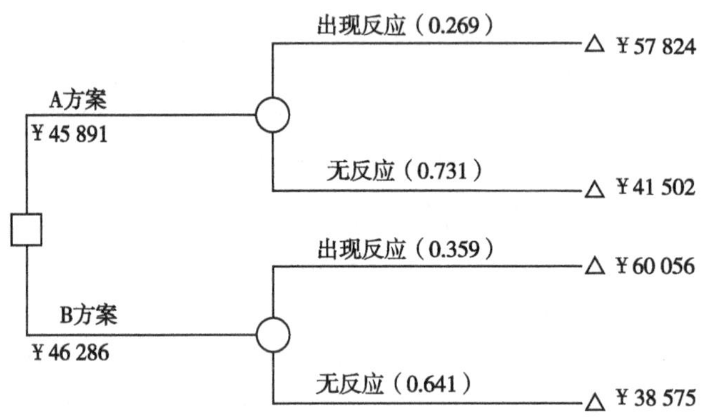

图 9-2 某治疗方案的决策树模型

下面通过案例分析来说明决策树模型分析法的应用：

某病人女性，68 岁，青光眼病史 20 多年，因原发性闭角型青光眼施行小梁切除术 12 年。术后一般情况良好，无眼痛等症状。近 1 年来视力明显下降，行动不便，2 天前出现头痛、呕吐等症状。检查时发现视野管视。病人有高血压病史，6 个月前因心肌梗死住院治疗，现已恢复，但偶有心绞痛发作。临床诊断为闭角型青光眼急性发作。再次手术能够获益，但也有很大风险。对其治疗提出以下三种备选方案：

①进行小梁切除术。假定选择该手术可能性为 35%。若通过手术取得较好的效果，如视野稳定的可能性为 80%，但效果差的可能性如视野缺损增加为 15%。同时由于患有心血管疾病，进行手术时死亡危险的可能性设为 5%。

②进行房水引流装置植入术。假定选择这种手术可能性为 65%。若通过手术取得成功的可能性为 60%，但效果差的可能性为 30%。同时由于患有心血管疾病，而且手术比小梁切除术要复杂，估计在术中发生死亡危险的可能性为 10%。

③不选择手术，仅以药物进行治疗。病人维持现状的可能性为 20%，病情加重而失明的可能性为 80%。

我们采用决策树分析法，与病人一起讨论确定健康状态的效用值：手术成功能减少视野缺损的效用值为 1.0，死亡为 0，手术效果差为 0.25，病情保持不变为 0.4，病情加重为 0.2。其决策树见图 9-3。

假设已知各分支事件发生概率，从右向左，依次计算每一个节点及各分支事件发生概率值与该事件结局效用值的乘积，其和为该机会结的预期效用值。

A1 结的预期效用值 $=0.8\times1.0+0.15\times0.25+0.05\times0=0.795$

A2 结的预期效用值 $=0.54\times0.6+0.27\times0.3+0.10\times0=0.607$

A 结的预期效用值 $=0.35\times0.795+0.65\times0.607=0.672$

B 结的预期效用值 $=0.20\times0.4+0.80\times0.20=0.24$

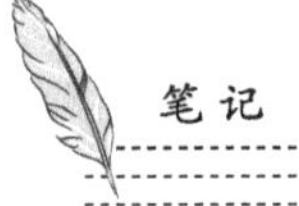

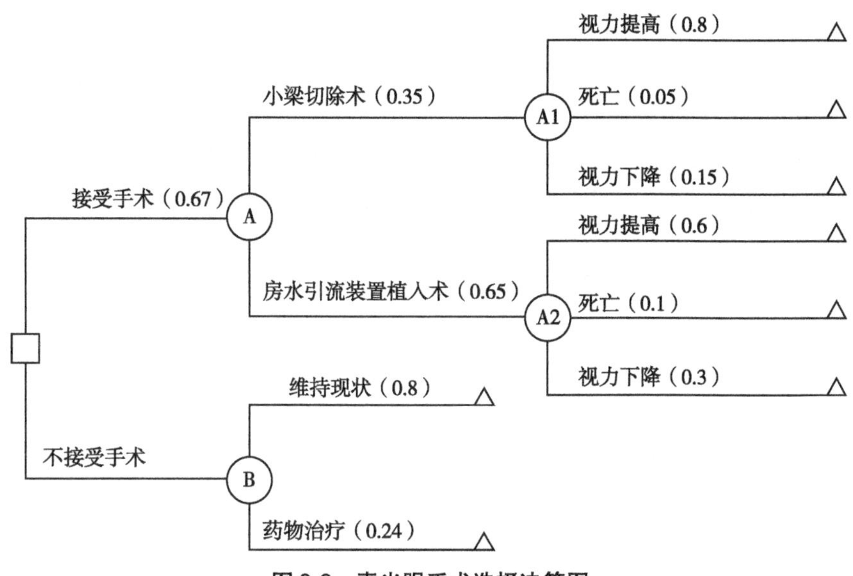

图 9-3　青光眼手术选择决策图

A 结的预期效用值表示病人如果接受手术时可能达到的生活质量；B 结的预期效用值表示病人如果不接受手术时可能达到的生活质量；两者比较，显然前者为最佳决策方案。

决策树分析法为更好地理解某一临床决策提供了有力的技术保障，当临床试验数据不能明确地回答某一临床问题时，当多种治疗方法的风险和获益存在差异时，当临床决策者既关心临床效果又关心费用时，决策分析是一个很有用方法。但是，决策分析推荐的临床方案是否符合实际，其结果是否适用于自己的病人，要结合具体情况作出临床决策。

2）阈值分析法：是指无法估计对某些诊断或治疗的多个决策方案的可能结果的发生概率时，将其治疗的价值、概率和风险性予以量化而进行的分析。

临床上处理病人时常常会遇到这些情况：①不必作检查，也不必治疗，暂时观察。②先做检查，根据其结果酌情处理。③不用检查，直接给予治疗。④已作各方面检查，但仍然难以确诊。对病人是否作进一步治疗，目前往往靠医生的经验。现介绍阈值分析法来判断是否给予治疗，这样所得结果会更加全面和准确。

使用该法的前提是：只考虑一种疾病，病人有患有该病的可能性，但是虽经各种检查，目前仍然难以确诊。现有一种疗效肯定的治疗方法可供采用。如果不及时进行治疗，有发生并发症的危险，而给予治疗就肯定会带来好处。应用阈值分析法的原理是：如果病人患某病的概率大于治疗阈值，则应当给予治疗；如果该病概率小于治疗阈值，则可以暂不治疗，进行进一步检查。

由此可见，医师在作出临床决策之前要设法了解各种状态下发生的概率，从而使其所采取的策略更为合理。目前，临床决策分析仍处于起步阶段，临床医师一般习惯于根据自己的知识、经验和习惯来作出临床决策。随着计算机在临床的应用日益普遍，临床信息的贮存和处理在各医院广泛开展，将使临床决策分析会得到不断完善和发展。

5. 最小成本分析（cost-minimization analysis，CMA） CMA 是成本 - 效益分析的特例，是指在某种疾病的几种效益相等的治疗方案中，选出费用最低的方案的一种分析方法。

进行最小成本分析时，需要确定假定的或者已经证实安全性和有效性的等价标准，然后比较两种或两种以上的不同治疗方案。成本以金额来计量，而结果被假定为相等，或者经过验证，表明差异无显著意义的，因而不需要进行比较。这种分析方法的主要目标是确定在治疗效果相等的情况下选择治疗成本最低的一种。需注意的是，最小成本分析只提示某个方案与其他方案相比所能节省的费用。

6. 敏感度分析 由于卫生经济评价分析中部分变量的变化，如费用，研究人员需要采纳某些假设或估算数据，以更好评价医疗服务应用的成本效果。敏感度分析就是为了验证不同假设或估算数据对结果的影响。

卫生经济学分析过程错综复杂，很多难以控制的因素对分析结果都有影响，于是敏感度分析对于卫生经济学研究结果的可信度至关重要，可以说没有敏感度分析的研究结果是不完整的。

7. 卫生经济评价应注意问题 由于卫生经济学研究中使用的参数大多数是“软指标”，其研究结果的合理性将直接影响到临床治疗决策的科学性。因此，专业人员在评价或应用卫生经济学评价需要考虑以下方面问题。

（1）卫生经济学评价的操作与应用不仅仅是一个技术上的定量分析问题，而且与人群和国家的价值取向、国家和卫生行业的整体规划密切相关。

（2）卫生经济学评价有一定的分析角度。分析角度对理解一项研究的结果非常重要，应该首先确定分析评价的角度。

二维码 9-1
扫一扫，测一测

（3）卫生经济学评价受时间的影响，生命和金钱都具有时间价值，应该予以贴现，以便于比较。

（4）卫生经济学评价应该进行敏感性分析。

（姜丽萍）

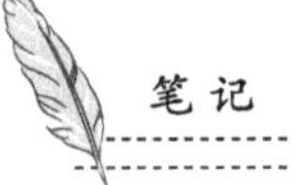

第十章

盲和视觉损伤

本章学习要点

- 掌握：盲和视觉损伤的标准；我国视力残疾的标准。
- 熟悉：全球和我国盲和视觉损伤的状况和发展趋势。
- 了解：视觉 2020 行动的目标和防治的重点眼病；我国开展防盲治盲工作的情况。

关键词 盲 视觉损伤 视觉 2020 行动 眼健康

第一节 概 述

大多数眼病会导致视觉器官的损伤和功能丧失，对病人的日常生活和工作能力造成很大影响，甚至完全丧失。盲和视觉损伤不但对病人造成巨大痛苦，也会加重家庭和社会的负担，产生严重的社会和经济方面的不良后果，因此眼科医师和视光学工作者积极开展防盲治盲和眼病防治具有重要的意义。防盲治盲既是公共卫生事业的一部分，也是眼科学和视光学的重要组成部分。眼科学和视光学的主要任务是向大众提供高质量的眼保健服务，目标是防盲复明，提高视觉质量。眼视光学工作者应当在防盲治盲中发挥重要的作用。当一些眼病造成视觉器官损伤时，进行及时、准确的药物、手术或光学的治疗可以减轻或防止病人的视功能损伤。当病人已经有了视功能损伤时，给予各种助视装置可以增强他们日常生活和工作的能力。对盲和视觉损伤病人加强康复培训，可以增强他们适应社会经济发展的能力。此外，开展防盲治盲工作还有一些特殊的任务，包括对盲和视觉损伤进行流行病学调查，了解盲和视觉损伤的主要原因，研究主要致盲眼病的预防和治疗方法，对盲和视觉损伤的防治进行规划、组织和实施等。目前，防治盲和视觉损伤已是全球和我国主要的公共卫生课题之一。

第二节 盲和视觉损伤的标准

（一）世界卫生组织 1973 年制定的标准

由于各国的社会经济发展状况并不一样，长期以来各国采用的评价盲和视觉损伤的标准和方法也不一致，这对盲和视觉损伤的流行病学研究、防盲治盲工作的开展和国际交流造成了困难。世界卫生组织于 1973 年提出了盲和视觉损伤的分类标准（表 10-1），并鼓励所有国家的研究和临床工作者以及有关机构采用这一标准。这一标准将盲和视觉损伤分为五级，规定一个人较好眼的最好矫正视力<0.05 时为盲人，较好眼的最好矫正视力<0.3、但≥0.05 时为低视力者。该标准除了考虑视力状况之外，还考虑到视野状况，指出不论中心视

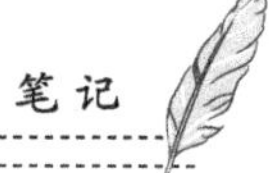

力是否损伤，如果以中央注视点为中心，视野半径≤10°、但>5°时为3级盲，视野半径≤5°时为4级盲。我国于1979年第二届全国眼科学术会议上决定采用这一标准。

表 10-1 视觉损伤的分类（世界卫生组织，1973）

视觉损伤		最好矫正视力	
类别	级别	较好眼	较差眼
低视力	1	<0.3	≥0.1
	2	<0.1	≥0.05（指数/3m）
盲	3	<0.5	≥0.02（指数/1m）
	4	<0.02	光感
	5	无光感	

在国际疾病分类中，又将盲分为双眼盲和单眼盲，将低视力分为双眼低视力和单眼低视力。如果一个人双眼最好矫正视力都小于0.05，则为双眼盲；如果一个人双眼最好矫正视力都小于0.3、但大于或等于0.05时，则为双眼低视力。这与世界卫生组织标准是一致的。如果一个人只有一只眼的最好矫正视力小于0.05，另眼大于或等于0.05时，则称为单眼盲。如果一个人只有一只眼的最好矫正视力小于0.3、但大于或等于0.05时，另眼大于或等于0.3时则称为单眼低视力。按这种规定，有些人同时符合单眼盲和单眼低视力的标准。在实际统计中，这些人将归于单眼盲中，而不归入单眼低视力中。

实际上，对盲人的定义并不特别严格。1999年世界卫生组织曾指出，盲人的定义是指因视觉损伤不能独自行走的人，他们通常需要职业和社会的扶持。由于各国社会经济状况不同，采用的盲和视觉损伤的标准也有所不同。目前，一些国家采用下列有关视觉损伤的标准：①视觉正常者：双眼中较差眼的视力≥0.3者；②视觉损伤者：双眼中较差眼的视力<0.3、但≥0.1者；③单眼盲者：双眼中较差眼的视力<0.1，较好眼的视力≥0.1者；④经济盲者：双眼中较好眼的视力<0.1者，但≥0.05者；⑤社会盲者：双眼中较好眼的视力<0.05者。对于这种分类方法，我们在阅读文献、进行国际交流时应当予以注意。

（二）世界卫生组织2009年制定的标准

上述的盲和视觉损伤的标准是采用最好矫正视力来判断的。这一定义有利于以统一的、可比较的方式收集人群为基础的盲和视觉损伤的资料。但是制定这一标准时世界上盲的主要原因是沙眼、河盲、维生素A缺乏，并没有考虑到未矫正的屈光不正也是视觉损伤的重要原因。研究表明，未矫正屈光不正引起视觉损伤的问题广泛存在，矫正屈光不正是很有成本效益的干预措施，是全球根治可避免盲的视觉2020行动中应当重点控制的眼病。如果采用世界卫生组织1973年制定的标准将会漏掉大量的未矫正屈光不正。相当多的屈光不正病人并没有配戴矫正眼镜，他们的视力是低于正常的，对日常生活和工作有一定程度的影响。如果我们在确定他们的视力状况时只采用最好矫正视力，就会忽视他们日常生活中视力低于正常的实际状况。世界卫生组织注意到这种情况，于2003年9月在日内瓦召开了"制定视力丧失和视功能特征标准"的专家咨询会议，制定了新的视觉损伤分类标准。2009年4月第62届世界卫生大会（World Health Assembly，WHA）通过了"预防可避免的盲和视觉损伤的行动计划"，认可了提出的盲和视觉损伤的定义和分类（表10-2）。与世界卫生组织1973年的视觉损伤分类相比，新的盲和视觉损伤分类标准有以下几点重要的修改：

（1）以日常生活视力（presenting visual acuity，PVA）代替"最好矫正"视力。日常生活视力是指一个人在日常的屈光状态下所拥有的视力。它可以指以下几种情况：①如果一个人平时不配戴眼镜，则将其裸眼视力作为日常生活视力。②如果一个人平时配戴眼镜，不论这副眼镜是否合适，则将配戴这副眼镜的视力作为日常生活视力。③如果一个人已配有眼

笔记

镜，但他在日常生活中大部分时间内并不戴用，则以其裸眼视力作为日常生活视力。

（2）以中、重度视觉损伤代替“低视力”。这是因为在世界组织的其他文件中指出低视力者是指：“一个人即使进行了治疗和标准的屈光矫正后，视功能仍有损伤，视力为小于 0.3 至光感，或者以注视点中心，视野半径小于 10°，但是他可以应用，或者有潜力应用他的视力进行有计划的活动和完成任务”，显示这种定义与以往视觉损伤分类中的低视力标准是不同的。为了避免发生混乱，则在视觉损伤的分类中不再应用。

这一新的视觉损伤分类改变了全球和我国对盲和视觉损伤的估计，值得重视。

表 10-2 视觉损伤的分类（世界卫生组织，2009）

类别	日常生活视力	
	低于	等于或好于
0 级，轻度或无视觉损伤		0.3
1 级，中度视觉损伤	0.3	0.1
2 级，重度视觉损伤	0.1	0.05
3 级，盲	0.05	0.02*
4 级，盲	0.02*	光感
5 级，盲	无光感	
9 级	不能确定或不能检查	

（三）我国视力残疾的分级标准

视力残疾是指各种原因导致双眼视力低下或视野缩小，并且不能矫正，以致影响其日常生活和社会参与。视力残疾包括盲和低视力。视力残疾按视力和视野状态分级，其中盲为视力残疾一级和二级，低视力为视力残疾三级和四级。视力残疾均指双眼而言，若双眼视力不同，则以视力较好的一眼为准。如仅有单眼为视力残疾，而另一眼的视力达到或优于 0.3，则不属于视力残疾范畴。视野以注视点为中心，视野半径小于 10°者，不论其视力如何均属于盲。国家于 2011 年公布了视力残疾的国家标准（表 10-3）。这一视力残疾的分级标准的制定是根据我国目前的社会经济发展状况，参考了世界卫生组织有关视觉损伤和残疾分类标准制定的，作为我国残疾人的评定标准。

表 10-3 我国视力残疾的分级

级别	视力或视野
一级	无光感～<0.02；或视野半径小于 5°
二级	0.02～<0.05；或视野半径小于 10°
三级	0.05～<0.1
四级	0.1～<0.3

第三节 全球盲和视觉损伤的概况

1. 盲和视觉损伤的发生情况及原因 盲和视觉损伤是世界范围内严重公共卫生、社会和经济问题。虽然不可能精确地估计全球的盲人数，但世界卫生组织为此做了大量工作，多次报告了全球的盲人数。1972 年，世界卫生组织报告全球盲人数为 1000 万～1500 万人，但意识到这是一个低估的数字。1978 年世界卫生组织估计全球盲人数为 2800 万人。1984 年又估计为 3100 万人。1990 年估计为 3800 万人。从 1978 年到 1990 年的 12 年间，全球盲人数增加了 1000 万人。2002 年，世界卫生组织又估计全世界视觉损伤的人群为 1.61 亿人。

笔记

其中3700万是盲人，1.24亿人为低视力者。全球盲人患病率为0.7%。发展中国家的情况更为严重，全世界90%的盲人生活在那里。大约60%的盲人生活在非洲下撒哈拉地区、中国和印度。2012年，世界卫生组织再次公布了根据2010年的资料所总结的全球盲和视觉损伤的状况，共有盲人3900万人，低视力2.46亿人，视觉损伤人数总计达2.85亿人。在全球盲的原因中，白内障占盲人总数的51%，青光眼占8%，年龄相关性黄斑变性占5%，儿童盲占4%，角膜盲占4%，屈光不正占3%，糖尿病视网膜病变占1%。在全球包括盲在内的视觉损伤的原因中，未矫正屈光不正占42%，白内障占33%，青光眼占2%，年龄相关性黄斑变性、沙眼、角膜混浊、糖尿病视网膜病变和儿童盲分别占1%。

就致盲原因来说，可以将盲分为可避免盲和不可避免盲两大类。可避免盲是指通过及时应用现有的足够知识和恰当措施，有些致盲性眼病就能得到预防或控制，例如沙眼和盘尾丝虫病（河盲）；有些致盲性眼病能通过成功的治疗而恢复视力，例如白内障。不可避免盲是指应用现有的知识和治疗手段，还不能够预防和治疗的眼病，例如视网膜色素变性等。根据世界卫生组织估计，通过眼保健教育和加强眼保健工作，全球80%的盲人是可以避免的。只有20%的盲和视觉损伤目前尚无有效的预防和治疗方法，但是通过低视力保健和康复治疗，可以使他们得到程度不等的帮助，以便提高生活质量，适应社会发展的需要。

2. 引起盲和视觉损伤的主要危险因素

（1）老龄化：不同年龄的人群中盲和视觉损伤的患病率明显不同，老年人群中明显增高。根据全球2010年的资料，就全球来说，0～14岁人群中盲患病率仅为0.08%。在15～49岁人群中盲患病率为0.16%，而在50岁及以上人群中盲患病率增加到2.4%。

（2）性别：女性的盲和视觉损伤的患病率高于男性。就全球范围来说，盲人中64%为女性，36%为男性。这种状况可能与全球许多地方的妇女不能得到公平的眼保健服务有关。

（3）社会经济发展状况：盲和视觉损伤的患病率与社会经济发展状况密切相关。一般地说，在社会经济发展状况差的地区，由于卫生条件差，营养缺乏，以及一些寄生虫病的流行，使沙眼、维生素A缺乏和河盲等眼病大量发生，导致盲和视觉损伤的患病率明显增高。同时由于社会经济发展的限制，眼保健设施缺乏，眼保健服务质量不高，许多贫穷的人得不到公平的医疗服务，导致一些眼病不能及时治疗。即使在一个国家内部，由于社会经济发展状况不同，不同地区盲和视觉损伤的发生情况也有相当大的差别，因此用平均数来表示一个国家的盲和视觉损伤的患病率，有可能难以反映这个国家的实际状况。就全球来说，发达国家的盲患病率约为0.3%左右，而在发展中国家为0.6%以上。发展中国家老年人群盲患病率增高更为明显。不同经济地区盲的主要原因明显不同，经济发达地区为年龄相关性黄斑变性、糖尿病性视网膜病变等，而发展中国家以年龄相关性白内障和感染性眼病为主。

3. 盲和视觉损伤的发展趋势 全球盲和视觉损伤的人数随着人口数增加和老龄化加剧会继续增加。估计2020年的全球人口数将从现在的60亿增加到80亿。2020年45岁以上人群将从现在的10亿增加到20亿。这种人口变化的趋势必将急剧增加全球盲人数，尤其在发展中国家中。估计到2020年，全球盲人数将比现在增加一倍。另一方面，随着社会经济的发展，防治盲和视觉损伤项目的开展，以及眼科医疗服务能力的提高，也在不断地减少盲和视觉损伤者。

第四节 “视觉2020”行动

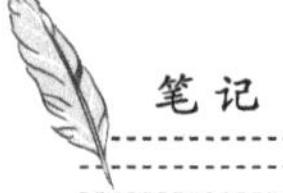
笔记

近几十年来，世界卫生组织等国际组织和各国政府已经为防盲治盲做了大量工作。为了尽快减少全球的盲人负担，世界卫生组织、一些国际非政府组织联合于1999年2月17日在日内瓦发起“视觉 2020，享有看见的权利”行动，目标是在全球范围内加强合作，于 2020 年根治可避免盲。这一全球行动的新内容包括：①2020 年前根治可避免盲的共同目标将使全球所有的防盲治盲合作伙伴共同地工作。联合的宣传活动将有助于提高全球对于盲的认识，动员各方面的资源防治可避免盲。②在已经取得的国际和各国防盲工作经验的基础上，“视觉 2020”行动将进一步加强和发展初级健康保健和眼保健，来解决可避免盲的问题。③这一行动将寻求更广泛的区域合作，最终建立全球的伙伴关系来解决眼保健问题。

“视觉 2020”行动将通过下列几方面的努力来解决可避免盲：①预防和控制眼病；②培训眼保健人员；③加强现有的眼保健设施和机构；④采用适当和能负担得起的技术；⑤动员和开发人力和财力资源用于防治盲人。

“视觉 2020“行动将通过四个五年计划来实施。第一个五年计划开始于 2000 年。其余三个计划分别开始于 2005、2010 和 2015 年。“视觉 2020”的第一步行动是开展全球性活动，提高人民和政府对盲所产生社会影响的认识，并动员其承担根治可避免盲的长期的政治和专业方面的义务。

已经确定白内障、沙眼、河盲、儿童盲、屈光不正和低视力等五个方面作为“视觉 2020”行动的重点。这样的选择是基于“视觉 2020”行动开始前这五种眼病在盲人负担中所占的比例，以及对它们进行防治的可行性和可负担的能力。随着“视觉 2020”行动在全球的进展，现在已将原发性青光眼和糖尿病视网膜病变也作为防盲的重点，而沙眼和河盲的防治已经取得了重大进展。

1. 白内障　是全球首位致盲原因，因此是最优先考虑解决的眼病。估计目前有 2000 多万人因白内障而失明。一般认为白内障不能被预防，但可对了通过手术将大多数盲人恢复到接近正常的视力。

每年每百万人群中所做的白内障手术数称为白内障手术率（cataract surgical rate，CSR），是一个表示不同地区眼保健水平和防盲工作开展状况的有用的测量指标。目前各国之间、甚至一国之内的 CSR 差别很大，美国等发达国家已达到 9000 例 / 百万人群•年，印度已达到 6000 例 / 百万人群•年，而非洲约为 1200 例 / 百万人群•年。

在贫穷国家，即使有白内障手术的设施，但经济和文化方面的障碍使得一些白内障盲人不能接受手术。此外，手术效率不高也造成了大量白内障盲人不能及时得到治疗。实施“视觉 2020”行动后，白内障手术数将明显增加，特别在发展中国家中。

在白内障治疗中，“视觉 2020”行动将强调：①获得恢复视力和生活质量的高成功率；②向病人提供可负担的和可及的服务，特别在缺医少药的人群中；③采取措施克服利用手术服务设施的障碍，增加设施的利用率。所采用的策略包括协调工作、培训人员、加强管理、监察和评价服务质量。

2. 沙眼　目前是 49 个国家的地方病，主要分布在非洲，但在东地中海、东南亚和西太平洋地区也有发生。它是世界上最常见的可预防的致盲眼病，估计目前有 560 万人因此而失明或视觉损伤。还有 1.46 亿例活动性沙眼需要治疗。沙眼是世界上缺少住房、水和健康卫生设施基本需要的社会经济不发达地区的常见病。

对于沙眼已制订了称为“SAFE“（Surgery，Antibiotic，Facial Cleanliness，and Environmental Improvement，即手术，抗生素，清洁脸部和改善环境）的防治策略，已正在发病地区应用。可以预料，通过实施 SAFE 防治策略，有可能到 2020 年根治作为致盲眼病的沙眼。

3. 河盲　又称盘尾丝虫病，是非洲 30 个国家中的地方病，但也在拉丁美洲国家的少数地区也有发生。目前已在河盲流行的国家采取措施进行防治，取得了相当好的效果。

4. 儿童盲　考虑到儿童失明后持续的年数很长，而且失明对发育有所影响，因此儿童

盲也是优先考虑解决的领域。估计全世界有儿童盲 150 万人，其中 100 万生活在亚洲，30 万在非洲。估计每年有 50 万儿童成为盲人，其中 60% 在儿童期就已死亡。不同国家的儿童盲的原因有所不同，主要由维生素 A 缺乏、麻疹、新生儿结膜炎、先天性白内障和早产儿视网膜病变引起。由于低体重和极低体重的新生儿存活率增加，在发达国家以及发展中国家的城市地区，未成熟儿视网膜病变也是一个需要解决的问题。对于引起儿童盲的其他原因，如先天性或遗传性眼病，目前尚无预防措施。

“视觉 2020”行动对儿童盲的防治采取以下三个方面的策略：①在初级卫生保健项目中加强初级眼保健项目，以便消灭可预防的致病原因；②进行治疗和手术服务，有效地处理“可治疗的”眼病；③建立光学和低视力服务设施。

5. 屈光不正和低视力 向屈光不正者提供矫正眼镜和解决低视力矫正问题也已包括在“视觉 2020“行动中。世界卫生组织估计目前有 3500 万人需要低视力保健服务。当人口老龄化加剧时，这一数字将会迅速增加。“视觉 2020”行动将通过初级保健服务、学校中视力普查和提供低价格的眼镜，努力向大多数人提供能负担得起的屈光服务和矫正眼镜，以及提供低视力服务。

在实施“视觉 2020”行动中，经过适当培训的人力资源是对可避免盲进行预防、治疗和康复的关键。“视觉 2020”行动通过加强初级卫生保健服务，鼓励在各级卫生保健服务系统中开发从事眼保健服务的人力资源。其开发的重点是中级水平的人员，因为他们是实施防盲项目的骨干。“视觉 2020”行动考虑培训的其他人员有验光师、国家和地区防盲项目的负责人，以及小儿眼科医师和器械维修技术员。

除了开发人力资源外，“视觉 2020”行动考虑到建立可以长期的全国性眼保健设施，以便使眼保健服有广阔的覆盖面，使病人容易接近和利用眼保健服务设施。

在“视觉 2020”行动中，考虑到应当降低眼保健服务的价格，以便使更多的人接受眼保健服务。近几十年来，一些技术的进步提高了眼保健的服务质量，使社区人群更能接受眼保健服务。但是，一些技术的价格常常阻碍了在防盲项目中广泛地应用这些技术。将技术从发达国家转让到发展中国家有助于克服这些问题。它可允许以低价格生产高质量的眼保健服务设备和耗品。人工晶状体就是一个很好的例子。在发展中国家生产的人工晶状体，能使大量病人负担得起，而得到广泛应用。向发展中国家转让技术的其他例子包括眼药、缝线、眼镜和低视力助视器等。“视觉 2020”行动促进和支持这些活动。

从发起“视觉 2020”行动以来，已经 15 年了。在世界卫生组织和各国的不断努力下，“视觉 2020”行动不断取得进展，在防治盲和视觉损伤中发挥了重大作用。

第五节　我国防盲治盲工作的历史与现状

我国曾是盲和视觉损伤十分严重的国家之一。新中国成立之前，人民生活贫困，卫生条件极差，眼病非常普遍，以沙眼为主的传染性眼病、维生素 A 缺乏、外伤和青光眼是致盲的主要原因。沙眼患病率高达 50%～90%。新中国成立后，各级政府大力组织防治沙眼。在全国农业发展纲要中，沙眼被列为紧急防治的疾病之一。经过积极防治，全国沙眼患病率和严重程度明显下降。

1980 年代初期，我国各地陆续进行的盲和视觉损伤流行病学调查，根据这些资料估计我国盲患病率为 0.5%～0.6%，盲人数为 700 万人，双眼低视力患病率为 0.99%，病人数为 1200 万人，表明我国盲和视觉损伤的问题还是相当严重。盲和低视力的患病率随年龄增加而明显增加，女性高于男性，农村地区高于城市。当时我国盲的主要原因依次为白内障（46.1%）、角膜病（15.4%）、沙眼（10.9%）、青光眼（8.8%）、视网膜脉络膜病（5.5%）、先天 / 遗

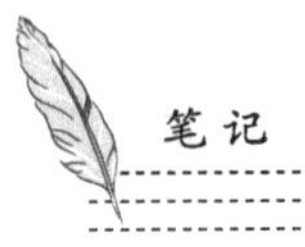
笔记

传性眼病（5.1%）、视神经病（2.9%）、屈光不正 / 弱视（2.9%）和眼外伤（2.6%）。各地在调查中发现，半数以上盲和视觉损伤是可以预防和可以治疗的。

针对这些情况，我国政府于 1984 年成立全国防盲指导组。1990 年制定了《1991—2000 年全国防盲和初级眼保健工作规划》。1996 年卫生部等国家部委发出通知，规定 6 月 6 日为“全国爱眼日”。由于白内障是我国致盲主要原因，因此将白内障手术复明作为防盲工作的重点。各地积极开展筛查和手术治疗白内障。全国残疾人联合会把白内障复明纳入工作范围，极大地推动了防盲治盲工作。1988 年国务院批准实施的《中国残疾人事业五年工作纲要》将白内障手术复明列为抢救性的残疾人三项康复工作之一。1991 年国务院批准的《中国残疾人事业“八五”计划纲要》中又明确规定了白内障复明任务。全国各省、市、自治区也相继成立了防盲指导组，建立和健全防盲治盲网络，运用各种方式积极开展工作：

1. 建立县、乡、村三级眼病防治网络是一种最常见形式，可以发挥各级眼病防治人员的作用。县级或县级以上的眼科医师参与当地防盲规划的制定，治疗一些较难的眼病，开展眼科手术，负责乡、村防盲人员的培训。乡级防盲人员负责本乡防盲规划的落实，建立盲和低视力卡片和眼病档案、处理眼科常见病的治疗。村级的眼病防治人员负责本村的防盲治盲宣传、发现需要救治的盲人和视觉损伤者，及时上报并转送到县级眼病防治中心治疗。这样就可以形成一个发现、转诊盲人的系统。

2. 组织眼科手术医疗队、手术车到农村和边远地区巡回开展白内障复明手术。我国幅员广阔，各地的社会经济发展水平并不平衡，眼科医师的分布也极不平衡。有些地区只依靠当地人员很难在较短时间内为白内障盲人纾危解困。由于国家和有关省市的精心组织，港澳同胞和国外非政府组织的支持，参加医疗队的人员素质高，携带的设备相对比较好，可以在短期内完成大量的手术。而且手术医疗队起到了宣传动员的作用，能使更多的人了解和支持防盲治盲工作。

由于我国人口众多，大量人群生活在眼科医疗服务尚未普及的农村，因此盲和视觉损伤还是相当严重。在 1990 年代，我国与印度和非洲下撒哈拉地区是世界上三大盲人高发区。在 1999 年世界卫生组织和国际防盲协会启动的全球最大的防盲项目“视觉 2020”行动后，我国政府签署了“视觉 2020”行动全球支持宣言，在我国实施“视觉 2020”行动。中国政府在防盲工作中起到了主导作用，实施了一系列的国家防盲项目。例如我国政府和国际狮子会合作实施了“视觉第一，中国行动”的防盲项目，从 1997 年起至 2002 年，完成了第一期的工作，从 2002 起用五年的时间进行第二期的工作，将手术治疗白内障作为工作的重点。2013 年开始进行第三期的工作，重点是进行致盲性沙眼的评估和防治工作，取得了重大的进展。我国政府“中西部先天性疾病和老年性白内障防治项目”，“西部十二省、自治区流动手术车防治白内障项目”，“百万贫困白内障手术复明项目”，有力地推动了我国白内障的手术复明工作，白内障手术量和白内障手术率逐年增加。2000 年，我国年白内障手术量和白内障手术率仅分别为 48.1 万例和 370 例 / 百万人群•年，而到 2010 年，年白内障手术量和白内障手术率分别增加到 119 万例和 915 例 / 百万人群•年，到 2015 年则为 245 万例和 1782 例 / 百万人群•年。从 2000 年以来，全国进一步调动和凝聚了防盲资源，构建了“政府主导，各方参与”的防盲治盲工作格局，进一步完善和巩固了全国防盲治盲网络。基层和偏远地区的眼科医疗服务力量有所加强。眼科界参与防盲工作的积极性不断提高，一些城市医院的眼科机构和眼科医师主动到边远地区开展眼病防治和眼科医疗技术的推广工作。大规模的防盲治盲工作也为我国锻炼和培养了一支防盲治盲队伍，包括防盲治盲项目管理人员、眼病流行病学调查人员和眼科医务人员。我国眼科事业得到了很大发展，现在全国有眼科医师 37 000 人。全国许多地方除了可以诊疗眼科常见病之外，还能开展先进和复杂的手术。

笔记

我国的防盲治盲工作得到了世界卫生组织和一些国际非政府组织，如国际狮子会基金会、奥比斯国际防盲组织、霍洛基金会的大力支持。从1995年起，已经多次召开世界卫生组织/中国原卫生部/国际非政府组织关于中国防盲协调会，专门研讨中国的防盲工作。

当前，我国的防盲治盲工作也存在一些问题。随着我国人口老龄化进程加快，以及人民群众对眼健康需求的不断提高，我国眼病防治工作依然任务艰巨。我国仍然是世界上盲和视觉损伤病人数量最多的国家之一，年龄相关性眼病患病率提高，青少年屈光不正的问题日益突出，农村贫困人口白内障致盲的问题尚未完全解决，大规模白内障手术治疗的质量有待于进一步提高。眼科医疗资源总量不足、质量不高、分布不均的问题依然存在，基层眼保健工作仍需加强，群众爱眼护眼的健康生活理念还需继续强化。

第六节 我国防盲治盲和视觉损伤工作的展望

1. 搞好防盲治盲的关键是做好规划，提高工作效率。应当根据我国盲和视觉损伤的严重情况和人力、财力资源做好规划，争取在尽量短的时间内根治我国的可避免盲。当前最为严重的是白内障盲的治疗，应当尽快地提高白内障手术率。要达到这一目标，单靠眼科医师的努力是不够的，需要集中各方面的力量共同工作。提高白内障手术效率还应当掌握防盲治盲工作的"三A"原则，即开展防盲治盲工作应当是适当的(appropriate)、能负担的(affordable)、可及的(accessible)。"适当的"原则是指防盲治盲的开展应当因地制宜，采取符合各地实际情况的措施和方法。"能负担的"的原则是指防盲治盲应和各地社会经济发展水平相适应，能被国家、社会和个人所负担。"可及的"原则是指应当使盲和视觉损伤者能有途径充分使用防盲治盲的服务设施。

2. 提高防盲治盲的工作质量也是当务之急。在白内障手术过程中，一定要把手术质量放在首位。只有白内障手术质量提高了，才会吸引更多的白内障盲人和视觉损伤者寻求手术治疗。做好人员培训的工作，规范地实施各项操作规程，保障手术的安全和质量，是开展防盲治盲的核心问题。无论要提高我国白内障手术效率，增加年手术量，还是提高手术质量，都离不开人员培训。

3. 合理地调整眼科力量的布局也是一个重要问题。目前，我国多数眼科设施和眼科医师集中在大中城市，分布相当不均匀，造成农村和边远地区白内障复明工作进展缓慢。我们应当尽快地改变这种状况。在防盲治盲工作中，应当注意充分发挥眼科医师的作用，特别是提高县级医院眼科的综合服务能力。眼科医师应当积极主动地投身到防盲治盲工作中去，为解决目前我国盲人问题和全国人民的眼保健做出我们的贡献。此外，我们应当在积极开发我国防盲治盲资源前提下，加强与世界卫生组织和国际非政府防盲组织的合作，争取更多的资源，努力创造防盲治盲工作的新局面，达到在2020年根治可避免盲的宏伟目标。

4. 合理地提高眼病防治的保障水平也是做好防盲工作的一个重要内容。部分人因眼病，特别是可避免盲而失明，一个重要的原因是病人支付能力不够，社会保障能力不够。当前，我国实施社会基本医疗保险和商业医疗保险制度，可以补偿疾病所产生的医疗费用，提高了眼病病人的支付能力。社会基本医疗保险就是为补偿劳动者因疾病风险造成的经济损失而建立的一项社会保险制度，以"低水平、广覆盖、保基本、多层次、可持续、社会化服务"为基本原则，包括三种城镇职工基本医疗保险制度、城镇居民基本医疗保险制度和新型农村合作医疗制度(新农合)。城镇职工基本医疗保险由用人单位和职工按照国家规定共同缴纳基本医疗保险费，建立医疗保险基金，参保人员患病就诊发生医疗费用后，由医疗保险经办机构给予一定的经济补偿，以避免或减轻劳动者的经济风险。城镇居民基本医疗保险是以居民个人(家庭)缴费为主，政府适度补助为辅的筹资方式，按照缴费标准和待遇水平相

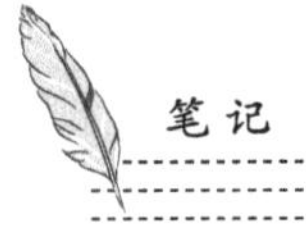

一致的原则，为城镇居民提供医疗需求的医疗保险制度。它以政府为主导，是社会医疗保险的组成部分，具有强制性。“新农合”是由政府组织、引导、支持，农民自愿参加，个人、集体和政府多方筹资，以大病统筹为主的农民医疗互助共济制度。采取个人缴费、集体扶持和政府资助的方式筹集资金，已逐步实现基本覆盖全国农村居民。我国目前实施的社会基本医疗保险全民覆盖，对国家战略“健康中国”起支撑性保障作用。商业医疗保险也是医疗保障体系的组成部分，消费者交纳一定数额保险金后，遇到重大疾病时，可以从保险公司获得一定数额的医疗费用。目前，基本医保报销眼病涵盖了各类常见眼病的药物、激光及手术治疗，如白内障、青光眼、玻璃体及视网膜疾病、胬肉、义眼台等。对一些疗效确切但又昂贵的药物、生物制剂如治疗新生血管的抗血管内皮生长因子、抗肿瘤坏死因子等，但又是治病的必须，则会随经济和社会的进步，采取与时俱进的调整、增减医疗保险报销目录。

2016 年 10 月，国家卫生计生委印发了“十三五”全国眼健康规划，这是今后几年中开展防治盲和视觉损伤，提高我国眼健康水平的关键性文件。在这一规划中，根据健康中国建设、深化医药卫生体制改革工作的总体要求以及世界卫生组织《面向普遍的眼健康：2014—2019 年全球行动计划》的精神，分析了当前我国防治盲和视觉损伤的现状和存在的问题，提出了做好眼健康工作的总体要求、采取的主要措施，以及全面落实规划的保障措施。

二维码 10-1
扫一扫，测一测

我们可以相信，随着我国国力不断增强，对防治盲和视觉损伤工作更加重视，在政府和社会各界的持续努力下，在我国根治可避免盲的目标一定会实现。

（赵家良　闵寒毅）

笔记

第十一章

眼病的流行病学和群体防治

本章学习要点

- 掌握：常见致盲性眼病，如白内障、沙眼、未矫正屈光不正、角膜病和青光眼的群体防治的措施。
- 熟悉：导致儿童盲的眼病及共防治措施。
- 了解：控制沙眼SAFE策略；解决角膜病致盲的策略。

关键词 白内障 沙眼 未矫正屈光不正 儿童盲 青光眼 角膜病 糖尿病视网膜病变 年龄相关性黄斑变性

大多数眼病可以导致盲和视觉损伤，如果不能及时发现和治疗这些眼病，病人将会蒙受失明的痛苦，丧失学习、工作和生活能力，降低生活质量。因此防治眼病已成为重要的社会经济和公共卫生问题。在本章中，将从群体防治的角度来分析一些常见致盲性眼病的流行病学和防治措施。

第一节 白 内 障

（一）流行病学

1. 患病率 白内障（cataract）无论在我国还是在全球都是盲和视觉损伤的最主要原因。随着人口的增长和老龄化，全球60岁以上的人口比例将会随着死亡率和出生率的下降而增加，年龄相关性白内障引起的盲和视觉损伤将会越来越多。目前全球因白内障致盲者已达2000万人，预计2025年可达到4000万人。我国农村50岁及以上人群白内障患病率大约20%，全国50岁及以上白内障盲人大约300万人。在美国，43～80岁白人核性白内障的患病率为17.3%，皮质性白内障的患病率为16.3%，后囊下混浊的患病率为6.0%。

2. 影响白内障的患病率和发病率的因素

（1）年龄：随着年龄的增加，年龄相关性白内障的患病率明显增加。有研究指出，白内障的患病率在40～49岁年龄组为3.1%，而70～80岁年龄组就递增到75.2%。

白内障盲人的患病率和发病率也随着年龄的增加而增加。研究报告指出，45～64岁人群白内障盲人的患病率为23.0/10万，发病率为3.5/10万；65～74岁组的患病率为52.6/10万，发病率为4.9/10万；75～84岁组的患病率为128.4/10万，发病率为14.0/10万；85岁以上组的患病率为492.2/10万，发病率为40.8/10万。

（2）性别：女性白内障患病率高于男性。

（3）国家和地区：在发展中国家白内障的患病率高，是致盲的最主要原因。发达国家的白内障发病率虽然也很高，但是由于白内障手术率较高，病人能得到及时的手术治疗，所以

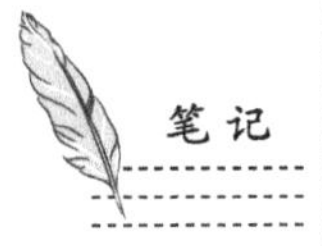
笔记

白内障并不是致盲的主要原因。表 11-1 列出了不同国家的人群与不同年龄组中三种类型白内障的患病率。

表 11-1 不同国家人群中白内障的患病率

国家	年龄（岁）	应用的白内障分级系统	白内障患病率（%）		
			核性	皮质性	后囊下
美国	65～84	Wilmer	46.3%	23.9%	5.4%
巴巴多斯	40～84	LOCS	19.0%	34.0%	4.0%
冰岛	50 以上	JCCESGS	15.7%	12.2%	2.4%
英国	55～74	Oxford	100%	36.0%	11.0%
中国	45 以上	LOCS	28.6%	30.3%	8.7%

（4）晶状体混浊的分类系统：在白内障的流行病学调查中，已有多种晶状体混浊分类系统被用来确定不同类型晶状体混浊的发生及其严重程度的判断，如威尔玛白内障分级系统（Wilmer）、威斯康星白内障分级系统（Wisconsin）、晶状体混浊分类系统（LOCS）以及牛津临床白内障分类与分级系统（Oxford）等。采用的分类系统会影响到白内障患病率和发病率的判断。由于晶状体混浊的判别尚未标准化，因此诊断容易带有偏向性，很难精确地评估和比较白内障的患病率和发病率。

（5）手术状况：白内障的患病率还与白内障的手术率密切相关。白内障病人在视力尚未明显损伤之前就接受白内障摘除术和人工晶状体植入术，就可以减少大量的因白内障引起的盲和视觉损伤者。但是，如果白内障手术质量不高，术中和术后出现严重并发症，就会增加白内障的致盲率。

（二）社会经济负担

白内障所致的盲和视觉损伤严重影响了病人的生活质量，加重了家庭和社会的负担。白内障盲与死亡率的增加相关。日益增长的白内障摘除术和人工晶状体植入术的需求已成为最耗成本的公共卫生问题之一，显著加重了全球的社会经济负担。例如美国每年白内障手术数超过 125 万，因白内障就诊的人数则就更多，每年的手术花费就超过 30 亿美元。随着人类期望寿命的不断增加，白内障的患病率将越来越高，社会经济负担也会越来越重。

（三）发病的危险因素

发生白内障的确切病因还不甚清楚，比较公认的是紫外线辐射。在高海拔、日照时间长的地区生活的人群中，白内障患病率明显增加，发生白内障的年龄也比较早，就可能与紫外线辐射相关。发生白内障的危险因素还包括年龄、性别、幼年反复腹泻引起的重度脱水、接触沼气产生的烟雾、营养问题、糖尿病、抗氧化维生素缺乏、饮酒、高血压、应用糖皮质激素等因素。包括基因多态性等遗传因素及其与环境的相互作用，在白内障的发生发展中也起着重要作用。发生不同类型白内障的危险因素见表 11-2。

（四）防治措施

目前，可以通过以下途径防治白内障：

（1）去除病因和避免危险因素：去除病因和避免危险因素是预防白内障的根本措施。如使用抗氧化剂、补充维生素、戒烟和避免阳光的过度照射等。

（2）大力开展白内障摘除术和人工晶状体植入术：白内障手术是所有卫生干预措施中最具经济效益和社会效益的措施之一，它的效益与计划免疫相类似，可以显著和迅速地减少可避免盲的全球负担。在发展中国家，白内障手术的主要障碍是费用、医疗服务的可及性、缺乏对手术益处的认识、手术效果不佳、缺乏诊断和治疗白内障的人力资源等。在发达国家，虽然不缺乏专业技术人员，但是其他的因素或多或少存在着。可以通过以下方法

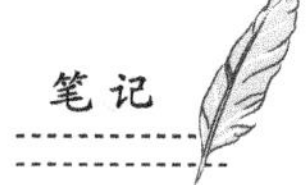

表 11-2 不同类型白内障的发病危险因素

危险因素		白内障类型	说明
个体因素	年龄	核性，皮质性	关系密切
	女性	皮质性	风险轻度增加
	黑 / 白人	皮质性	黑人皮质性白内障的风险增加；白人核性和后囊性的风险较高
遗传因素		皮质性和核性	均有遗传因素起作用
环境因素	吸烟	核性和后囊下	核性白内障关系特别密切
	紫外线	皮质性	剂量反应关系充分
	低社会经济地位 / 教育 / 收入	皮质性，核性，后囊下	密切相关
	饮酒	后囊下	酗酒与后囊性关系密切
	糖尿病	皮质性，后囊性	与糖尿病耐受和控制水平有关
	高血压	后囊下	后囊下白内障风险高
	糖皮质激素	后囊下	与大量长期使用的关系密切

大力开展白内障手术，以便达到显著地降低白内障的患病率和致盲率，根治白内障导致的盲人：①建立眼保健网络，培养初级眼保健人员，筛查和动员白内障病人接受手术治疗：一旦病人因白内障的问题而导致行动不便和生活质量下降，就可以动员其施行手术，不必等待完全失明后才寻求治疗。在社区工作的医师应当具有早期发现适合手术的白内障病人的能力，并能动员和转诊病人到有条件的医院施行白内障手术，这是控制白内障盲和视觉损伤者的关键措施。②开展高质量、能负担以及可及的白内障手术：开展高质量、能负担以及可及的白内障手术是 WHO 发起的“视觉 2020”行动的主要目标之一。目前白内障手术主要有三种方法，即白内障囊内摘除术及无晶状体眼的矫正、白内障囊外摘除术联合后房型人工晶状体植入术、白内障超声乳化吸除及人工晶状体植入术。应当根据病人经济承受能力、医师的技术水平等选择适当的手术方法。施行白内障手术服务的主要措施包括：提高手术的成功率，最大可能地恢复白内障病人的视力；降低手术费用，面向所有病人特别是贫困人群；集中手术解决积存的白内障盲人，定期处理新盲人，优先治疗双眼盲；扩大社会市场的作用，开展大规模手术，以便提高白内障手术设备的利用率，提高白内障手术率。

第二节 沙 眼

目前，沙眼（trachoma）依然是发展中国家引起视觉损伤的主要原因之一。沙眼衣原体 C 感染引起的活动性沙眼主要见于儿童。活动性沙眼反复发作后的瘢痕性沙眼大部分发生于成年人。

（一）流行病学

沙眼是世界上缺少住房、水和卫生设施等基本生活需要的社会经济不发达的国家和地区的可预防的常见致盲眼病。目前主要在非洲、东地中海、东南亚和西太平洋地区的 49 个国家流行。估计全球约有 5 亿人患有沙眼，其中 1.46 亿人为需要治疗的活动性沙眼，1000 万人患沙眼引起的倒睫，600 万人是沙眼导致的盲人。在我国沙眼曾是致盲的主要原因。经过 60 年来的努力，我国沙眼的患病率和严重程度从明显下降。近三年来，对我国曾经是沙眼高发区的 16 个省进行了致盲性沙眼基线评估，发现在儿童中活动性沙眼的发生率和成人中沙眼性倒睫患病率都低于世界卫生组织有关致盲性沙眼流行的标准，表明沙眼不再是我国的公共卫生问题，这是一个巨大的进步，也是我国眼科工作者对全球的防盲事业做出

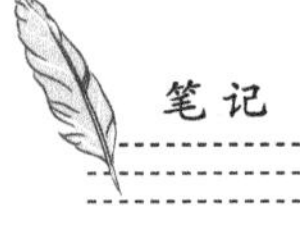

的巨大贡献。对全球而言，在埃及、坦桑尼亚、冈比亚、摩洛哥、马利、尼泊尔等许多国家存在大量沙眼，30% 甚至高达 60% 的儿童存在活动性沙眼。总的说来，随着社会经济的发展，卫生条件的改善，作为一种流行性疾病的沙眼正在迅速减少，病情也较轻。虽然在儿童期仍有发病，但在成年人中很少发现结膜瘢痕和倒睫。但是沙眼的局部高发流行区仍然存在。如果一个地区 1～9 岁的儿童中活动性沙眼的患病率超过 5%，则表明这一地区为沙眼流行区或高发流行区，应予高度关注和重点防治。

（二）社会经济负担

沙眼可导致生产力的丧失。目前，治疗沙眼的成本还较高。由于再次感染沙眼衣原体十分常见，仅仅对个别活动性沙眼病人进行治疗往往不能控制沙眼的流行和高发，治疗更应针对群体。控制沙眼的费用包括检查识别高危群体、宣传教育、购买并分发抗生素、对沙眼并发症如倒睫的手术治疗等。努力降低治疗沙眼的药物（如滴眼用的四环素眼膏和全身应用抗生素阿奇霉素）的价格则可减少沙眼所造成的社会经济负担。

（三）发病的危险因素

1. 地理因素　沙眼常见于贫穷且缺水的群体中，以非洲下撒哈拉地区和尼罗河流域最流行。

2. 环境因素　嗜眼家蝇可以传播沙眼。极度干旱地区、居住过分拥挤往往高发沙眼。

3. 社会因素　活动性沙眼的流行高峰在 3～6 岁儿童中。脸部清洁状况差的儿童易患活动性沙眼。沙眼还容易在同一家庭中的兄妹中传播。活动性沙眼和瘢痕性沙眼更常见于女性。

4. 其他因素　促使沙眼传播的流行病学因素还包括以下几点：①机体免疫力低下。对沙眼衣原体的免疫力持续时间短，易于形成沙眼衣原体的重复感染。沙眼衣原体的重复感染和反复发作可以加重病情。②不良卫生和洗脸习惯，如共用毛巾和其他私人纺织品是传播沙眼的危险途径。灰尘直接刺激眼部并加重沙眼的炎症反应。我国调查发现目前小学生发生沙眼的主要危险因素是共用毛巾脸盆、经常用手揉眼睛等。

（四）防治措施

沙眼是流行广、持续时间长、可预防的常见的慢性致盲性眼病。预防与控制沙眼在全球眼保健与防盲治盲中具有重要意义。根据沙眼的流行病学特性和危险因素，WHO 提出了有效预防和控制沙眼的四个要素即 SAFE 战略。SAFE 由以下四个英文字头组成，该战略是成功控制沙眼的关键。

1. S—surgery　采用手术矫正沙眼导致的睑内翻和倒睫，以便降低睑内翻和倒睫进一步引起的致盲性角膜病变。如果倒睫期沙眼的患病率超过 0.1%，则急需对该地区提供手术服务。

2. A—antibiotics　使用抗生素治疗和控制活动性沙眼。四环素能有效清除沙眼衣原体，因此推荐 1% 四环素眼膏，每天涂眼 2 次，共用药 6 周。但是很少有人能够这样坚持用药，从而难于控制沙眼的流行。口服阿奇霉素能在个体和群体中有效地杀灭沙眼衣原体。目前推荐单次口服阿奇霉素，剂量为儿童 20mg/kg，成人 1g。发放药物者能够观察到服药过程因此可以提高病人的用药依从性，对控制群体中致盲性沙眼的流行效果明显。在群体中，也应当控制沙眼再次感染的高危者：①群体中所有成员每年接受 1 次治疗；②对每年新发现的 10 岁及以下儿童病人治疗 1 次；③每年重新筛查和治疗患有活动性沙眼的儿童及其家庭成员。

3. F—facial cleanliness　充分洗脸，即清洁眼面部。增加洗脸的次数以保持面部清洁可以有效地防治沙眼，同时要注意毛巾和脸盆专人专用，以防沙眼衣原体在人之间的传播。其实，使用抗生素只能在短期内快速降低沙眼流行地区的感染，不能持续地改变沙眼衣原

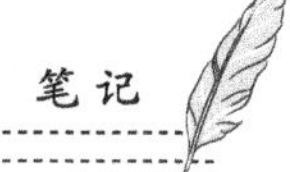

体的传播流行或生态。研究表明，在沙眼高发地区，抗生素联合面部清洁和健康教育比单独使用抗生素干预的效果更好。

4. E—environmental improvements 改善环境，如改进供水、改善卫生和居住环境，包括处理垃圾、消灭苍蝇、睡眠区的分隔与通风等措施，能够预防沙眼。改善环境控制沙眼需要长期艰巨的工作。环境因素在 SAFE 策略中虽然讲述最少，但却是最重要的。北美和欧洲沙眼的消失，是生活条件改善的结果，而不是抗生素和手术的作用。

总之，积极治疗活动性沙眼，切断传播途径，严防重复感染，手术治疗睑内翻倒睫，特别是全面实施 SAFE 战略是控制和根治致盲沙眼的关键所在。具体地说，脸部清洁，改善饮用水，控制苍蝇等措施能在一定程度上控制沙眼。每年进行系统的阿奇霉素治疗联合其他方法有望持续降低活动性沙眼的复发。对已有沙眼倒睫病人则需要进行矫正手术，并且要定期随访。

2006 年，WHO 在第 10 届"2020 全球消除致盲性沙眼联盟"（GET 2020）大会上指出，全球罹患沙眼的估计人数已经从 1985 年的 3.6 亿下降到现在的 8000 万。GET 2020 计划施行 500 万例倒睫手术、治疗至少 6000 万活动性沙眼病人。政府、社会各界、医务人员和广大群众应积极主动、全力以赴地落实和实施 WHO 提出的 SAFE 策略，实现 2020 年在全世界根治致盲性沙眼的宏伟目标。在社会经济发展较慢的地区，推荐增加供水、使用公厕、控制飞虫和家畜而改善生活环境，同时在公众中增加沙眼常识的普及和专业知识的宣传教育，降低沙眼衣原体的传播是防治该病发生发展的关键。沙眼基础研究的进展，特异敏感的快速诊断方法的研究，将会进一步提高沙眼的诊断和治疗水平。沙眼疫苗的研制和应用则有望从根本上预防沙眼。

第三节　未矫正屈光不正

屈光不正（refractive errors）包括近视眼、远视眼和散光眼，是常见的眼部异常。此外还有由于年龄增加所致的老视眼，通常需要光学矫正或屈光手术来矫正。

（一）流行病学

未矫正或不适当矫正的屈光不正是盲和视觉损伤的主要原因之一，但是一直被忽视。在澳洲，未矫正的屈光不正占视觉损伤的 53%，占"法律盲"（视力小于 0.1）的 24%。屈光不正的主要类型为近视眼，其患病率世界各地不一。一些国家的近视眼患病率较低。在亚洲，近视眼不仅患病率高，而且发病年轻化。我国近视眼在总人群中约为 30%，小学生约为 35%，中学生约为 50%，大学生约为 70%。远视眼约占屈光不正总数的 10%。白内障手术后的屈光问题约为 70%。相当多的屈光不正病人并未得到光学矫正。有调查发现 40 岁及以上人群中，20% 的日常生活视力低于 0.1 的人可以通过光学矫正使视力增加到 1.0 以上；73% 的日常生活视力低于 0.5 的人可以经过屈光矫正而提高视力。全球因未矫正屈光不正所导致的盲和视觉损伤人数达 1.53 亿，可见这一问题严重程度。

（二）社会经济负担

发展中国家还没有考虑到未矫正屈光不正导致的视觉损伤所引起的劳动力丧失的巨大代价。很大一部分未矫正屈光不正导致的盲和视觉损伤者处于能够很好地创造经济效益的年龄段。高度屈光不正、屈光参差和弱视可以导致永久性的视觉损伤。高度近视眼还可以发生眼底后极部的改变，甚至出血、萎缩，而发生高度近视眼黄斑变性，在一些国家中已成为重要性超过糖尿病视网膜病变和年龄相关性黄斑变性的眼底病变。高度近视眼还与视网膜脱离、开角型青光眼等相关联，导致严重的视觉损伤，不但治疗费用昂贵，而且治疗效果难于令人满意。

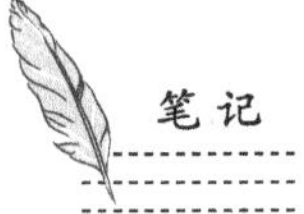

（三）发病的危险因素

环境因素和遗传因素在近视眼的发生和发展过程中均起到重要作用。近视眼可能与受教育程度较高、近距离工作、早产儿、低出生体重和家族史等因素有关。调查发现我国青少年近视眼的主要原因是学生长时间视近，以及缺少户外活动。在种族方面，中国人和东亚其他人群具有较高的近视眼患病率。如果近视眼得不到充分的光学矫正，就有可能导致由于屈光不正引起的盲和视觉损伤的人数增加。

（四）防治措施

目前尚无有效的方法来预防屈光不正的发生。中小学生每天3.5小时的户外活动可能有利于预防近视眼。睫状肌麻痹剂和双焦点镜也有可能减少近视眼的发生和发展。通过视力筛查可以发现视力低常和屈光不正者。对于在校学生，施行视力筛选非常实用、有效，有助于屈光不正的防治。

虽然屈光不正目前还难以预防，但解决屈光不正的方法却较为简单，只需验配一副合适的眼镜即可以解决问题。通过以下三个途径提高屈光服务的水平，可以根治屈光不正导致的盲和视觉损伤者：①开发验光配镜的人力资源。②生产实用、价廉的眼镜。③提供方便、可及和准确的验光服务。除近视眼外，屈光不正的预防策略还包括对有视觉损伤的危险人群（主要是老年人）检查日常生活视力。对视力低于0.5的人进行光学矫正服务，这是由于视力低于0.5将有可能严重影响生活质量和减少寿命。在发达国家，容易采用眼镜、角膜接触镜和屈光手术等方法来矫正屈光不正。美国的统计资料表明，55%的美国人配戴框架眼镜，10%的人配戴角膜接触镜，余下的35%至中年后需要进行老视眼的光学矫正，也就是说几乎所有的人一生中都需要解决屈光不正问题。在许多发展中国家，很多人即使有了视力改变，也不愿意或没能力进行治疗。我国眼镜的需求巨大，但眼镜的质量却不容乐观。因此国家制定切实可行的眼镜卫生质量标准，建立健全的眼镜卫生质量监督管理体系，加强眼镜的卫生质量管理非常必要，能使所有屈光不正病人能得到及时和恰当的矫正，都能配戴一副合适的眼镜。屈光手术是矫正屈光不正的有效方法之一，在某些国家和地区其手术数量甚至超过了白内障手术。

第四节　角　膜　病

（一）流行病学

各种角膜病（corneal disease）引起的角膜混浊是致盲的主要原因之一。2006年第二次全国残疾人抽样调查提示角膜病占视残总人数的10.3%，是除白内障、视网膜葡萄膜病之外的第三位的致残眼病。四川、湖北、浙江、山东的资料均提示角膜盲约占盲人总数的1/4。角膜病的发病年龄以0～9岁儿童（23.48%）和20～59岁青壮年（46.91%）居多，男性多于女性（2∶1），乡村（82.98%）高于城市（17.02%）。角膜病在青壮年男性中的高发性，使角膜病成为严重影响我国劳动生产力的眼病之一。

在角膜病中，过去以沙眼引起的角膜并发症居首位，而目前以感染性角膜炎居第一位。据统计，感染病因中单纯疱疹病毒感染占63.2%，细菌感染占25.7%，真菌感染占1.9%。配戴角膜接触镜护理不当所引起的棘阿米巴感染也有报道。除微生物感染性角膜炎外，角膜软化症（由于婴幼儿喂养不当、营养不良和缺乏维生素A所致）、角膜变性、外伤、接触镜及屈光性角膜手术并发症等也是较常见的致盲性角膜病，其他还有先天遗传性角膜病、眼部手术后角膜失代偿等。角膜盲的发生在发展中国家主要归因于沙眼、维生素A缺乏病、麻疹、新生儿眼炎及麻风，但是却忽视了世界性的农业生产造成的表层角膜损伤导致的单眼视觉损伤。表层角膜损伤常导致快速发展的角膜溃疡和视觉损伤。据估计，所有盲眼中

笔记

5%是直接由眼外伤所导致。儿童比成人更容易罹患。

（二）社会经济负担

感染性角膜炎使全世界每年至少新增150万单眼视觉损伤病人，对社会和经济的影响较大：①经济：微生物所致的角膜炎的治疗费用非常昂贵，尤其是真菌性角膜溃疡，不仅药品昂贵，而且最终的视力恢复也不尽如人意。②劳动力：角膜溃疡病人往往是年轻人，而且病人的另一眼受损伤的危险性也很高，容易发生各种事故。儿童角膜溃疡对其一生的社会和经济影响更是无法估计。

（三）发病的危险因素

感染性角膜炎的危险因素包括地理、环境、社会等因素。其中，最重要的危险因素是角膜外伤史。发达国家以配戴角膜接触镜为最主要原因，而发展中国家主要为农业生产所致的眼外伤。温暖和潮湿的地区，趋向于发生真菌性角膜溃疡；气候温和的地区，细菌性角膜溃疡更为常见。

（四）防治措施

感染性角膜炎是可以预防的。积极预防和治疗细菌性、真菌性和病毒性角膜炎是减少角膜病致盲的重要措施。对于发展中国家的微生物所致的角膜溃疡问题，应该从基层抓起。许多角膜外伤常常是由乡村医师甚至非眼科医师来处理的，不规范的治疗方法往往通过污染的物品或生物材料将细菌或真菌等病原体引入眼部，而导致角膜感染。通过对这些医师进行培训，让他们掌握处理眼外伤的正确方法，预防性地应用抗生素眼膏，并密切地随诊观察，在角膜溃疡早期就能做出初步的诊断，及时地转诊处理。

治疗角膜病的方法虽然较多，也能够及时地控制大多数病人的病情，但病变后遗留的角膜瘢痕仍然是一个难于解决的问题，目前只有通过以透明角膜替代移植才能恢复视力。因此，角膜移植手术仍然是目前治疗角膜盲唯一有效的方法。施行该手术的前提是要有透明角膜供体。角膜移植手术在我国三级以上医院均能施行，手术难度并不太大，问题是角膜供体材料奇缺。据统计，目前全国单眼或双眼角膜盲大约有400万～500万人，其中80%左右可以通过角膜移植手术得以复明，但是全国每年施行角膜移植术仅约5000例，而且有减少的趋势，远远不能满足我国角膜盲病人的需要。因此，建设合格的眼库十分重要。目前，我国只有小型或雏形眼库10多个，分别位于广州、北京、上海、山东、西安、郑州等地，但是这些眼库却很难获得眼球，往往处于“有库无眼”的状态。因此，致盲性角膜病的防治形势相当严峻，拓宽角膜供体的来源迫在眉睫。

解决角膜病的致盲问题的关键在于以下几方面：

（1）开拓供体角膜材料，健全器官移植法规是当前我国开展角膜移植手术最迫切需要解决的问题。

（2）加强科普教育，提倡身后捐眼。角膜供体材料涉及伦理道德问题和社会习俗问题。旧传统观念的影响是我国角膜供体奇缺的主要原因。因此应通过各种宣传工具和名人的榜样，使人人知晓身后捐献角膜是光荣、高尚之举，是人生的最后奉献，是医学造福人类的巨大进步，符合社会大多数人的利益，从而使身后捐赠眼球的举动普遍为人们所接受。

（3）加强眼库建设，提高眼库效率，尽快形成角膜供体网络系统。眼库应作为非盈利性的社会组织机构来运作，尽可能地免费给全国各医院眼科提供眼球，形成全国眼库角膜供体网络系统。并在全国设立一个角膜供体中心，具体负责眼球的分配和运送。通过先进的通讯和交通设施把眼球送往全国各地，运输过程应当畅通无阻，保证角膜供体及时地到达指定的医院。

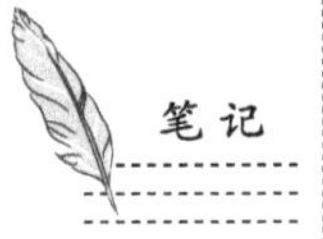

总之，通过加大宣传力度，争取社会各界的支持，动员全社会的力量为角膜病病人造

福，使更多的人在身后捐献角膜，缓解眼库中缺乏角膜供体的情况，并且建立和畅通角膜获取的网络和渠道，使更多的角膜病盲人重见光明。

第五节 青 光 眼

青光眼（glaucoma）是一种常见的不可逆的致盲性眼病，包括原发性、继发性和先天性青光眼几种类型，其中以原发性青光眼最为常见。根据发病时前房角关闭与否，原发性青光眼是又分为开角型和闭角型青光眼。

（一）流行病学

已有一些大型的以人群为基础的流行病学研究调查了原发性开角型青光眼的患病率，在 40 岁以上的白人中约为 1%～3%。在亚洲人中发现原发性开角型青光眼的患病率与白人相似，但是主要是正常眼压性青光眼。在黑人中原发性开角型青光眼所致的盲人比在白人中更为多见。在非洲裔人中，原发性开角型青光眼的患病率较高，在 40 岁以上的人中达 3%～9%。在调整年龄以后，黑人中原发性开角型青光眼的患病率比白人要高四倍。

在 30 岁及以上人群中，原发性闭角型青光眼的发病率从低到高依次为：芬兰 4.7/10 万、泰国 7.0/10 万、以色列 10.7/10 万、日本 11.4/10 万、新加坡 12.2/10 万（其中华人的发病率为 15.5/10 万）。原发性闭角型青光眼的患病率在欧洲人群低，为 0.1%～0.6% 之间；而在东亚人群则较高，从最低的日本 0.4% 至中国北京和蒙古的 1.4%。

我国青光眼流行情况的调查尚不多见。2006 年北京顺义区青光眼患病率调查发现，在 50 岁以上的人群中青光眼的患病率为 3.33%（95% 可信区间：2.85%～3.82%）。其中原发性开角型青光眼的患病率为 1.48%（95% 可信区间：1.16%～1.81%），原发性闭角型青光眼的患病率为 1.66%（95% 可信区间：1.31%～2.00%）。

虽然目前已确定全球有大量的人患有原发性青光眼，但是以人群为基础的研究表明，在一些低收入国家中只有 10%，在一些高收入国家中只有 50% 的原发性开角型青光眼病人知道自己患病。对于原发性闭角型青光眼来说，了解自己患病的病人更少，除非曾经有过急性发作，或者已被医师确诊过的病人。这些情况也表明，目前仍然低估了青光眼患病情况及其严重性。原发性青光眼的患病率随年龄的增加而增加。随着全球大多数国家的人口老龄化加剧，原发性青光眼病人的数量正在不断增加。在 2010 年，全球青光眼病人数为 6050 万人，其中开角型青光眼为 4470 万人，闭角型青光眼为 1570 万人。估计到 2020 年全球青光眼病人数将达到 8000 万人，其中 74% 是开角型青光眼。

（二）社会经济负担

由于青光眼是不可逆的致盲性眼病，而且需要病人终生治疗，因此所引起的社会经济负担相当重。我国 2006 年全国第二次残疾人调查表明，青光眼占视觉残疾 6.6%。在 2012 年 WHO 发表的资料中，青光眼是引起盲的第二位原因，占盲人总数的 8%。原发性青光眼的致盲率高，在 2010 年全球因开角型和闭角型青光眼失明的人数分别达到 450 万和 390 万人。估计到 2020 年，全球青光眼引起的盲人数达到 1120 万人，开角型和闭角型青光眼引起的各为 590 万人和 530 万人。如果加上因原发性青光眼造成的单眼盲和视觉损伤者，青光眼所引起的社会负担将会更大。

（三）发病的危险因素

原发性开角型青光眼的发病危险因素除种族外，年龄增长、男性、高眼压、阳性家族史、近视眼是开角型青光眼的危险因素。遗传因素在其发病中可能起一定的作用。

原发性闭角型青光眼的发病危险因素主要有远视眼、年龄增长、女性、阳性家族史。通常认为眼前节拥挤是原发性闭角型青光眼主要的易患因素，而这种情况往往有家族遗传倾

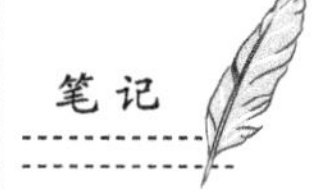

向和多基因因素起作用。

（四）防治措施

虽然青光眼是一种不可逆的致盲性眼病，但是采用目前循证的临床干预措施来治疗青光眼是有效的。大多数青光眼病人，特别是早期的病人一旦被发现，只要进行恰当的治疗，包括药物、激光和手术治疗，就很有可能改善其视力预后和生活质量。目前已有一些随机对照临床试验表明青光眼的治疗是有效的和有成本效益的。虽然到目前为止，我们所拥有的青光眼治疗方法还不能达到完全恢复青光眼病人视功能的目标，但是如果我们尽可能地发现和确诊青光眼病人，根据其病情采用合理的治疗，就会极大地减少青光眼导致的盲和视觉损伤的人数。

青光眼的严重危害性在于其所致盲的不可治愈性。在初级眼保健水平早期识别它的危险信号并及时转给眼科医生十分重要。目前还没有确定在人群中筛查原发性青光眼是否真正有效，但是对35岁以上的个体和易发生原发性开角型青光眼的高危人群，如有家族史者和糖尿病病人进行定期筛查，有可能早期发现病人。一些检查视乳头的方法可以为人群中筛查原发性开角型青光眼提供了可能。筛查早期闭角型青光眼最可行的方法是测量前房深度，然后应用一些诊断试验来确诊早期无症状的原发性前房角关闭，并进行早期干预。

虽然至今青光眼仍然难以预防，但是只要早期发现，合理治疗，绝大多数病人可终生保持有用的视功能。防治青光眼既要采取临床途径，提高临床防治青光眼的水平，也要采取公共卫生的途径。我们应当培训各级眼科医务人员，使他们掌握足够的防治青光眼的知识，以便能够早期发现、早期诊断和早期治疗青光眼病人。青光眼的治疗过程很长，往往需要终生治疗，因此应当定期随诊。

第六节 儿 童 盲

儿童盲（childhood blindness）与视觉损伤在发达国家和发展中国家都是个严重问题。引起儿童盲的主要眼病有新生儿眼炎、早产儿视网膜病变（retinopathy of prematurity，ROP）、维生素A缺乏、弱视、外伤、沙眼、先天性或遗传性疾病（如先天性白内障）等。引起儿童盲和视觉损伤的三个主要原因依次是视网膜病（29%）、角膜瘢痕（21%）和全眼球疾病（14%）。

（一）流行病学

全球约有150万儿童盲病人，其中48%生活在亚洲，24%生活在非洲。估计非洲有儿童盲病人40万人，印度有27万人，中国20万人。不同国家的儿童盲患病率相差很多，肯尼亚为100/10万，而英国和美国只有9/10万。每年大约有50万儿童成为盲人。以下列出几种儿童致盲性眼病的流行病学。

1. 新生儿眼炎 在发达国家新生儿眼炎的发病率为0.1%～1%，而发展中国家如东非为10%以上。

2. ROP 近年来，ROP的发病有所增加，已是5岁以下儿童死亡率低于30/1000的国家致盲的主要原因。在发展中国家，盲校盲童和严重视觉损伤的儿童中，1/3是ROP。在美国ROP的患病率较低，在早产儿中仅为8%～19%。在我国，随着围产医学和新生儿重症医学医疗技术水平的提高，早产儿存活率逐年提高，ROP的发生率及致盲率也呈现上升趋势。2004年广州市盲校的调查发现在盲及低视力儿童中37.9%是由于ROP引起的；2005年上海盲校的调查发现在盲童中ROP占到32.99%，位居儿童致盲原因的首位。根据保守的估计，每年我国约新增20万例ROP患儿。

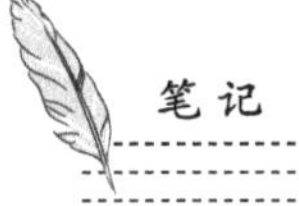

3. 维生素A缺乏症 全球每年青少年儿童中，因为维生素A缺乏而有亚临床表现者为1.25亿人，维生素A缺乏所导致的干眼症为500万～1000万儿童，其中50万儿童因此而失

明，100 万～250 万例导致死亡。目前，在许多国家随着社会经济的发展，饮食的改善，干眼症的发病率有所下降，但在许多儿童仍能看到其早期临床特征如 Bitot 斑等。

4. 其他儿童眼病

（1）遗传性眼病：由于致盲性感染性疾病的下降，遗传性疾病相对增加。在发达国家，遗传性疾病大约占儿童盲和严重视觉损伤的 1/2。我国华东地区六所盲校 16 岁以下儿童盲和严重视力损害原因调查发现，白内障、视网膜营养不良、视神经发育不良是儿童盲和严重视力损害的主要原因，在盲童中可避免性盲占 47.23%，其中可预防盲为 22.84%，可治疗性盲为 24.39%。

（2）弱视：儿童弱视的发生率估计在 1%～2.5%。弱视还是造成 18～35 岁成人单眼视觉损伤的原因之一，意味着未能治愈的弱视持续存在于儿童期之外的年龄段。

（3）角膜混浊：角膜混浊是 5 岁以下儿童死亡率高于 30/1000 国家的主要致盲原因。角膜混浊的原因较难确定，主要原因可能是麻疹后的角膜溃疡、单纯疱疹感染、维生素 A 缺乏和新生儿眼炎。

（4）儿童白内障：虽然儿童白内障并不是引起儿童盲的主要眼病，但是估计全球约有 20 万儿童因白内障而致盲。

（二）社会经济负担

虽然儿童盲的数量不多，但是由于致残时间长、年数多，对社会和家庭是一个沉重的负担。新生儿眼炎和 ROP 会影响患儿的一生，可以使一个月内的新生儿终生失明或视力减退。

所造成的社会经济负担较重，包括：①盲人自己以及直系家属终生的开销。②失去对自己和社会创造价值的机会。③需要提供给盲童的活动、技能训练、教育而使其变成有用的社会成员所花的经费。④需要基础设施的花费，因为特殊教育的利益、社会安全、移植和其他生活的需要而要满足视力缺陷者所花费的。

维生素 A 缺乏对经济的影响巨大，它是发展中国家学龄前儿童致盲以及不断攀高的死亡率的最主要原因。世界银行和 WHO 的“伤残调整寿命年”（指从发病到死亡所损失的全部健康寿命年，DAIY）研究估计每年因为缺乏维生素 A 而损失的 DAIY 可达 3900 万至 7400 万美元。

其他致盲性儿童眼病也同样会导致严重的后果。

（三）发病的危险因素

不同国家所引起的儿童盲的原因是有很大差别的。在发达国家主要是由于早产儿视网膜病变、遗传性疾病（如白内障和视网膜营养不良等）、中枢神经系统的问题（如视路的缺氧或低氧）、先天性畸形（如小眼球、无眼球、视神经发育不良）和眼球震颤引起的，而在发展中国家，儿童盲主要是由于维生素 A 缺乏（常与麻疹或其他疾病相关联）、沙眼、遗传性疾病、白内障和新生儿眼炎。

影响一些地区儿童发病的因素有：①社会经济发展水平和医疗保健水平：这一因素可能造成了发达国家和发展中国家儿童盲原因的不一致。即使在同一个国家，在富裕家庭的儿童不太发生感染性眼病和营养不良。②围产医学和新生儿重症医学医疗技术水平：在一些发展中国家，由于围产医学和新生儿重症医学医疗技术水平低，几乎没有多少早产儿可以存活下来，因此很少发生 ROP。相反，在一些围产医学和新生儿重症医学医疗技术水平高的地区，由于挽救了低体重早产儿的生命，而使 ROP 患病率明显增高。③居住地是农村还是城市：在菲律宾农村，因维生素 A 缺乏引起的角膜病变是儿童盲的主要原因，但在城市，ROP 却是儿童盲的主要原因。④血亲婚姻：在一些地区，还存在着血亲婚姻，造成儿童遗传性疾病的增加。⑤围产期因素：在一些国家，新生儿眼炎和产伤已被确定为儿童盲和

笔记

视觉损伤的常见原因。

（四）防治措施

尽管目前不可能明显降低全球性儿童盲，但还是可以开展一些防治工作。国家防盲规划、视觉残疾康复任务、“视觉 2020”都有预防儿童盲的计划，例如 2006～2010 年全国防盲规划中要求儿童盲防治知识的知晓率达 80% 以上。

预防儿童盲的主要措施包括：

（1）做好新生儿和学龄前儿童的眼病筛查工作。

（2）早期处理先天性白内障、青光眼等眼病。

（3）加强遗传咨询，干预近亲结婚。

（4）预防接种麻疹和风疹疫苗。

（5）早期诊断和治疗细菌性角膜溃疡。

（6）防治沙眼。

（7）提高饮食质量，摄入足量的富含维生素 A 的食物。

（8）为出生后的婴儿立即提供广谱抗生素预防新生儿眼炎。

（9）教育儿童避免危险游戏。

（10）教育怀孕的母亲在孕期内合理用药。

（11）加强眼库建设，开展儿童角膜移植的服务。

（12）对学生定期筛查视力，及时矫正屈光不正，治疗弱视。

（13）确保盲校的所有儿童接受眼科医师的定期检查，以便那些能被治疗的孩子得到及时治疗。

（14）在学校卫生课程中介绍眼的卫生和视力筛查的重要性，提高学生的爱眼意识。

第七节 眼外伤

眼外伤（ocular trauma）是指机械、电、热或化学的能量所导致的眼部损伤，是全球的一个重要的公共卫生问题。虽然眼外伤是可以预防的，但是它可以造成伤害和致残。事实上，眼外伤是全球影响青年人的单眼盲的主要原因，也是双眼视觉损伤的原因之一。对于眼外伤的预防是十分重要的，可以明显地减少致伤和致残。

（一）流行病学

WHO 估计全球每年有 5500 万人发生眼外伤，其中 75 万人需要住院治疗，大约 20 万人是开放性眼球损伤。每年因外伤约有 160 万人失明，1900 万人导致视觉损伤。眼外伤病人中男性占 2/3，以儿童和成年人居多。最常见的眼外伤是被树枝、石头和金属异物的损伤。滥用糖皮质激素类药物是导致眼外伤后角膜溃疡等病变的常见原因。

（二）社会经济负担

有关眼外伤对社会经济负担的研究较少，但是眼外伤对病人个人和社会经济的影响较大。1989—1991 年在澳大利亚维多利亚州的调查估计 31 000 例眼外伤损失了 3025 万美元和总计 147 个工作年的时间。眼外伤的社会成本和医疗费用也是巨大的。美国估计医院一年耗资 1.75 亿～2 亿美元来医治 227 000 名眼外伤住院病人。在北美，已有超过 120 万名曲棍球手在比赛时戴上面具，比起不加保护，可以减少约 70 000 次的眼部及脸部损伤，每年为社会节约 1000 万余美元的治疗费。与治愈眼外伤和恢复其功能相比，预防眼外伤是降低发病率、致残率和死亡率的有效途径，并能显著节约国家财政支出和人力。

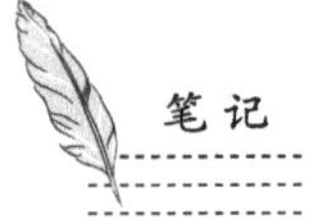

（三）危险因素

1. 年龄 眼外伤可以发生在各个年龄组。儿童的眼外伤较常见的原因是危险的运动和带尖头的玩具，引起严重的眼球穿通伤发生率高。成年人的眼外伤大多由于职业和交通事故而造成。

2. 职业　在农村地区，农业性眼外伤相当常见。植物性（稻谷、竹子）角膜外伤并发角膜感染通常发生在亚洲、非洲东南部温暖的农业地区的稻谷收割季节。重要原因是预防不力和眼保健水平差。

3. 文化　在非洲，眼外伤的治疗之所以错综复杂，往往是因为应用了传统的治疗方法。据统计非洲有 49% 的病人使用传统方法治疗，如植物汁、牛奶混合一些黑粉和（或）捣碎的植物根治疗眼外伤。上述传统的治疗方法很容易引起感染和视力进一步下降。此外糖皮质激素类药物的滥用也是导致眼外伤后角膜溃疡的常见原因。

4. 运动　目前仍有相当一部分运动员不戴防护眼镜而遭受眼外伤。

5. 爆炸　在地雷多的国家中，眼外伤是盲的主要原因。在柬埔寨以医院为基础的调查中外伤是盲的第四大原因，占双眼盲的 4%。其中许多是 15～35 岁的男性，82% 的是由于地雷爆炸所致。在我国，放鞭炮也是导致严重的眼外伤原因之一。

（四）防治措施

预防外伤可以显著地减少致残率。眼外伤虽然可以预防，但令人遗憾的是人们往往将大量的人力、财力花费在眼外伤的诊断和手术治疗方面，而不是预防。有人认为眼外伤的发生是在个人控制能力之外的偶然事件，但大量实践表明预防眼外伤也是一个可以实现的卫生保健目标，是公众健康问题，可以有多种多样的有效预防方法。目前发达国家已为降低工业和运动性眼外伤的发生制定了严格的规定。

有效预防眼外伤的措施包括：

(1) 配戴护目器具：配戴护眼镜和面罩可有效预防曲棍球运动、短枪射击所造成的眼外伤。系安全带可有效预防驾驶车辆所造成的眼外伤。

(2) 健康教育：学校教师和健康教育人员应当协助开展预防眼外伤健康教育。防护眼镜的使用、避免液体溅入眼内和不玩安全性差的玩具对于预防眼外伤十分重要。加强道路安全教育，可以避免和减少交通事故引起的眼外伤。

(3) 医务人员应当正确地处理眼外伤：眼外伤可以在任何地点发生，大多数眼外伤可能发生医疗条件差的地方，因此初级卫生保健人员正确地初步处理眼外伤十分重要，包括用棉棒而不是应用锐器来剔除眼球表面的异物；如果化学物质溅入眼内时应当应用大量的水进行冲洗；如果没有眼球穿通伤应当在眼科专科医师检查之前涂用眼膏，并以眼垫进行遮盖包扎；如有眼球穿通伤时应当及时转诊到有条件的医院进行治疗。

第八节　糖尿病视网膜病变

糖尿病的眼部并发症，如糖尿病视网膜病变（diabetic retinopathy，DR）会导致严重的视力丧失，目前人类面临着的糖尿病和糖尿病视网膜病变是严重的全球性公共卫生问题。

（一）流行病学

DR 是发达国家 20～74 岁人群中致盲的第一位原因。发展中国家的糖尿病及 DR 也呈现迅速增长势头。如在非洲城市地区，DR 十分普遍，患病率 15%～50%。糖尿病和 DR 的发生和流行在不同的人群中明显不同。在冰岛、挪威、丹麦、瑞典、芬兰等国 1 型糖尿病的年龄调整后的发生率分别为每年每 10 万人中 9.4、22、23、24、36。在冰岛，1 型糖尿病病人中采用眼底照相检测 DR 的粗患病率是 52%。美国威斯康星糖尿病视网膜病变流行病学研究组采用立体眼底照相检测的结果是，早期糖尿病人群中 71% 患有 DR，23% 的人患有增生性 DR，6% 患有临床意义的黄斑水肿。在美国，估计糖尿病病人中 DR 的患病率为 40% 左

笔记

右，包括增生前期、增生期和黄斑水肿的严重视网膜病变的患病率为 8%。

根据 2007 年调查，我国 20 岁以上人群中糖尿病患病率达 9.7%，其中男性为 10.6%，女性为 8.8%，估计全国有糖尿病病人高达 9270 万人，与 1980 年相比，我国糖尿病病人增加了 15 倍。而且我国糖尿病病人的未诊断率高达 57%。导致视觉损伤的 DR 在糖尿病病人中发生率相当高。在以医院为基础的调查中，糖尿病病人中 DR 的发生率高达 36% 左右。

（二）社会经济负担

由于 DR 的发生与糖尿病的病程明显有关，因此只要糖尿病病人的寿命足够长，几乎一定会发生眼部严重的并发病。DR 的治疗相对复杂，治疗的效果并不令人满意，因此常常会给病人、家庭和社会造成巨大的社会经济负担。

（三）发病的危险因素

DR 是糖尿病病人严重的微血管并发症，发生 DR 的危险因素包括糖尿病的病程长、年龄增长、血糖水平高、血糖控制不佳、高血压、肥胖、血脂异常等。DR 的患病率和糖尿病的持续时间有关。病程 20 年以上，30%～40% 的 1 型糖尿病病人患有增生性 DR。病程 25 年以上的糖尿患中 25% 患有黄斑部水肿。

近来的研究表明基因多态性对 DR 的发生发展也起着重要作用。目前已经筛选出的可能与 DR 密切相关的基因多达数十种，包括血管内皮细胞生长因子基因、糖基化终末产物受体基因、亚甲基四氢叶酸还原酶基因、醛糖还原酶基因等。

（四）防治措施

1. 控制 DR 致盲的策略 包括：①通过相关的眼保健教育，增加社会对糖尿病和它的并发症的认识，确保病人定期检查眼底。②开展由眼科医师、糖尿病内科医生、一般内科医生和其他人员参与的糖尿病眼部并发症的筛选。③启动早期治疗，防止不可逆的视觉损伤。例如可以应用激光光凝来防治 DR 的进展。④确保病人遵循医嘱，定期检测，治疗糖尿病眼部并发症。

2. 筛查和随诊 由于 DR 的发生和进展与糖尿病的病程相关，因此加强糖尿病病人的教育，定期筛查眼部改变，对预防糖尿病并发症引起的视力损害十分重要。筛查包括视力的检查和眼底检查。训练有素的眼底筛查人员主要是眼科医生，也可以是验光师、全科医生或内科医生。非散瞳下的眼底检查照相机为使广大卫生工作者参与到筛查工作中来提供了帮助。

1980 年在冰岛实施了一个糖尿病眼部疾病的筛查和诊治项目，对糖尿病病人进行有规律的诊治。参与这一项目的 1 型糖尿病病人从 1990 年所有患者人数的 70%～80% 上升到 1994 年的 90% 以上。1990 年，冰岛大约 50% 的 2 型糖尿病患者参与这一项目。研究发现，12 岁以下的糖尿病儿童并不需要规律的眼病筛查，对于 1 型和没有 DR 的 2 型糖尿病病人每半年一次的眼部检查和眼底照相就已经足以控制病情，对于增生性 DR 和黄斑水肿的病人给予激光光凝治疗。这一项目取得了很好的效果。

其他筛选 DR 方法包括流动医疗队在社区范围内为公众免费提供散瞳后眼底照相，以期早期发现 DR 病人。这种早期诊断途径是合理的和可以接受的。DR 的筛查除了需要一系列检查外，还需要全社会的共同努力和参与。糖尿病病人中筛查 DR 的工作将会有效地最大程度地挽救视力。对于没有症状的糖尿病病人做常规的检查是很难实现的，所以要大力宣传筛查的必要性。了解了筛查的必要性就会促使许多人开始常规检查。目前，筛查所需的时间、花费和去指定医院参加检查的接受程度也是开展 DR 筛查的障碍。

3. 治疗 早期应用激光光凝治疗可以防治 DR 所致的不可逆的视觉损伤。早期治疗 DR 研究（Early Treatment Diabetic Retinopathy Study，ETDRS）表明，早期播散性激光光凝术可以轻度减少严重的非增生性 DR 和早期增生性 DR 的严重视力丧失的风险，在 1 型糖尿

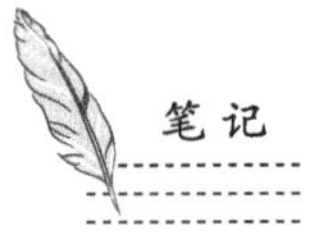
笔记

病病人中这一效果特别明显。ETDRS 还表明对糖尿病黄斑水肿进行格子样激光光凝可以减少视觉损伤的风险。糖尿病控制和并发症试验（DCCT）将加强的和常规的胰岛素治疗的1 型糖尿病病人进行了比较。在 9 年中，与常规治疗组相比，加强治疗组 DR 的进展减慢了76%。在轻度和中度的 DR 眼中，与常规治疗组比较，加强治疗使增生前期和增生期病情的进展减慢了 61%，对黄斑水肿进行激光光凝后，病情的进展减慢了 59%。英国糖尿病前瞻性研究项目显示应用磺酰脲或胰岛素加强血糖控制能减少 DR 的进展风险，并减慢 2 型糖尿病引起的 DR 的进展。另外，加强治疗组和常规治疗组相比，视网膜激光光凝的需要减少了 29%。一旦确诊糖尿病即进行强化治疗可以预防 DR 的发生。早期发现糖尿病的高风险能有效地减少 DR 导致的盲和视觉损伤。

近年来，我国加强了糖尿病管理模式与 DR 的防控。国家卫生部门发布了糖尿病宣传知识要点和糖尿病管理模式推广项目实施方案和技术操作手册，从行政和业务两方面加强包括 DR 在内的并发症防控干预，为 DR 的防控提供了良好的平台，有望降低 DR 这一能够防控的致盲性眼病的发病率和致盲率。

第九节 年龄相关性黄斑变性

年龄相关性黄斑变性（age related macular degeneration，AMD）是老年人中黄斑部发生视网膜下沉着物、视网膜色素上皮层退行性改变、地图状萎缩或脉络膜新生血管的一种病变，是导致盲和严重视觉损伤的原因之一。

（一）流行病学

AMD 是发达国家是老年人致盲的首要原因。AMD 在 50～60 岁之前并不多见，但其患病率随年龄的增加而显著提高，在 90 岁以上的人群中，2/3 的人会发生早期 AMD，四分之一的病人发生视觉损伤。随着人口的老龄化，AMD 的患病率将会显著增加。大量的以人群为基础的研究报告，白人（43～97 岁）中早、晚期 AMD 的 5 年累积发生率为 7.9%～8.7% 和 0.9%～1.1%。单眼新生血管 AMD 病人的对侧眼中，新生血管 AMD 发生率相当高（5 年间为 12%～26%）。在第一只眼发生晚期损害后，19% 的对侧眼发生新生血管 AMD 或地图状萎缩。单眼终末期的 AMD 中，29% 对侧眼发生终末期 AMD。AMD 的 10 年累积发生率，早期 AMD 为 12.1%，晚期 AMD 为 2.1%（包括 1.4% 新生血管发生率及 0.8% 地图状萎缩）。

在我国的老年人中，AMD 也越来越常见。2007 年全国九省眼病调查的结果显示，在 50 岁及以上的人群中，在盲和视觉损伤的原因中 AMD 占 3.1%

（二）社会经济负担

由于 AMD 的病变主要位于黄斑部，因此病人会丧失中心视力，AMD 对病人的生活质量和日常生活产生严重的不良影响，使许多人生活不能自理。在美国，AMD 大约影响了 800 万人，175 万人患有严重的 AMD。

（三）发病危险因素

发生 AMD 的确切病因尚不十分清楚，可能的因素有年龄、光损伤、环境因素、吸烟、易感基因、抗氧化状态、炎症过程以及心血管疾病相关的发病机制，包括高血脂、动脉粥样硬化、动脉硬化等。目前认为 AMD 似乎是由于环境因素与个体遗传易感性共同作用的结果。

（1）年龄：AMD 的发生率与年龄密切相关。AMD 是 50 岁以上人群中不可逆视觉损伤的主要原因之一，并随年龄的增加患病率增加。

（2）性别：虽然 AMD 的发生过程中没有发现显著的性别差异。但有研究提示女性更有可能发生 AMD，而男性发生晚期 AMD 的可能性（1.0%）比女性（0.1%）大。推测 AMD 的

笔记

发生可能与外源性雌激素有关。

（3）遗传因素：AMD 家族史是较强的危险因素，相关系数约为 3 以上。AMD 相关基因包括补体因子 H、HTRA1、CX3CR1 等。

（4）生活方式与环境：①吸烟：目前吸烟者比目前不吸烟者、曾经吸烟者比从未吸烟者之间发生晚期 AMD 的危险度高 2～6 等级。吸烟是新生血管性 AMD 发生的启动因子或促进因子。因此应当要求早期或晚期的 AMD 病人戒烟。②饮食：抗氧化营养素（类胡萝卜素 / 叶黄素 / 玉米黄素）等抗氧化营养素可能对 AMD 的发生具有保护作用。食用水果和蔬菜会降低发生 AMD 的可能性。抗氧化剂或摄入锌（饮食或额外补充）能延缓 AMD 的病程进展。③脂肪酸：总胆固醇水平升高会增加新生血管性 AMD 发生的可能性。

（4）眼部因素：浅色虹膜的人群患新生血管性 AMD 几率有所增加。白内障术后 AMD 患病率升高，人工晶状体眼发生 AMD 的几率比正常眼增加 4 倍。

（5）全身因素：动脉粥样硬化、高血压、高胆固醇、高体重指数是 AMD 的潜在危险因素。

（四）防治措施

吸烟是唯一已被证实的发生 AMD 的危险因素。吸烟的人群患 AMD 危险性是不吸烟人群的 3～5 倍。因此要加大鼓励戒烟的宣传力度。AMD 还往往在家族中出现，但是要找出精确的遗传基因却很困难，因为该病通常在老年才表现出来，而且患病的人在一生的大部时间内都是很正常的，这给正常的基因研究带来很大的困难。

AMD 给防盲工作带来了巨大的挑战。虽然目前不能阻止和治疗 AMD，但是在提高病人视功能方面仍然可以做相当多工作。早期的康复治疗和低视力的服务可以改善 AMD 引起的低视力病人的视功能。现有的助视器，从简单的放大工具到闭路电视阅读系统都能提高低视力病人的视功能。然而目前仍然有超过三分之二的低视力病人没有使用助视器。

第十节 急性结膜炎

急性结膜炎（acute conjunctivitis）是由病毒或细菌引起的最常见的感染性眼病。由奈瑟菌属细菌（淋球菌或脑膜炎球菌）引起的急性化脓性结膜炎又称为超急性细菌性结膜炎。由流感嗜血杆菌、肺炎链球菌、Kock-Weeks 杆菌、葡萄球菌引起的急性细菌性结膜炎又称急性卡他性结膜炎。流行性出血性结膜炎是由 70 型肠道病毒（偶尔由 A24 型柯萨奇病毒）引起的一种暴发流行的眼部传染病。

（一）流行病学

超急性细菌性结膜炎一般呈散发，淋菌球性结膜炎主要是通过生殖器 - 眼接触或生殖器 - 手 - 眼接触而引起。奈瑟脑膜炎球菌性结膜炎可呈血行播散而感染。急性结膜炎可以呈流行，或散发。

流行性出血性结膜炎的潜伏期短，传染性极强，可以大面积迅速流行。1969 年首先在非洲加纳发现该病，1971 年曾经在我国大范围流行，世界各地都发生过此病流行。目前，本病在国内外都有小范围的流行。

（二）社会经济负担

急性结膜炎会给病人造成痛苦，影响工作或学习。流行性出血性结膜炎的大面积流行可影响社会生活，妨碍群体性活动的开展。

（三）发病危险因素

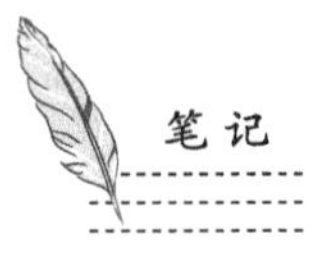

急性结膜炎一般是由细菌或病毒感染而引起的。急性结膜炎发病增加的环境因素包括：①户外的高温、高湿使微生物得以立足并大量繁殖。②灰尘、太阳的辐射及生物燃料

燃烧产生的烟雾持续地刺激结膜，使之易于受到侵害。③环境卫生状况差，嗜眼家蝇多。④室内环境差，加上拥挤和通风不足使感染更易传播。⑤不良的个人卫生、共用毛巾与手帕也促进感染的传播。

（四）防治措施

预防急性结膜炎的关键在于切断传播途径和管理好传染源。由于其传染或流行主要是通过患眼分泌物污染的手、手帕、毛巾、脸盆、水源和其他公共物品的接触传播，所以病人使用过的盥洗用具必须采取隔离、消毒处理。

治疗急性结膜炎过程中眼部卫生保健对预防急性结膜炎的传染也十分重要，以防交叉感染。用清洁水反复冲洗患眼、接触患眼后和抱小儿前彻底洗手及分开使用毛巾都十分有效。

另外，要做好学校、幼儿园、托儿所、理发店、饭店、工厂、游泳池、商场、娱乐场所等人员集中地的卫生监督管理工作。当然，初级眼保健人员的不应当随意使用糖皮质激素类药物治疗急性结膜炎。接诊医生还应当遵循国家传染病管理法及时上报流行性出血性结膜炎疫情。

二维码 11-1
扫一扫，测一测

（管怀进）

笔记

第十二章

防盲与防治眼病项目的实施

本章学习要点

- 掌握：在我国开展初级眼保健的意义。
- 熟悉：近年来我国开展的全国性眼病流行病学调查项目；近年来我国开展的全国性防盲项目。
- 了解：如何培训基层眼保健人员。

关键词 眼病流行病学调查 防盲项目 初级眼保健

第一节 概 论

防盲与防治眼病的项目包括眼病调查、防盲工作人员的培训、白内障等手术和科普宣传等。科学地制定和认真实施防治眼病的项目是推动防盲治盲的基础性工作。由于我国政府的重视和领导，近30年来，我国广大眼科工作者在各级政府的领导下，认真贯彻落实《全国防盲治盲及眼健康规划》、《视力残疾康复任务目标》和世界卫生组织（World Health Organization，WHO）"视觉2020，享有看见权利"的行动（简称"视觉2020"），在全国各地深入而广泛地开展了眼病流行病学和视觉残疾的抽样调查，先后实施"视觉第一，中国行动"、"西部12省流动手术车白内障复明工程"、"先天性疾病和白内障复明项目"、"百万贫困白内障病人复明工程"等项目，推动了我国防盲工作的发展。

第二节 眼病流行病学调查项目

（一）全国性眼病流行病学调查

开展眼病流行病学及视觉残疾流行病学调查项目，可以了解我国眼病的发生和发展情况以及视觉残疾的基础资料，为进一步开展防盲与眼病流行病学研究工作奠定基础。

1. 2006年全国九省（直辖市、自治区）盲和视觉损伤流行病学调查 为了解我国盲和视觉损伤的发病情况，以及白内障手术复明的效果，原国家卫生部于2006年开始实施全国九省盲和视觉损伤流行病学调查项目，得到了世界卫生组织和美国国家眼科研究所的支持。这一项目在我国社会经济发展状况不同的东部、中部和西部地区各抽取了三个省（直辖市、自治区）（东部：北京市、江苏省、广东省；中部黑龙江省、河北省、江西省；西部：云南省、重庆市、新疆维吾尔自治区），每个省选取了社会经济发展状况中等的县（区）作为调查地，在每个县（区）中以行政村（居委会）为基础，采取"大村分割、小村合并"的方法，将全县划分为人口约为1000人左右的基本抽样单位。先根据名称的汉语拼音为序将全县各乡镇

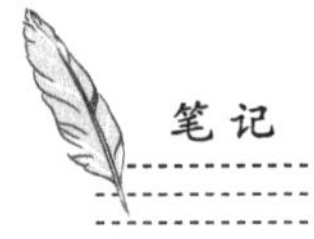

排序，然后将乡镇内基本抽样单位以地理位置来排序。采用整群随机抽样的方法在已经排序的基本抽样单位名单中抽取调查点。根据调查点的户口资料检录和确定调查人群，50岁及以上的人作为调查对象。安排受检者到设立在附近的眼病检查站进行视力和眼部检查。通过认真检录、广泛培训工作人员、施行预试验、统一检查方法等质量控制措施，保证调查质量。结果在50 395名检录的受检者中，45 747名完成了检查，受检率达90.8%。依日常生活视力计算，九省中盲的患病率为2.29%（1.27%～5.40%），中、重度视觉损伤的视觉患病率为10.8%（6.89%～15.8%）。依最好矫正视力计算，九省中盲的患病率为1.93%（0.74%～4.95%），中、重度视觉损伤的患病率为5.31%（3.13%～9.51%）。根据最好矫正视力推算，全国50岁及以上盲人约有500万人（其中白内障盲人291万人），中、重度视觉损伤1400万人。盲和视觉损伤主要与老年、女性、受教育程度低等因素有关。盲的主要原因为白内障（占盲人总数的54.70%），白内障手术覆盖率36.26%，白内障术后视力>0.3占57.5%。其他致盲原因有角膜混浊（7.50%）、视网膜疾病（7.40%）、高度近视眼（7.30%）、眼球缺失/萎缩（6.00%）、青光眼（5.30%）等。表明盲和视觉损伤是中国农村地区重要的公共卫生问题，其患病率存在着显著的地区差异。应当在农村地区大力开展防盲工作，尤其是在那些眼科医疗服务尚不能充分提供及负担不起的地区，特别要注意妇女及受教育程度低的人群中实施防盲项目。由于缺少某些眼病（如老视）的详细流行病学资料，因此实际的盲和视觉损伤可能要比上述估计的数据高。

2006年之后，我国社会经济状况、人民生活水平、防盲治盲工作和眼科医疗服务水平有了很大变化。为了了解我国盲和视觉损伤的新情况，了解防盲工作的成果，在国家卫生计生委的支持下，由国家卫生计生委医管所组织开展了第二次全国九省盲和视觉损伤的流行病学调查。为保证调查结果的可比性，除以宁夏回族自治区代替新疆维吾尔自治区外，此次调查仍然2006年调查的地点进行。目前已经完成了现场调查工作，正在进行资料分析工作。

2. 第二次全国残疾人抽样调查　2006年，国家16个部委联合开展了第二次全国残疾人抽样调查，在全国31个省（市、自治区），734个县（市、区）的2980乡（街道），5964个调查小区（每小区420人左右）中进行。调查采用分层、多阶段、整群概率比例抽样方法。现场工作于2006年4月1日至5月31日集中进行。2006年12月1日国家统计局公布的主要数据为：计划调查2 526 145人（抽样比为1.93‰），实际调查2 108 410人（受检率83.46%），总计残疾161 479人（7.66%），单纯视力残疾（不包括多重残疾人中的视力残疾人）23 840人，视力残疾占调查人群的1.13%，占残疾人的14.76%，主要致视力残疾的眼病有白内障（56.7%）、视网膜葡萄膜病（14.1%）、角膜病（10.3%）、屈光不正（7.2%）、青光眼（6.6%）。而1987年我国开展的第一次全国残疾人抽样调查，共调查1 579 316人，查出视力残疾15 923人，盲及低视力的患病率为1.01%。导致盲及低视力的主要眼病依次为白内障（46.07%）、角膜病（11.44%）、沙眼（10.12%）、屈光不正及弱视（9.73%）、视网膜和葡萄膜病变（5.89%）、青光眼（5.11%）。目前，视网膜和葡萄膜病变在我国以上升为（5.89%）主要致残眼病。

（二）地方性眼病流行病学研究

我国大多数省（直辖市、自治区）开展过眼病流行病学研究，并建立了多个眼病研究基地，进展较快的有北京顺义眼病研究、北京眼病研究、邯郸眼病研究、广州荔湾眼病研究、广东汕头眼病研究、上海眼病研究、江苏眼病研究等。这些眼病流行病学研究内容广泛，研究对象不仅有农村的，还有城市的；不仅有汉族人群，而且有蒙古族、维吾尔族等少数民族人群；不仅开展了50岁、60岁以上人群研究，还开展了40岁、30岁人群甚至中小学生、学龄前儿童人群研究；不仅开展了白内障的调查，还开展了青光眼、翼状胬肉、年龄相关性黄斑

笔记

变性、屈光不正、糖尿病视网膜病变、角膜病等眼病的调查。这些研究主要调查了人群的视力状况、眼病患病率、导致盲和视觉损伤的原因、一些眼病的危险因素、公众眼病就诊意识、白内障手术状况和手术服务评估、手术质量和生存质量、眼科资源现状及服务能力调查等，大多采取了人群横断面研究，采用适当的设备技术，采取了比较严格的质量控制措施，获取了大量可靠的数据，填补了我国眼病流行病学上的不少空白。

第三节 我国的防盲治盲项目

一、"视觉第一，中国行动"项目

"视觉第一，中国行动"是我国政府和国际狮子会基金会于 1997 年联合发起的大规模的防盲项目。在双方的持续努力下，已经完成了持续 15 年的工作，对我国的防盲工作起到了极大的推动作用。

（一）"视觉第一，中国行动"项目一期

由于白内障是我国致盲的最常见原因。从 1988 年开始，我国将白内障复明手术作为抢救性康复工作而列入中国残疾人事业国家计划纲要。虽然白内障复明手术不断取得进步，但仍然面临相当多的困难。主要是受经济条件和眼科医疗服务能力的限制，我国白内障年手术量和白内障手术率不高，尤其是在农村和边远地区。正是在这样的背景下，国家卫生部、中国残疾人联合会于 1997 年 4 月与国际狮子会在我国合作开展"视觉第一，中国行动"的大型防盲治盲项目，第一期为期五年，目的主要是改善我国白内障手术状况，提高白内障手术率。具体目标是在 1997—2002 年期间施行 175 万例白内障复明手术；初步普及防盲治盲知识，有效开展预防工作；到 2002 年达成全国年白内障手术量 45 万例，实现为每年新增的白内障盲人复明的目标。

全国各地的眼科医师参与"视觉第一，中国行动"项目的积极性很高，克服了大量困难，使项目顺利进行。到 2002 年，项目实际达成的成绩如下：①白内障复明手术：5 年内共施行白内障复明手术 210 万例，为计划任务的 120%。人工晶状体植入率达 58.9%，脱盲率 97.9%。②组派医疗队：5 年内共组派国家和省内手术医疗队 262 批，分赴 31 个省，为 1700 多个县的 21 万例贫困白内障病人施行了复明手术。③人员培训：5 年内共为 31 个省培养了 5449 名眼科医生和 5156 名眼科辅助人员。④建立县医院眼科：5 年内共为 26 个省的 104 个县建立眼科。⑤人工晶状体的生产：支持苏州医疗器械厂生产人工晶状体，年产量达 20 万枚，并以低价供应各级手术复明机构和医疗队，效果良好。⑥开展眼病筛查：全国共完成了 124 万例的眼病调查任务，并对数据进行了统计与分析。⑦建立眼病防治数据库，包括白内障复明手术数据库、眼科技术资源数据库、眼疾病源数据库。⑧眼病的预防保健教育：开展了全国青少年"爱护我们的眼睛"预防保健教育活动，编写了眼保健和防盲治盲丛书，制作有关眼保健电视系列专题讲座，编印《白内障术后须知》等传单和《白内障筛查》的工作手册，在全国初步普及了防盲治盲知识。⑨在公众中进行眼保健的宣传活动：全国和省级以上广播电台、电视台共播发消息、新闻、图片 8000 余条（幅），报纸刊发专题、新闻、消息达 9000 余篇。印制了 30 000 张"视觉第一，中国行动"宣传画，用于"全国助残日"和"全国爱眼日"以及医疗队的张贴宣传。制作了"视觉第一。中国行动"项目的展板，多次在不同场合展出。

（二）"视觉第一，中国行动"项目二期

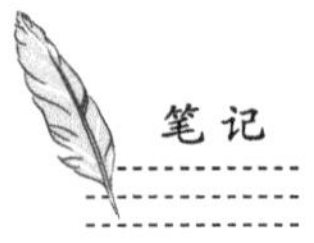

虽然"视觉第一，中国行动"项目一期在白内障盲的防治方面取得了重大成就，但是白内障依然是盲和视觉损伤的首位原因。为此，我国政府和国际狮子会基金会实施了"视觉

第一，中国行动”二期项目，继续开展白内障的防盲复明工作，计划于2002年～2007年期间施行250万例白内障复明手术；于2006年达到全国90%的县具有施行白内障手术的复明机构或眼科，基本具有施行白内障复明手术的能力，使白内障盲人得到有效的控制。

二期项目的实际完成情况如下：从2002年至2007年，完成白内障复明手术293万例；培训眼科医务人员和管理人员5万多名；援建100多所县医院眼科；开展建立白内障无障碍县（市、省）的活动，成效显著。2009年10月，我国政府、世界卫生组织和国际狮子会基金会在北京进行了包括组织与管理、白内障复明手术、医疗队、预防保健与公众宣传、数据库、培训基地、援建县医院眼科等项目的检查评估，标志着“视觉第一，中国行动”二期项目圆满结束。

（三）“视觉第一，中国行动”项目三期

“视觉第一，中国行动”三期项目的主要任务是根除致盲性沙眼。我国曾经是沙眼严重流行的国家。1950年代，国家积极开展沙眼防治工作，制定《全国沙眼防治规划》，有力推动了沙眼防治工作，全国沙眼患病率明显下降。但是直到1980年代，沙眼仍然是我国导致盲和低视力的主要眼病，特别是在老年人群中。

1999年2月世界卫生组织发起了“视觉2020，享有看见权利”的行动，确定沙眼是重点防治眼病之一。同年11月，世界卫生组织在云南省昆明市召开中国沙眼评估与控制研讨会。在会议的总结报告中指出海南、辽宁、宁夏、安徽、山东、山西、陕西及云南省的滤泡性沙眼（TF）患病率为2%～20%，沙眼性倒睫（TT）患病率为0.4%～16%。这些表明，在中国致盲性沙眼仍未根除。

为了积极履行“视觉2020”承诺，完成我国防盲治盲规划（2012—2015年）目标，必须详细了解当前我国沙眼的患病情况。2012年4月，国家卫生计生委医院管理研究所和国际狮子会正式签署“计划2016年前在中国根治致盲性沙眼”项目合作协议。这一项目2012年9月正式启动，根据1999年世界卫生组织发布的《第一届中国沙眼评估与管理研讨会结论和建议》及各省（区、市）现阶段沙眼患病历史资料和经济卫生状况，先后在16个省份，包括山东、四川、河北、内蒙古、辽宁、安徽、河南、海南、贵州、云南、陕西、甘肃、青海、宁夏、广西和西藏自治区分批开展沙眼流行情况快速基线评估、共计筛查8163名7岁儿童及覆盖筛查15岁以上人群8792.43万名。筛查的结果表明儿童中活动性沙眼的患病率以及15岁及以上人群沙眼引起的内翻倒睫患病率都低于世界卫生组织规定的致盲性沙眼流行的标准，表明致盲性沙眼不再是我国的公共卫生问题。当然，这并不是在我国不再有沙眼的病例，只是表明沙眼在人群中再次大规模的流行已是不太可能。今后我们仍然需要留意沙眼在临床的诊断和治疗工作，特别是在曾经沙眼流行区域需要持续监测，以防沙眼再次流行。

二、“百万贫困白内障病人复明工程”项目

1. 项目的背景　直到2008年，我国白内障导致的盲和视觉损伤问题还没有得到解决，白内障手术率一直处于全球的低水平；在一些地区，贫困人群中的白内障病人没有被医疗保险所覆盖，无力支付白内障的手术治疗。针对这种情况，一些眼科和防盲工作者多次向国家有关部门反映，建议设立国家项目，解决我国贫困白内障病人的复明问题。2009年，国家采纳了这些建议，同时也为了贯彻落实《中共中央国务院关于深化医药卫生体制改革的意见》、《国务院关于医药卫生体制改革近期重点实施方案（2009—2011年）》提出的工作要求，国家卫生部、财政部、中国残联从2009年起计划用三年的时间实施“百万贫困白内障病人复明工程”项目，利用中央财政专项补助经费，为贫困白内障病人复明手术。

2. 具体的内容　从2009年至2011年对全国贫困白内障病人进行筛查，并为100万例贫困白内障病人施行免费白内障复明手术。2009年11月卫生部成立了“百万贫困白内障病

人复明工程”项目专家指导组，设立了工作机构，建立了工作制度和运作机制，并制订了详细的实施方案。为了促进县级医院眼科的发展，在实施项目中主要选择县级医院作为白内障手术的定点医院。为了保障白内障手术的质量，又安排了上级医院的眼科医师组成专家组到县级医院进行指导和带教。在项目中注意各种信息的报送工作。对项目实施的全过程进行了严格的监管工作，组织专家进行了两次检查督导，了解管理措施落实情况和项目的实际效果）。由于项目的效果好，社会影响大，国家于原定项目结束的2011年再延长2年。在五年中，国家投入的资金超过10亿元人民币，实际完全165万例白内障手术。

三、全国白内障无障碍县（市、省）建设

创建全国白内障无障碍县、市（州、盟）、省（市、自治区）是《中国残疾人事业“十一五”发展纲要》视力残疾康复实施方案重要任务之一。全国白内障无障碍县、市（州、盟）、省（市、自治区）工作标准和检查验收方案中规定的“白内障无障碍”主要包括：①政府组织领导无障碍。②白内障筛查及组织输送无障碍。③公众白内障知识无障碍。④医疗服务能力和服务水平无障碍。⑤病人承受手术费用无障碍。⑥白内障服务工作机制运行无障碍。

2007年之后，全国各地积极开展白内障无障碍县、市（州、盟）、省（市、自治区）创建工作，大批白内障无障碍县、市（州、盟）、省（市、自治区）已通过检查验收。至2010年5月，全国残疾人康复工作办公室已授予全国白内障无障碍县673个，其中北京市18个、河北省42个、江苏省100个、福建省32个、河南省158个、广东省42个、四川省39个。全国白内障无障碍市70个，其中辽宁省14个、江苏省13个、河南省18个。全国白内障无障碍省（自治区）3个（西藏、河南和江苏）。

第四节 防盲与基层眼保健人员的培训

（一）培训的对象与途径

1. 培训对象 眼保健人员的培训对象涉及所有与防盲治盲有关的人员包括各级眼科医师及护士、视光师、验光师、技师、配镜技师、乡村医生、行政管理人员、开业医生、医学院校师生等。

2. 培训的途径

（1）防盲及眼保健培训网络：眼保健人员的培训的主要途径是通过防盲网络培训。目前我国的防盲网络包括国家、省、市、县、乡、村6级。眼保健防盲培训网络及培训基地有国家、省、市、县、乡5级并分别培训下一级别的防盲人员。国家卫生计生委医政医管局负责制定国家的防盲培训计划、组织实施防盲培训并指导地方各级培训基地的工作。省级培训基地以省卫生厅（局）和省防盲指导组为主导，依托省级卫生部门选定的省级医院（或教学医院、眼科专科医院）中眼科设备及教学力量较强、领导重视并有较强组织管理能力的医院作为省级防盲人员培训中心。省级培训基地的基本标准包括：设有办公室及专（兼）职人员若干名。其医疗、教学、科研等的综合能力在本地区处于领先地位。有符合要求的示教、训练设备及场所，有培训师资及教材，并具备白内障等手术及培训的经验。能承担收集、汇总、分析本省的防盲信息资料。省级培训基地承担培训地、市、县级眼科医生及眼科辅助人员。市、县、乡根据具体情况建立相应的培训基地。

（2）其他途径 眼保健人员教育培训的其他途径还有：学校的学历与学位教育（中专、专科、高职、本科、硕士、博士）和毕业后教育和继续教育。此外，眼科学术会议和防盲专题培训班也是培训眼保健人员的重要途径。

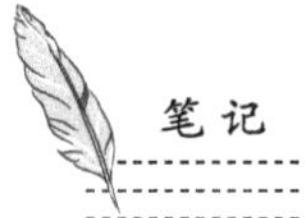

3. 检查和评估 检查和评估的内容包括：①组织与管理：人员培训计划、管理制度及

考核制度是否落实。②学员情况：学员登记表、学员与当地卫生行政部门签订的协议书。③培训基地：是否有培训教室、录像观摩室和动物实验室。④课程安排：理论授课、录像观摩、动物实验、临床带教课时完成情况。⑤培训教材：是否有培训医生用教材、培训辅助用教材、教师讲义、录像带。⑥临床实习鉴定：主要是学员实习评价的资料。⑦考核：学员考试成绩及鉴定。⑧宣传：人员培训宣传材料。

（二）基层眼保健人员的培训

基层眼保健人员主要是指工作在农村乡卫生院、社区卫生站、村卫生室和厂矿卫生所的医务人员。他们开展的初级眼保健（primary eye care，PEC）工作是初级卫生保健的一个组成部分，是最基本的眼卫生保健服务。通过提供预防、治疗、康复和科普教育等社区群众服务而减少眼病的发病率、致盲率。除了直接开展眼保健活动以外，初级眼保健还涉及对眼部疾病有重大影响的其他初级卫生保健服务如饮水安全、环境卫生、健康教育甚至及提高食物产量等内容。所以初级眼保健应当包括以下组成部分：①使所有可能患眼病特别是致盲眼病的个体都能享受眼保健服务。②通过改变人的生活习惯、改善环境、提供足够的食物、提供清洁的水源和提高污水处理能力来提高眼的健康水平。③加强宣传和合作来提高社会和家庭对眼病病人的关爱。初级眼保健是防盲治盲工作的基础。初级眼保健人员一般由经过眼病防治知识培训过的乡村医生担任，应当具有处理常见眼病和视力障碍的初步知识。显然，只有所有病人的一般眼病都得到必要的治疗，人群的眼病状况才能得到有效的控制，防盲工作才能获得成功，才能实现“视觉 2020”行动所设立的根治可避免盲，人人享有看见的权利的目标。

初级卫生保健的开展有利于改善眼部的卫生状况，减少眼病的发生。例如开展眼的健康教育有利于降低所有疾病的患病率；提供清洁的水源、改进环境卫生有利于减少沙眼、维生素 A 缺乏症的发生；合理饮食、调整营养可减少维生素 A 缺乏症、白内障和糖尿病视网膜病变的发生；加强妇幼保健和改善居住环境对维生素 A 缺乏症有积极的影响；开展预防接种麻疹疫苗可预防 A 所致的盲；控制传染性疾病的流行可减少麻风病、沙眼、维生素 A 缺乏症、先天获得性盲；控制地方病如碘缺乏症可减少先天性盲的发生；提供必要的药物可减少麻风病、沙眼、维生素 A 缺乏症、眼外伤的发生等等。由此可见培训基层眼保健人员，提高他们的眼病防治水平，对防盲这一公共卫生问题的解决十分重要。

1. 村眼保健员的培训　眼保健与防盲网络中，村卫生室是属于眼保健的网底，它的建设应该成为整个眼保健网络的重点和关键。在村卫生室工作的初级卫生保健人员是理所当然的初级眼保健员，他们应该掌握相关的防盲治盲和初级眼保健知识。在我国，一般乡村医生只受到过很少的眼保健教育。因此培训村初级卫生保健人员对开展防盲工作十分重要。

（1）村防盲与眼保健工作要求：

1）眼保健人员：以现有乡村医生队伍为基础。原则上每 1000 人以下的村配备 1 名防治员。一般以村为单位，小村 1 人，大村 2 人至 3 人。

2）职责：①做好本村范围的眼病调查，每年一次，认真填好盲人及低视力普查表格并及时统计上报。②做好本村居民的眼病防治及眼病科普宣传。利用广播、黑板报，根据不同季节宣传眼病防治知识，每月 1～2 次。③定期参加乡防盲例会。积极参加各级眼病防治机构组织的业务学习或短期培训。④对当地的学校每年做两次（春、秋两季）学生视力普查，并登记造册存档。

3）业务：①操作技术：掌握远、近视力检查法、色盲和色弱检查法、翻转眼睑法、滴眼药水及涂眼膏法、眼部换药法、冲洗结膜囊法。②常见眼病的诊疗方法：了解沙眼、红眼病（急性结膜炎）、结膜异物、化学性眼外伤、电光性眼炎的诊断和治疗原则。

笔记
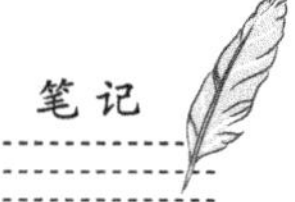

4）设备：村卫生室配备远、近视力表各1张、手电筒1只、洗眼壶或吊瓶1个、受水器或弯盘1个、放大镜1只。常用的眼药水、眼膏等。

（2）村级眼保健人员的培训：

1）培训目的　通过培训使村初级眼保健人员具有一定的业务水平，熟悉常见致盲性眼病的诊断和治疗。能正确填写眼病门诊日志，发现、登记、上报盲人。并做好眼病防治健康教育宣传，配合复明手术，做好白内障病人的筛查、术前、术后管理工作。

2）培训内容　主要讲授：①眼的解剖生理基本知识。②简单的视功能检查及屈光不正的诊断。③眼表感染性疾病及异物的诊断与处理。④沙眼的诊断与药物治疗。⑤严重眼外伤紧急处理。⑥白内障的诊断与治疗原则以及手术适应证。⑦正确地滴用滴眼液和涂用眼膏。⑧了解盲和中重度视觉损伤的标准。⑨填写眼病卡和盲人登记卡，并进行统计。

3）培训方法：用2～7天时间在当地乡或县医院进行培训。培训教师由县或乡医院眼科医生担任。选择合适的培训教材，采用理论教学与图片录像观摩、眼部检查法示教与练习、见习门诊与住院病人、村民眼病现场调查等学习方法。培训重点是白内障的检查与诊断及眼病调查。

2. 乡眼保健人员的培训

（1）乡防盲与眼保健工作要求：

1）人员：原则上以眼科、五官科医师（士）或全科医生担任。

2）职责：①掌握本乡及片（几个乡联成的片）的防盲治盲工作动态及眼病流行病学调查资料。对中重度视觉损伤及盲人要做到以人建卡，每半年整理、核实一次。②加强与上级防盲机构的联系，及时传达上级精神，反映基层的意见。制定和组织安排村级眼病防治员的每月例会内容、业务学习或短期培训工作。加强对村级防治员的管理考核工作和评比检查。③积极参加县级防盲例会、各种学习及会议。搞好科研协作，把乡眼病防治站办成连接县、村两级网络的中心环节和纽带。④防治老年性白内障、眼外伤、青少年近视眼及学龄前儿童的弱视是工作的重点。必须有计划地安排好盲人的复明手术及学校学生的视力保健工作。

3）业务要求：①操作技术：熟悉裂隙灯显微镜和检眼镜的使用方法；熟悉电解倒睫、角膜异物剔除、球结膜下注射法。②眼科手术：掌握睑内翻矫正术、睑腺炎切开术、睑板腺囊肿切开术。③常见眼病的诊疗方法：在村级要求的基础上，掌握眼外伤、工业化学及农药烧伤的急救处理；骤然失明的诊断和处理；角膜炎与角膜溃疡的诊断和处理。了解甲状腺功能亢进、糖尿病、维生素A缺乏症等全身疾病的眼部表现与防治原则。

4）设备：乡医院眼科或五官科应配备远、近视力表、聚光电筒、放大镜、洗眼壶、受水器、色盲本、检眼镜、眼科手术器械。有条件的医院配备裂隙灯显微镜。应有1%丁卡因，1%阿托品，2%毛果云香碱，糖皮质激素类滴眼液和眼膏等眼科常用药物。

（2）乡眼保健人员的培训：

1）培训目的：通过培训使乡级眼保健人员能掌握常见致盲眼病的诊断、治疗原则以及调查登记方法。做好白内障病人的初步筛查、术前准备以及术后管理随访工作。

2）培训内容：除上述村初级眼保健人员的培训内容外，重点讲授常见眼病的防治，特别是白内障、青光眼、角膜病的诊断治疗等。

3）培训方法：用7～15天时间在当地县医院进行培训，培训教师由县医院眼科医生担任。选择合适的培训教材，采用理论教学与录像观摩、门诊与病房实习、乡眼病现场调查等学习方法。

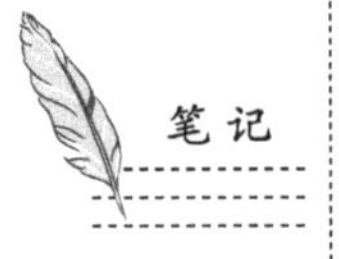

3. 县级眼科医生的培训

（1）县防盲与眼保健工作要求

1）机构：县级眼病防治机构以县眼病防治所或县医院眼科、五官科或小型的眼科专科医院为主。县级眼病防治机构是全县眼病防治的中心，其地位和作用十分重要。必须加强纵向和横向的联系，形成当地的眼病防治网络的中心，发挥传递信息、交流技术的作用，并且要不断地增加设备，提高医疗服务的能力。

2）人员：县级防治机构需4～9人（包括眼科医生、护士）。

3）任务：承担本县眼病普查普治、验光配镜、科普宣传、科技咨询等工作，对乡、村两级眼病防治人员有业务指导的义务。主要任务有：①建立本县盲人及中、重度视觉损伤的登记卡片，及时组织基层人员做好每半年的填卡统计工作，善于依靠信息指导工作。②发挥本机构的技术优势，作好全县眼科疑难病的诊治，特别是复明手术。经常有三分之一的人组成防盲治盲巡回医疗队，深入农村防治眼病。③定期轮训基层眼病防治人员。不断提高他们的防盲治盲的实际工作能力与技术水平。④在经常性的防盲治盲工作中，突出抓好白内障及急性青光眼的防治，特别是老年性白内障的复明手术；抓好工农业及交通事故引起的眼外伤的防治、季节性眼病流行病的防治工作；做好本县门诊及住院的眼科病人的治疗任务。

4）目标：县级眼病防治机构是省、地、县、乡、村5级防治网的中心环节，具有承上启下的作用，占着很重要的位置。因此在医疗服务能力和设备上，要成为全县或周围经济较差县的防治眼病的中心。

5）业务：①操作技术：按眼科医师水平要求，掌握常用眼科治疗操作、验光、裂隙灯检查、检眼镜和三面镜等的使用。②眼科手术：熟练掌握一般常见内、外眼手术。特别是农村常见的泪囊鼻腔吻合术、白内障手术、抗青光眼手术，眼外伤的急诊手术等。③常见眼病诊疗方法：常见眼科内、外眼疾病的诊断及治疗；骤然失明眼病的诊断、抢救、治疗；防治学龄前儿童弱视和青少年近视眼，应当设专人负责，组织好宣传、筛查、检查和治疗工作。④加强横向联系，开展科技咨询。

（2）县眼科医师的培训

1）培训目的：通过培训使县级眼科医师掌握常见眼病的诊断与治疗、掌握白内障、青光眼等常见致盲眼病的手术复明方法，熟悉眼病流行病学调查方法。

2）培训内容：主要讲授常见眼病的诊断与治疗、眼科手术与显微手术技术、眼病流行病学调查方法、眼病防治进展等。

3）培训方法：用1～6个月时间，在省市级培训基地进行培训，采用理论教学与录像观摩、门诊与病房进修学习、县乡眼病现场调查等学习方法。培训方式可采用：①初步培训，使其切实掌握有关的眼病理论知识和实习技巧。②进大医院实习。③跟随眼科医疗队参加医疗及手术实践。④有1～2年的实践经验后，再到对口的上级医院进修提高。重点掌握眼病防治知识以及白内障人工晶状体植入术。

（三）白内障手术复明人员的培训

白内障手术复明人员的培训目的是使眼科医生掌握现代白内障囊外摘除术和人工晶状体植入术，眼科辅助人员掌握白内障的常见眼病的护理及其他有关技能。培训可采取集中办班、分散临床带教实习形式，分班（医生班、护士班、技士班）分期分批地培训眼科白内障手术医生和辅助人员。培训对象主要为县级医院眼科医生和辅助人员，少数为尚未能开展人工晶状体植入手术的市（地区）级医院眼科人员。应选择白内障防盲治盲工作开展较好的省市级医院作为培训基地，承担医护人员的理论授课、录像观摩、动物实验和临床实习任务。

1. 医务人员的培训

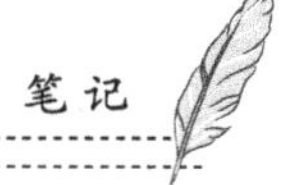

（1）白内障手术医生：眼科手术医生培训3个月～6个月（包括理论授课3周，录像观摩

1 周，动物实验 2 周，临床实习 6 周）。对象主要为从事临床工作 3～5 年且有一定手术经验的眼科医生。培训教材使用原卫生部编写的《白内障囊外摘除术》和自编补充教材及录像。采用电化教学方法授课，教师由省级培训基地的眼科医生担任。理论主要讲授内容包括：白内障流行病学与防盲治盲、白内障手术应用解剖、白内障的病因、分类、临床表现、白内障的诊断与治疗、眼科手术室的建设、装备及其使用、眼科显微手术基本设备和器械、眼科显微手术基本操作技术、手术前检查、手术适应证与禁忌证、手术前病人准备、白内障手术麻醉、现代白内障囊外摘除手术方法、人工晶状体概述、人工晶状体植入术手术方法、小切口非超声乳化白内障手术方法、超声乳化白内障摘除联合折叠式人工晶状体植入术、与白内障手术相关的其他手术、手术后护理与观察、术中并发症及处理、术后早期并发症及处理、术后中晚期并发症及处理、白内障术后病人的随访与质量评价。重点讲解盲与低视力病人流行病学调查、白内障囊外摘出人工晶状体植入手术。眼科手术的动物实验要求学员熟练掌握猪离体眼球以及兔眼手术的无菌操作、切口缝合、虹膜切除术及白内障摘除人工晶状体植入等。此外，在省级医院进行 3～6 个月的临床实习，并可参加白内障手术医疗队，赴农村乡镇开展防盲白内障手术。

（2）白内障手术护士：眼科护士培训 1 个月（包括理论授课、录像观摩、动物实验、临床实习）。培训教材使用原卫生部编写的《眼科辅助人员培训教材》和自编补充教材及录像。理论主要讲授内容包括：白内障流行病学与防盲治盲、眼科门诊护理、眼科病房护理、眼科消毒隔离制度、眼科换药、眼科手术室护理、眼科手术术前护理、白内障手术概述、人工晶状体植入术概述、现代白内障囊外摘除术术中护理、人工晶状体植入术术中护理、手术后护理与观察、手术并发症及症状护理、白内障术后病人的随访。

2. 白内障防盲项目管理人员的培训　白内障防盲项目管理人员的培训目的在于使培训人员掌握白内障防盲项目的组织管理程序，协调项目单位的整体工作进展，进行项目实施全过程的监督管理。被培训者应参加各种形式的白内障复明手术医疗队。

在省或市级培训基地举办省级或县级项目管理人员（如省、市、县卫生和残联部门的管理人员）培训班，讲授项目工作的基本情况、项目管理要求、医疗队组织管理、统计技术理论及应用等。还应讲授白内障防盲项目立项背景，项目任务书及其配套实施方案；眼病防治的组织管理程序；项目管理人员的职责，应具备的条件及要求；项目评估方法，评估指标及操作方法；项目经费的使用原则及申报程序。

二维码 12-1 扫一扫，测一测

在县和乡举办乡村项目管理及项目参与人员（如乡村干部、乡村医生、中小学校教师、参加眼病调查和白内障病员组织、输送、手术后管理有关的人员）培训班，讲授白内障防盲项目工作的基本情况、医疗队组织管理、统计报表填写、如何组织、输送白内障病人、白内障手术后如何随访管理等。

（管怀进）

第十三章

眼健康和防盲治盲中的信息处理

本章学习要点

- 掌握：医学资料收集、整理和分析的基本步骤和注意事项。
- 熟悉：眼科医师和视光人员在普及眼病防治知识中所起的作用。
- 了解：远程眼科学。

关键词 眼健康 信息 数据整理 数据分析

在开展眼健康和防盲治盲工作中，会出现大量的有用数据和信息。收集、积累和分析这些数据和信息，会有助于了解实施眼健康和防盲治盲工作项目的进展情况，总结经验教训，发现不足和问题，为全国和局部区域开展眼保健和防盲治盲工作提供建议。对于从事眼健康和防盲治盲项目的眼科医师和视光学医师来说，收集和分析这些数据和信息，也是积累经验、增长才干的机会。由于眼科医师和视光学医师亲身经历和实施这些项目，因此在眼病资料的收集、分析以及在普及和宣传眼病防治知识方面起着十分重要的不可替代的作用。

第一节 医学资料的收集、整理和分析

医学信息资料的处理系统主要包括信息资料的采集、整理和分析评估。一个有效的信息处理系统应包括数据易于采集、及时和定期的整理更新、能有效地利用的信息资料。

（一）数据采集

采集数据之前应当考虑要采集什么数据，为什么要采集这些数据，由谁去采集这些数据，从哪些地方（单位）采集这些数据，通过什么途径来采集，间隔多长时间去重复采集这些数据等一系列问题。采集的数据应当具有实际意义，要能够解决在临床上遇到的一些问题。收集的资料要准确，要便于采集，不特别需要使用过多的精力和费用。

在采集数据时常发生的问题是拟调查的信息过多和过细，这样很容易造成采集的数据不准确和不完整，也容易延误数据的整理和分析。采集的信息过多也可导致数据难以分析。

采集数据的对象包括各级公立和私立医院的眼科或诊所，有时从私立诊所可能难以得到确切的数据资料，可以从与其交流过程中获得一些数据的估计值。使用统一表格可使收集资料变得更加容易、简便和完整。目前在印度，通过标准的白内障手术记录单，即可以对全国范围内各级医疗机构进行的白内障手术结果的资料进行收集和分析评估。

远程眼科学（tele-ophthalmology）是一种收集信息的新方法，它将现代信息技术与数字化的眼科检查相结合，一方的医疗机构（通常为基层医疗单位）获取病人的眼科影像检查资料及病历信息等，由另一方医疗机构（通常为具有技术优势的上级医疗单位）的眼科医师对

传输过来的资料进行收集、分析和判断，从而提供诊断与鉴别诊断的意见，并做出处理与治疗决策，指导基层医师及病人进行诊疗等。在这一过程中也可以收集相关的信息和资料。开展良好的远程眼科工作，需要基层医疗单位与眼科医疗中心进行密切合作和协调，其中连接两者的运营单位起着重要的作用。目前的远程眼科医疗在内容上包括远程阅片服务、远程视频会诊服务两个方面。目前远程眼科传输的眼底像多数是采用每眼一张后极部 45°眼底像，该像可很好地显示视盘及其周围视网膜包括黄斑区的普通形态学改变，因此对于常见致盲性眼病如青光眼、糖尿病视网膜病变、年龄相关性黄斑变性等的筛查及诊断起着极其重要的作用。虽然单张眼底像不能代替综合的眼部检查，但它可作为糖尿病视网膜病变、青光眼等疾病的良好筛查方法。

（二）数据的整理

数据收集后就要分门别类地进行汇总和整理，汇总资料时要及时，资料要尽可能完整。通常，征集的资料内容越简明，延误的可能性就越小。

（三）数据的分析评估

在进行数据的分析和评估时，同样要考虑分析什么数据，为什么要分析这些数据，由谁去分析这些数据，这些数据的分布单位、间隔多长时间去分析这些数据等问题。

分析和评估数据时主要包括：①某一指标与上一年度的比较，完成或未完成这一指标的原因；②与预期指标的比较，完成或未完成这一指标的原因；③所有的资料是否都收集到；④某一措施的覆盖面如何，还应采取何种措施；⑤对现有工作满意度如何。

各种数据的统计分析方法可参照医学统计学书籍。

第二节 眼病资料的收集、分析和公布

眼科医师和视光医师在眼病资料的收集、分析与公布、普及和宣传眼病防治知识方面起着重要作用。常规医学资料主要来源于各种报表、各种报告卡和日常医疗卫生工作记录等。

我国城乡各级组织机构中均具有良好的卫生保健网络，具有逐级向上级单位汇报各种报表的制度。尤其是经历了非典型性肺炎（非典）疫情之后，使这一制度更加完善和强化。这些报表主要包括医院工作年报表、传染病年（月）报表、疫情月报表、病伤死亡年报表等。这些报表对了解居民的健康状况、了解医疗卫生机构的设施和人员构成、了解医疗及预防措施的效果非常重要，同时也对卫生工作计划提供依据。了解这些基础数据，对眼科和视光学工作的发展和规划也十分重要。

常见的报告卡有传染病报告卡、出生报告卡、死亡报告卡、肿瘤发病和死亡报告卡等。在眼科，急性流行性出血性角结膜炎属于法定的报告疾病。在传染病报告卡中规定了法定传染病的报告制度，目前这些报告卡均存在有不同程度的漏报和重复报告的现象。因此应加强监督核查工作，提高报告卡的质量。

第三节 眼科和视光人员在眼保健信息交流中的作用

眼健康知识教育的范围很广，主要包括三个层面的对象：①对于广大群众来讲，传播眼病防治知识和眼保健知识，引起公众对眼病的重视；②对于某些热心眼科学和视光学的特定人群，通过训练和教育，使其能从事简单的眼保健宣传工作；③通过媒体进行信息交流，引起公众对眼病的进一步重视。虽然在眼科信息的交流中需要一些专门技术，但眼科学和视光学工作者在其中也占有重要地位，主要作用如下：

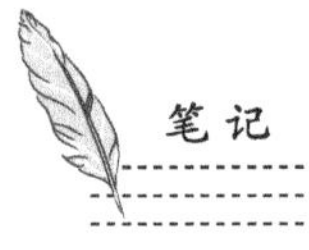

1. 资料分析　眼视光工作者应当对眼科信息有着非常敏锐的洞察力，对公众的信息和教育进行定期分析。例如一个视光医师发现某一年龄段儿童的近视眼进展非常快，就应当设法分析其原因，并尽可能地研究解决方法和采取预防措施。

2. 宣传倡议　视光医师应当是眼保健宣传中的倡议者和积极参与者，因为在公众心目中，视光医师比其他任何人的发言都具有说服力，公众和媒体对视光医师的建议也非常重视。例如有相当部分的人对白内障手术的益处持怀疑态度，虽然现代手术技巧为白内障手术和康复提供快速和安全的保证，但人们的反应不一，仍有部分人要等到完全丧失视力才考虑手术，因为他们不知道这一手术技术已经有了相当大的进步。从人们对白内障手术接受程度不一的事实来讲，对公众的宣传工作非常重要。

在青少年儿童近视眼防治中也存在着很大的认识误区，到目前为止，没有任何一种方法能成为近视治疗的最佳方案，框架眼镜矫正、渐进多焦点眼镜、角膜接触镜和角膜塑形镜等均可用于儿童近视眼矫正。对于18岁以下的近视眼病人，配戴框架眼镜是最为安全有效的治疗手段。近年来调查表明，由未矫正屈光不正导致的盲和低视力人数在不断增加。在近视眼的治疗和防治过程中存在着诸多不科学因素，例如许多人相信“近视眼有真假之分”就是不科学因素的一种反映。其实“假性近视”这种学说的流行反映了人们不愿配戴镜矫正近视眼的心情，也使得名目繁多的“治疗假性近视”的药物或仪器有了市场，使人们偏离了科学治疗近视眼的轨道。通过广泛的科普宣传，使家长不要盲目相信这一错误概念，一旦发现孩子视力出现问题就应及早到专业医疗机构诊治。许多家长即使已经知道自己的孩子患了近视眼，但也不愿进行正规的屈光检查和矫正，在一些不科学甚至虚假的广告宣传下，去试验那些疗效不确定甚至肯定无效的疗法，从而贻误治疗。

近视眼越戴眼镜度数越深也是一种常见的错误认识。其实近视眼度数的加深主要与学生的用眼距离和持续用眼时间有关，与配戴眼镜关系不大。部分家长盲目相信电脑验光，认为电脑验光结果准确，实际上电脑验光结果只作为试镜依据，不能直接作为眼镜处方。15岁以下儿童要想配戴一副合适的眼镜，最好在充分睫状肌麻痹下检影验光，以得到准确、客观的屈光度数。只有把有效的医疗手段和视力健康教育结合起来，才能较好地解决近视眼的问题。也有一些家长认为儿童患近视眼没关系，长大以后一做手术即可解决，结果造成青少年近视度数的逐年增加，同时也为日后进行准分子激光手术治疗带来难度。

近视眼或散光的青年病人，往往为了美观、方便，常会配戴角膜接触镜。如果护理不当，则容易导致眼部炎症或感染。因此配戴角膜接触镜的病人应注意定期检查眼睛，至少每三个月检查一次；角膜接触镜要每天清洁、杀菌、消毒及定期去蛋白；若嫌麻烦可选择配戴抛弃型角膜接触镜，以确保镜片清洁卫生；切勿使用过期的护理药水；切勿配戴角膜接触镜睡眠或过夜，这样易造成角膜损害。另外由于角膜接触镜的配戴和护理较为烦琐，并有可能引起眼部并发症，少年儿童不宜配戴。角膜塑形镜（简称OK镜）是一种透气性硬性角膜接触镜，通过镜片本身对角膜的压力，使角膜中央区变薄，减少角膜的屈光力，从而降低近视程度。OK镜治疗近视眼的效果差异很大，需长期配戴才有效果。近年来已有多例因配戴不当导致了感染性角膜炎并致盲的病例。

斜视和弱视是儿童时期的常见眼病，部分家长在其治疗上存在误区，认为儿童太小不宜手术矫治，等到长大以后再说，甚至少数人误认为斜视慢慢都能长好。通过科普宣传，要使家长认识到斜视一般是不会自己长好的，视力不佳的斜视患儿应尽早进行屈光检查和矫正，必要时尽早进行手术治疗，这样更有利于孩子的视功能恢复，不要错过最佳治疗时机。很多弱视患儿很早就出现视力不良症状，常因家长不够重视而未能得到及时诊治，不仅影响其学业，而且对治疗效果也有影响。弱视发现越早，治疗效果就越好，7～8岁儿童的治疗效果远不如3～4岁儿童。一般来说，3岁儿童已经能够配合检查视力，可初步了解视力发

笔记

育情况。对于确诊的弱视患儿，应尽早到专业医院接受正规系统的治疗，不要盲目相信一些不科学的治疗方法。

3. 健康教育 健康教育(health education)是传播眼保健知识，提高公众的眼病预防意识，促使眼病病人及早就医，适时接受合理治疗的一种方式，属于初级眼保健范畴。从事眼健康教育的人员可以是任何具有医疗背景的专业人员，如妇幼保健所保健人员、社区医生、社区康复师、校(幼儿园)医或村医等；也可以是没有医疗背景的社区服务人员，如社区工作者、社区志愿者或企事业单位工会人员等。

在开展健康教育前，通常采用调查问卷、小组讨论或一对一对话方式进行需求评估。问卷可以是闭合式问题或者开放性问题，包括目标人群的基本信息、生活习惯、居住地、常见眼病的基本知识、医疗卫生措施和医疗保险政策等。根据评估的结果最终确定眼健康教育的内容、时间、地点和方式等。眼健康教育对象绝大多数是成年人，他们对于学习目标或者方向具有很强的自主性，清楚知道自己要学什么，如何去学。因此切实地了解公众对于眼保健知识的需求，因地制宜的设计课程内容，是调动成年人学习积极性，提高知识理解及运用的前提。另外，成年人已有的经验是学习和改进培训课程的一种资源，对于他们来说，通过他们的社会背景，以往的学习经验，加以提炼、总结。

眼健康教育的讲师或咨询人员应对教育人群的生活环境和习惯有一定了解，当居民遇到问题的时候，他们能够根据实际情况，提供适宜的眼保健信息，使其解决问题。教育方式根据听课人员的数量和授课内容而定，可以采取讲座、小组座谈或咨询的方式进行。教育地点可以在学校礼堂、社区或企事业单位活动室、幼儿园会议室或办公室等，也可采用电话咨询的方式。

健康教育的评估包括短期评估和长期评估。短期评估是在讲座、座谈或者咨询结束时进行即时评估，评估指标为满意度、内容理解程度、与需求评估的符合程度、教育方式等。短期评估是对眼健康教育的课程设计、内容及形式的评估。长期评估一般是在接受健康教育后6～12个月进行，评估指标可以是目标人群就诊量、改变不良用眼习惯的人数或接受屈光矫正的人数等。

4. 新闻通报 视光医师的主要任务之一是以科学严谨的态度，用简洁的语言和简明的图像向大众媒体介绍有关眼病的防治知识，错误的解释或含混不清的表达对防治眼病的宣传会产生有害影响。视光医师在这一方面的信息交流中可提供专业知识。

在信息交流中还应注意以下几个问题：①了解目的：在眼病防治的科普宣传过程中，不论是讲话、新闻发布、甚至是声像制品或印刷品，都要有明确的目的。只有掌握和明确目的后，才可确定恰当的宣传内容。②了解听众：视光医师将科普信息传送给听众，后者又将信息转述给周围的其他听众，信息资料在传递过程中的准确性和一致性要取决于他们的理解能力。例如教会学校教师去筛查儿童视力低下的方法时，宣传目的是教会教师如何使用视力表去筛查学生视力，何时将视力低下的学生转送到有关的眼科医疗机构，而不是向他们讲解如何去统计学生的屈光度以及视力表的原理等。正确地讲解可使听众保持对宣传内容的兴趣和正确地接受宣传的内容。③了解媒体：虽然视光医师不是媒体专家，但也应当了解一些媒体知识，才能使防治眼病知识的宣传起到更大的作用。大的媒体可同时使数以百万计的公众受益，我们应当充分利用这些媒体的作用。接受过眼科治疗的病人也是很好的信息传播者，他们对所接受治疗的效果以及满意程度就决定他们会向周围的听众宣传眼科机构的优点或存在的问题。这些病人也可通过广播或电视媒体进行宣传。眼科医师对手术后病人的回访信件也很重要，因为信件本身就是一个信息传播媒介。在国外，医务工作者或志愿者在家访时利用“白内障卡”筛查可疑白内障病人，然后再转诊至眼科医疗机构。眼科医师可利用影像资料或幻灯片训练这些志愿者。

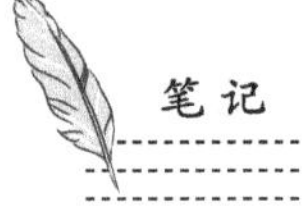

5. 顾问服务　视光医师的一个重要任务就是提供准确、科学的咨询服务。例如教会教师筛查视力不良的学生，其结果应当与视光医师的检查结果一致。

6. 劝告服务　这里涉及医师和病人的相互关系问题。每一个医师都应是一个最好的劝导者，但限于工作紧张和时间有限，使他们很难有充足的时间去劝导病人。不论是病人术后第一天换药和病人出院时，对于医师来讲都是与病人沟通的很好机会。但在实际工作中，由于接诊病人人数较多，医师很难保证有足够的时间去劝解病人。因此一个好的眼科医师应当设法多与病人沟通，尽量达到病人满意。当医师工作紧张时，可采用下列方法与病人进行交流沟通。

(1) 指示卡：对于尚未接受手术的病人，可用图示卡片展示病人何时到何处去复查，或何时接受手术治疗。这些卡片最好由医师亲自交给病人。

(2) 术后指导卡或出院卡：最好由医师亲自给病人书写术后或出院注意事项和建议。

(3) 录音录像资料：在门诊候诊室、病房内播放轻音乐或歌曲等，创造与病人交流的良好氛围。

7. 展示　媒体听众既不是视光医师，也不是病人；但他们需要了解这些问题及其解决方法。如果视光医师只是讲白内障手术如何安全，会使相当多的听众无法理解，只有他们观看到手术是如何进行时，他们才明白手术的安全性。视光医师要经常邀请公众到医院观看手术实况，参观教师如何筛查屈光不正的学生等，以便得到他们的支持和协助。

8. 评估　很难对宣传活动的效果进行评价，因为判断每一个人的行为方式有许多可变因素。只要我们在这一方面做了工作，就会有一分收获，有时候也可能获得很大收益。虽然考察宣传效果不是视光医师的本职工作，但在实际工作中也可得到一些线索。例如在印度等国家推行的白内障转诊卡，视光医师从持转诊卡就诊的白内障病人数量上也可判定宣传工作的效果。视光医师教会教师筛查视力低下的学生，可通过他们转来的屈光不正学生数量，就可确定宣传工作是否收到了效果。

二维码 13-1 扫一扫，测一测

综上所述，视光医师在日常工作中仔细收集、分析和整理有关眼病防治资料，并利用专业知识及医院资源，通过各种形式进行科学地宣传教育，会在眼病防治中起到十分重要的作用。

（郑曰忠　李建军）

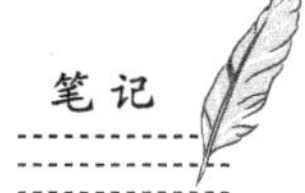

第十四章

社区眼视光学服务

本章学习要点

- 掌握：社区眼视光学服务的概念和主要内容。
- 熟悉：如何开展儿童和老年人视光学工作。
- 了解：社区的眼保健教育。

关键词 社区 眼视光学服务 眼保健教育

第一节 社区眼视光学服务的概念和意义

（一）眼视光学服务的需求

眼视光学服务主要是指屈光服务。根据世界卫生组织的2012年公布的2010年资料，全球未矫正屈光不正（uncorrected refractive error）已成为导致中、重度视觉损伤的第一位原因。未矫正屈光不正所引起的视觉损伤限制了人们的教育或就业机会，产生了严重的社会经济方面的后果和负担，对病人个人的日常生活也产生了不良影响。与主要发生在老年人中的白内障相比，虽然看起来屈光不正导致的视觉损伤不如白内障那么严重，但是由于屈光不正多发生在年轻人，存活的年数较长，所以引起的盲人年数（即处于盲状态下的年数）约是白内障的2倍。近年来，未矫正的老视眼引起的近视觉损伤也受到愈来愈多的关注。目前，全世界约有10亿多人患有老视眼，随着全球，尤其是发展中国家文盲率的降低，对阅读和近距离工作需求增加，近视力变得越来越重要，矫正老视眼导致近视觉损伤的需求也在迅速增加。因此，矫治未矫正屈光不正和老视眼对视力造成的损伤，是眼科和视光学人员所面临的重要任务，也是将眼视光学人员参与防盲治盲的极好的机会。

（二）社区眼视光学服务的概念

社区（community）是指聚居在一定地域范围内的人们所组成的社会生活共同体。构成一个社区，应当具有一些基本要素，这就是要具有一定数量的社区人口、一定范围的地域空间、一定类型的社区活动、一定规模的社区设施和一定特征的社区文化。随着社会生产的发展，眼科和视光学的进步，人们对眼视光学服务的认识逐步深化，医疗保健从个体向群体转变，寻求群体防治疾病的措施和方法。正是在这样的需求下，产生了社区眼视光学服务。社区眼视光学服务指在一定社区中，向居民提供预防、医疗、康复和健康促进为内容的眼视光学服务。社区眼视光学服务应当是社区卫生服务的一部分。

社区眼视光学服务具有广泛性和综合性的特点：①服务对象的广泛性，不仅为病人服务，而且还要为发生眼病的高危人群和亚健康人群，甚至健康人群服务。②服务内容的综合性，不仅做好治疗工作，还要开展预防、康复和健康促进等工作。所以社区眼视光学服务

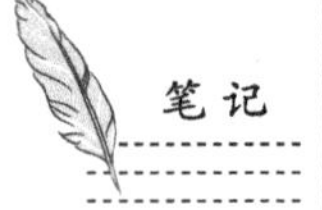
笔记

体现了医学模式的转变。

屈光不正虽然是最常见的视觉损伤的原因，但是也是容易诊断和矫正的眼病，提供眼镜是一种成本低、效果好的干预手段，可以迅速矫正屈光不正所导致的视觉损伤。目前在我国大多数地区，由于缺乏足够的受过训练的眼视光学工作者，缺乏开展社区眼视光学服务的概念和模式，眼视光学服务还集中在大中城市地区，还没有真正到达最需要的社区，以至于生活在社区的大量屈光不正病人不能够获得高质量的、可及的屈光服务。

（三）社区眼视光学服务的内容

社区眼视光学服务是初级眼保健服务的一部分，可以通过提供视力检查、验光服务、提供眼镜、培训眼保健的人力资源以及防治常见眼病，从而满足社区对眼视光学服务的需求。这样做可以避免大部分需要屈光服务的人群集中到大城市、大医院里接受可以在社区解决的验光配镜等服务。在社区开展眼视光学服务主要包括以下几个方面：①矫正屈光不正和提供低视力服务。②在验光、配镜和低视力方面培训眼保健人员。③提供眼病筛查服务。④发现、处理和转诊常见的致盲眼病，如白内障、糖尿病眼病和青光眼等。⑤参与建立可持续的、经济合理的眼保健模式。

为了在社区中提供高质量的初级眼保健服务，需要大量的接受过验光、配镜培训的眼保健人员。在缺少视光医师的情况下，可以培训护士、眼科技术员或验光技术人员，提高视力筛查或眼镜定配等质量。

在社区的眼视光学服务中，不能仅仅开展简单的主观试镜，因为这种方法并不能提供度数准确的眼镜。对于儿童来说，由于调节的存在，采取主观试镜的方法会使近视眼病人有可能过矫，而使远视眼病人有可能矫正不足。另外，即使提供免费的眼镜，成人或儿童可能因为眼镜外观不漂亮或容易发生视疲劳而拒绝配戴框架眼镜，因此在社区眼视光学服务中选择准确的解决屈光不正的方法将会避免浪费时间、资源和金钱。

眼视光工作者不仅要为社区中较为富裕的人群服务，也要积极为贫困人群提供低价格、高质量的服务。为了能够为社区中所有的人提供可以支付得起的眼镜，社区眼视光学服务可以通过提供生产成本低的成镜（即屈光度数固定的眼镜）来降低眼镜的价格。

社区眼视光学服务的内容还包括在社区进行眼病筛查，发现和治疗简单的眼病，及时将致盲性眼病，如白内障、青光眼等转诊到上级医院，这样社区眼视光学服务就真正成为眼保健服务的基础，成为防盲治盲工作的一个重要组成部分。社区的眼视光学工作者可以通过这种方便和具有成本-效益的模式为整个眼保健体系的建设做出自己的贡献。

社区的眼视光学工作者也能对社区人群开展眼保健教育，普及眼病防治知识，提高社区眼保健的水平。此外，社区眼视光学工作者可以参与有关眼病调查等流行病学工作，从而发挥更大的作用。

第二节　社区眼视光学服务站的设置

为了做好社区眼视光学服务，应当因地制宜，在视区设立眼视光学服务站。社区眼视光学服务站是最基层的眼保健服务中心，主要指位于城市社区或农村乡、镇一级的具有眼保健功能的基层眼镜店，一般覆盖人数为5万人左右。

（一）社区眼视光学服务站的服务范围

社区眼视光学服务站的主要工作内容包括常见眼病筛查及转诊、验光配镜、眼保健知识宣传等。

1. 矫正屈光不正　即开展验光配镜服务。在社区中，开展屈光服务是主要的工作内容。要及时发现屈光不正和老视眼，并对他们的屈光矫正提供指导建议，完成各类眼镜验

笔记

配，并进行随诊。

2. 完成常见眼病筛查及转诊 在社区内筛查和发现常见眼病。如果发现常见致盲性眼病如白内障、糖尿病眼病和青光眼等，及时转诊到上一级医疗机构进一步治疗，并对他们进行随诊。

3. 眼保健知识宣传 社区眼视光学服务站的工作内容之一就是对所覆盖区域的社区居民进行眼保健公共教育，包括眼病防治知识的宣传普及，使社区居民能尽快地掌握眼保健知识和爱眼护眼常识，提高社区眼保健的水平。

4. 培训验光配镜及筛查的专业人员 社区眼视光学服务站可以作为一个培训眼视光学人员的实际操作培训基地，可以让受训者参与到验光、配镜、筛查眼病和眼保健的普科教育工作中去。

5. 提供眼相关产品 向社区居民提供常用的非处方类眼药（over the counter，OTC）、眼保健用品、放大镜等助视器，以及与眼保健相关的产品，满足社区群众眼保健的实际需要。这样也有助于建立可持续的、合理的、有经济效益的社区眼保健模式。

（二）社区眼视光学服务站的设备配置

社区视光学服务站的设备配置要满足验光配镜和常见眼病筛查的需求，包括：①灯箱视力表：用于远视力检测及验光配镜。②手持近视力表：用于近视力检测及近用眼镜的验配。③电脑验光仪：用于眼屈光状态的检测，以及客观验光。④镜片箱：用于视力检测、屈光不正的矫正和验光配镜。⑤裂隙灯活体显微镜：用于外眼、眼前节和眼后节的检查评估，一些眼病的检查。⑥检眼镜：用于评估眼底的状况和常见眼底疾病的检查。⑦阿姆斯勒（Amsler）表：用于黄斑部的功能检查。⑧焦度计：用于测量眼镜片的顶焦度、棱镜度，柱镜的轴位方向，检查镜片是否正确安装在镜架中。⑨眼镜加工设备：包括磨边机、倒边机、开槽机、抛光机、打孔机、烤灯、焊枪、手钻等及调整工具一套，供调整、维修、加工眼镜使用。

（三）社区眼视光学服务站的人员配置

1. 社区眼视光学服务站的人员配置：具备眼科学或视光学背景的医务人员一名，辅助工作人员 1～2 名。

2. 人员的能力要求及分工

（1）医疗人员：①具备一定的眼科学知识，能够完成常见眼病如白内障、糖尿病眼病和青光眼等筛查及转诊，并具备组织筛查的能力。②掌握视光学知识，能够对各种屈光不正提出屈光矫正的建议，具备验光配镜的能力。③掌握眼保健的基础知识，能够宣传和普及爱眼护眼的常识。④能够操作使用服务站的所有设备，并对简单的设备故障进行识别及排除。

（2）辅助工作人员：①具备眼科屈光学的基础知识，能够为病人进行最基本的远、近视力检测。②具备一定的眼镜学知识，能够对眼镜进行加工、调整、维修。③了解和熟悉爱眼护眼常识，并能进行宣传普及。④具备一定沟通、营销能力。⑤了解和熟悉将病人转诊至上一级医疗机构的相关流程。

第三节 特殊人群的视光学工作的开展

（一）儿童视光学工作的开展

儿童是一个特殊的人群，其眼球发育的特点是：发育早、生长快、变化大。自出生到 3 岁，完成眼结构的发育。4～13 岁期间，基本完成眼功能发育。因此在不同发育时期，应当有重点地关注儿童眼的发育和眼病的发生，做好眼保健工作。在社区中，常见的儿童眼病主要有屈光不正、斜视、弱视和先天性眼病。有资料显示在我国儿童斜视的患病率约为

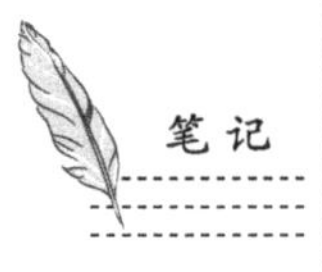

1%，弱视的患病率约为3%～5%，而儿童中大部分的视觉损伤都是由屈光不正造成的。

治疗儿童屈光不正最恰当、最快捷、最有效的方法就是验光配镜。近几年来，我国很多医学院校开设了视光学专业，视光学专业学生毕业后到各大医院、眼镜店工作，通过他们所学到的系统的视光学专业知识，已使眼镜的验配质量有了很大的提高。社区的眼视光工作者作为初级眼保健工作者可以通过提供视力检测、矫正屈光不正、提供眼镜，来满足社区儿童屈光服务的需求。针对儿童眼病，社区眼视光学工作者能够开展的工作主要包括：①先天性眼病的预防，提供简单的遗传眼病咨询。②小儿常见眼病的预防、处理。③矫正、处理屈光不正和提供低视力服务。④培训验光、配镜方面人员。⑤进行眼病筛查，包括屈光不正、斜视、弱视等。⑥对医院确诊的弱视儿童提供弱视训练。⑦将斜视儿童转诊到有条件的医院进行治疗。⑧发现和转诊常见致盲眼病如先天性白内障、先天性青光眼等。⑨开展儿童眼保健知识的宣传和普及活动。⑩为患儿选择合适的镜片，镜架。对学生配镜实行优惠政策，对贫困屈光不正的儿童提供低价格或免费的眼镜。

为了更好提供儿童眼保健服务，眼视光工作者应当定期到社区的幼儿园、学校进行眼病筛查或验光配镜等服务。在社区中，针对儿童视力发育的特点，教育家长如何使用标准视力表监测孩子的视力变化，及时发现孩子存在的视力问题。如果发现儿童视力下降，出现歪头、眯眼看电视或遮盖一眼婴儿出现哭闹等现象，视光学工作者应当及时将患儿转诊到上级医院进行检查。儿童弱视治疗效果的好坏与开始治疗年龄关系很大，一般认为弱视的最佳治疗时期是4～7岁。在社区早期发现儿童的视力问题，为早期预防和治疗弱视，恢复双眼正常视功能提供了可能。儿童也是屈光不正的高发人群，对于12岁以下的儿童应当在睫状肌麻痹下进行检影验光。

青少年的视力下降也与他们的心理因素有着密切的关系，不良的心理因素可以促进视力下降。有的孩子本来是轻度的近视眼，他们配戴眼镜后完全可以控制视力的继续下降，但是由于对配戴眼镜的恐惧，家长担心戴镜后近视眼会加重的错误观念的存在，青少年往往拒绝配戴框架眼镜或不能坚持戴镜，以至于近视度数加深，造成与视远相关的功能下降。针对这部分人群，可以通过对家长和青少年加强防治近视眼的教育，纠正错误的观念；也可以通过客观评估青少年自身的状况后，为其验配角膜塑型镜以及透气性硬性角膜接触镜(rigid gas permeable contact lens，RGP)，以此来控制近视眼的发展。总之，儿童屈光不正的治疗应根据患儿的年龄、屈光状况、眼位情况、个人的戴镜需求等采取符合恰当的矫治方案。

（二）老年视光学工作的开展

我国的老年人约有1.3亿，占全国人口的10%。随着全国人口期望寿命的增加，老龄化的趋势会越来越明显。社区老年视光学工作的开展是提高老年人生活质量，减少家庭及社会经济负担。

在社区开展老年视光学工作主要是针对老年人常见的眼病，如屈光不正、老视眼和年龄相关性白内障。

屈光不正和老视眼是影响老年人视力的主要原因。我国大约1/4的40岁以上的中老年人患有近视眼，导致他们的远视觉损伤。另外，大部分40岁以上的人由于老视眼而有明显的近视觉损伤。他们中许多人没有配戴过老花镜，有些人自行从集市上购买质量无保障的老花镜，严重影响了与视近相关的功能，影响他们的生活质量。另外，白内障病人接受人工晶状体植入手术以后，由于手术、植入的人工晶状体度数不准确或不能植入人工晶状体等原因，往往出现过度矫正、欠矫、散光或高度远视眼等屈光不正问题。即使植入人工晶状体后远视力矫正到1.0以上者，由于晶状体被摘除，失去了调节功能，也会出现人为的“老视”，需要配戴阅读眼镜才能从事近距离工作。因此社区的眼视光工作者可以通过验光配镜来解

笔记

决老年人已有的或白内障术后继发的屈光不正等问题。

白内障是最主要的致盲眼病，由于大部分的白内障病人生活在社区，在社区开展白内障筛查，及时发现白内障病人，特别是贫困的白内障病人，并转诊到上级医院眼科接受白内障手术治疗，不仅能提高白内障手术数量，还能减轻病人的经济负担和社区的社会负担。在社区开展白内障筛查应当配备裂隙灯活体显微镜、视力表、小孔镜、直接检眼镜等基本设备。筛查前，组织人员和社区负责人员进行沟通，确定筛查时间、筛查场地，以及筛查的宣传形式和可能的筛查人数。筛查的当天，在社区工作人员的协助下，对参加筛查的居民进行登记，检查视力、眼前节、眼底，并且对有视力障碍的病人进行询问。然而在实际工作中，由于医疗资源的限制，筛查活动也可以根据当地的实际情况，仅做视力检查以及利用手电筒斜照法来筛查白内障病人，然后将需要进一步检查和治疗的病人转诊到上级医院进行诊治。

青光眼、年龄相关性黄斑变性、糖尿病视网膜病变等常见眼病的病程长，需要长期治疗和随诊。社区眼视光工作者可以在眼科医师的指导下，对这些眼病病人进行长期的随访，提供视力、眼压等检查，甚至可以进行眼底等检查，一旦发现患眼病情出现变化，就及时转诊到上级医院。这种模式不仅方便了病人，缓解了眼科医疗资源的紧张，而且节省眼科医疗费用的支出，减轻了国家和个人的负担。

第四节 社区的眼保健教育

社区的眼视光学工作者可以根据实际情况，向社区居民提供适宜的眼保健信息，以便提高社区居民的眼保健水平。在社区开展眼保健教育（eye care education）可传播眼病防治知识，提高公众预防眼病的意识，促使眼病病人尽早就医，适时接受合理治疗的一种方式，属于初级眼保健的内容之一。

在社区从事眼保健教育的人员可以是具有医疗背景的人，如妇幼保健所的保健员、社区医师、社区康复师、学校医师、乡村医师等，也可以是没有医疗背景的社区服务人员，如社区工作者、社区志愿者、企事业的工会人员等。眼健康教育可以在社区内企事业、中小学、幼儿园、盲校及老人院开展。眼保健教育内容可以涉及白内障、青光眼、糖尿病视网膜病变、屈光不正、小儿常见眼病、眼表疾病等。眼保健教育的方式根据听课人员的数量和授课内容，可以采取讲座、小组座谈和咨询的方式进行。

二维码 14-1 扫一扫，测一测

社区眼健康教育关注社区眼健康的发展，是社区眼保健设施的完善和初级眼保健网络形成的基础。有效、积极地开展社区眼健康教育是充分利用现有眼保健资源，提高眼科医疗效率和效果的有效途径。

（何 伟 刘春玲 鹿 庆）

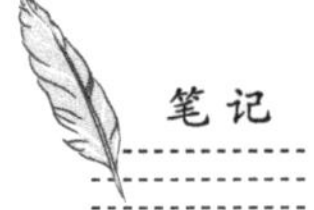

附　录

附表1　t界值表

自由度（ν）	双侧	概率（P）								
		0.50	0.20	0.10	0.05	0.02	0.01	0.005	0.002	0.001
	单侧	0.25	0.10	0.05	0.025	0.01	0.005	0.0025	0.001	0.0005
1		1.000	3.078	6.314	12.706	31.821	63.657	127.321	318.309	636.619
2		0.816	1.886	2.920	4.303	6.965	9.925	14.089	22.327	31.599
3		0.765	1.638	2.353	3.182	4.541	5.841	7.453	10.215	12.924
4		0.741	1.533	2.132	2.776	3.747	4.604	5.598	7.173	8.610
5		0.727	1.476	2.015	2.571	3.365	4.032	4.773	5.893	6.869
6		0.718	1.440	1.943	2.447	3.143	3.707	4.317	5.208	5.959
7		0.711	1.415	1.895	2.365	2.998	3.499	4.029	4.785	5.408
8		0.706	1.397	1.860	2.306	2.896	3.355	3.833	4.501	5.041
9		0.703	1.383	1.833	2.262	2.821	3.250	3.690	4.297	4.781
10		0.700	1.372	1.812	2.228	2.764	3.169	3.581	4.144	4.587
11		0.697	1.363	1.796	2.201	2.718	3.106	3.497	4.025	4.437
12		0.695	1.356	1.782	2.179	2.681	3.055	3.428	3.930	4.318
13		0.694	1.350	1.771	2.160	2.650	3.012	3.372	3.852	4.221
14		0.692	1.345	1.761	2.145	2.624	2.977	3.326	3.787	4.140
15		0.691	1.341	1.753	2.131	2.602	2.947	3.286	3.733	4.073
16		0.690	1.337	1.746	2.120	2.583	2.921	3.252	3.686	4.015
17		0.689	1.333	1.740	2.110	2.567	2.898	3.222	3.646	3.965
18		0.688	1.330	1.734	2.101	2.552	2.878	3.197	3.610	3.922
19		0.688	1.328	1.729	2.093	2.539	2.861	3.174	3.579	3.883
20		0.687	1.325	1.725	2.086	2.528	2.845	3.153	3.552	3.850
21		0.686	1.323	1.721	2.080	2.518	2.831	3.135	3.527	3.819
22		0.686	1.321	1.717	2.074	2.508	2.819	3.119	3.505	3.792

续表

自由度（ν）		概率（P）								
	双侧	0.50	0.20	0.10	0.05	0.02	0.01	0.005	0.002	0.001
	单侧	0.25	0.10	0.05	0.025	0.01	0.005	0.0025	0.001	0.0005
23		0.685	1.319	1.714	2.069	2.500	2.807	3.104	3.485	3.768
24		0.685	1.318	1.711	2.064	2.492	2.797	3.091	3.467	3.745
25		0.684	1.316	1.708	2.060	2.485	2.787	3.078	3.450	3.725
26		0.684	1.315	1.706	2.056	2.479	2.779	3.067	3.435	3.707
27		0.684	1.314	1.703	2.052	2.473	2.771	3.057	3.421	3.690
28		0.683	1.313	1.701	2.048	2.467	2.763	3.047	3.408	3.674
29		0.683	1.311	1.699	2.045	2.462	2.756	3.038	3.396	3.659
30		0.683	1.310	1.697	2.042	2.457	2.750	3.030	3.385	3.646
31		0.682	1.309	1.696	2.040	2.453	2.744	3.022	3.375	3.633
32		0.682	1.309	1.694	2.037	2.449	2.738	3.015	3.365	3.622
33		0.682	1.308	1.692	2.035	2.445	2.733	3.008	3.356	3.611
34		0.682	1.307	1.091	2.032	2.441	2.728	3.002	3.348	3.601
35		0.682	1.306	1.690	2.030	2.438	2.724	2.996	3.340	3.591
36		0.681	1.306	1.688	2.028	2.434	2.719	2.990	3.333	3.582
37		0.681	1.305	1.687	2.026	2.431	2.715	2.985	3.326	3.574
38		0.681	1.304	1.686	2.024	2.429	2.712	2.980	3.319	3.566
39		0.681	1.304	1.685	2.023	2.426	2.708	2.976	3.313	3.558
40		0.681	1.303	1.684	2.021	2.423	2.704	2.971	3.307	3.551
50		0.679	1.299	1.676	2.009	2.403	2.678	2.937	3.261	3.496
60		0.679	1.296	1.671	2.000	2.390	2.660	2.915	3.232	3.460
70		0.678	1.294	1.667	1.994	2.381	2.648	2.899	3.211	3.436
80		0.678	1.292	1.664	1.990	2.374	2.639	2.887	3.195	3.416
90		0.677	1.291	1.662	1.987	2.368	2.632	2.878	3.183	3.402
100		0.677	1.290	1.660	1.984	2.364	2.626	2.871	3.174	3.390
200		0.676	1.286	1.653	1.972	2.345	2.601	2.839	3.131	3.340
500		0.675	1.283	1.648	1.965	2.334	2.586	2.820	3.107	3.310
1000		0.675	1.282	1.646	1.962	2.330	2.581	2.813	3.098	3.300
∞		0.6745	1.2816	1.6449	1.9600	2.3263	2.5758	2.8070	3.0902	3.2905

附表2 *F*界值表(单侧检验,方差分析用)

$P=0.05$

v_2	v_1(较大均方自由度)														
	1	2	3	4	5	6	7	8	9	10	12	14	16	18	20
1	161	200	216	225	230	234	237	239	241	242	244	245	246	247	248
2	18.5	19.0	19.2	19.2	19.3	19.3	19.4	19.4	19.4	19.4	19.4	19.4	19.4	19.4	19.4
3	10.1	9.55	9.28	9.12	9.01	8.94	8.89	8.85	8.81	8.79	8.74	8.71	8.69	8.67	8.66
4	7.71	6.94	6.59	6.39	6.26	6.16	6.09	6.04	6.00	5.96	5.91	5.87	5.84	5.82	5.80
5	6.61	5.79	5.41	5.19	5.05	4.95	4.88	4.82	4.77	4.74	4.68	4.64	4.60	4.58	4.56
6	5.99	5.14	4.76	4.53	4.39	4.28	4.21	4.15	4.10	4.06	4.00	3.96	3.92	3.90	3.87
7	5.59	4.74	4.35	4.12	3.97	3.87	3.79	3.73	3.68	3.64	3.57	3.53	3.49	3.47	3.44
8	5.32	4.46	4.07	3.84	3.69	3.58	3.50	3.44	3.39	3.35	3.28	3.24	3.20	3.17	3.15
9	5.12	4.26	3.86	3.63	3.48	3.37	3.29	3.23	3.18	3.14	3.07	3.03	2.99	2.96	2.94
10	4.96	4.10	3.71	3.48	3.33	3.22	3.14	3.07	3.02	2.98	2.91	2.86	2.83	2.80	2.77
11	4.84	3.98	3.59	3.36	3.20	3.09	3.01	2.95	2.90	2.85	2.79	2.74	2.70	2.67	2.65
12	4.75	3.89	3.49	3.26	3.11	3.00	2.91	2.85	2.80	2.75	2.69	2.64	2.60	2.57	2.54
13	4.67	3.81	3.41	3.18	3.03	2.92	2.83	2.77	2.71	2.67	2.60	2.55	2.51	2.48	2.46
14	4.60	3.74	3.34	3.11	2.96	2.85	2.76	2.70	2.65	2.60	2.53	2.48	2.44	2.41	2.39
15	4.54	3.68	3.29	3.06	2.90	2.79	2.71	2.64	2.59	2.54	2.48	2.42	2.38	2.35	2.33
16	4.49	3.63	3.24	3.01	2.85	2.74	2.66	2.59	2.54	2.49	2.42	2.37	2.33	2.30	2.28
17	4.45	3.59	3.20	2.96	2.81	2.70	2.61	2.55	2.49	2.45	2.38	2.33	2.29	2.26	2.23
18	4.41	3.55	3.16	2.93	2.77	2.66	2.58	2.51	2.46	2.41	2.34	2.29	2.25	2.22	2.19
19	4.38	3.52	3.13	2.90	2.74	2.63	2.54	2.48	2.42	2.38	2.31	2.26	2.21	2.18	2.16
20	4.35	3.49	3.10	2.87	2.71	2.60	2.51	2.45	2.39	2.35	2.28	2.22	2.18	2.15	2.12
21	4.32	3.47	3.07	2.84	2.68	2.57	2.49	2.42	2.37	2.32	2.25	2.20	2.16	2.12	2.10
22	4.30	3.44	3.05	2.82	2.66	2.55	2.46	2.40	2.34	2.30	2.23	2.17	2.13	2.10	2.07
23	4.28	3.42	3.03	2.80	2.64	2.53	2.44	2.37	2.32	2.27	2.20	2.15	2.11	2.07	2.05
24	4.26	3.40	3.01	2.78	2.62	2.51	2.42	2.36	2.30	2.25	2.18	2.13	2.09	2.05	2.03
25	4.24	3.39	2.99	2.76	2.60	2.49	2.40	2.34	2.28	2.24	2.16	2.11	2.07	2.04	2.01
26	4.23	3.37	2.98	2.74	2.59	2.47	2.39	2.32	2.27	2.22	2.15	2.09	2.05	2.02	1.99
27	4.21	3.35	2.96	2.73	2.57	2.46	2.37	2.31	2.25	2.20	2.13	2.08	2.04	2.00	1.97
28	4.20	3.34	2.95	2.71	2.56	2.45	2.36	2.29	2.24	2.19	2.12	2.06	2.02	1.99	1.96
29	4.18	3.33	2.93	2.70	2.55	2.43	2.35	2.28	2.22	2.18	2.10	2.05	2.01	1.97	1.94
30	4.17	3.32	2.92	2.69	2.53	2.42	2.33	2.27	2.21	2.16	2.09	2.04	1.99	1.96	1.93
32	4.15	3.29	2.90	2.67	2.51	2.40	2.31	2.24	2.19	2.14	2.07	2.01	1.97	1.94	1.91
34	4.13	3.28	2.88	2.65	2.49	2.38	2.29	2.23	2.17	2.12	2.05	1.99	1.95	1.92	1.89
36	4.11	3.26	2.87	2.63	2.48	2.36	2.28	2.21	2.15	2.11	2.03	1.98	1.93	1.90	1.87
38	4.10	3.24	2.85	2.62	2.46	2.35	2.26	2.19	2.14	2.09	2.02	1.96	1.92	1.88	1.85
40	4.08	3.23	2.84	2.61	2.45	2.34	2.25	2.18	2.12	2.08	2.00	1.95	1.90	1.87	1.84
42	4.07	3.22	2.83	2.59	2.44	2.32	2.24	2.17	2.11	2.06	1.99	1.93	1.89	1.86	1.83
44	4.06	3.21	2.82	2.58	2.43	2.31	2.23	2.16	2.10	2.05	1.98	1.92	1.88	1.84	1.81
46	4.05	3.20	2.81	2.57	2.42	2.30	2.22	2.15	2.09	2.04	1.97	1.91	1.87	1.83	1.80
48	4.04	3.19	2.80	2.57	2.41	2.29	2.21	2.14	2.08	2.03	1.96	1.90	1.86	1.82	1.79
50	4.03	3.18	2.79	2.56	2.40	2.29	2.20	2.13	2.07	2.03	1.95	1.89	1.85	1.81	1.78
60	4.00	3.15	2.76	2.53	2.37	2.25	2.17	2.10	2.04	1.99	1.92	1.86	1.82	1.78	1.75
80	3.96	3.11	2.72	2.49	2.33	2.21	2.13	2.06	2.00	1.95	1.88	1.82	1.77	1.73	1.70
100	3.94	3.09	2.70	2.46	2.31	2.19	2.10	2.03	1.97	1.93	1.85	1.79	1.75	1.71	1.68
125	3.92	3.07	2.68	2.44	2.29	2.17	2.08	2.01	1.96	1.91	1.83	1.77	1.72	1.69	1.65
150	3.90	3.06	2.66	2.43	2.27	2.16	2.07	2.00	1.94	1.89	1.82	1.76	1.71	1.67	1.64
200	3.89	3.04	2.65	2.42	2.26	2.14	2.06	1.98	1.93	1.88	1.80	1.74	1.69	1.66	1.62
300	3.87	3.03	2.63	2.40	2.24	2.13	2.04	1.97	1.91	1.86	1.78	1.72	1.68	1.64	1.61
500	3.86	3.01	2.62	2.39	2.23	2.12	2.03	1.96	1.90	1.85	1.77	1.71	1.66	1.62	1.59
1000	3.85	3.00	2.61	2.38	2.22	2.11	2.02	1.95	1.89	1.84	1.76	1.70	1.65	1.61	1.58
∞	3.84	3.00	2.60	2.37	2.21	2.10	2.01	1.94	1.88	1.83	1.75	1.69	1.64	1.60	1.57

附表 2 F 界值表(单侧检验,方差分析用)(续)

$P=0.01$

ν_2	ν_1(较大均方的自由度)														
	1	2	3	4	5	6	7	8	9	10	12	14	16	18	20
1	4052	5000	5403	5625	5754	5859	5928	5981	6022	6056	6106	6142	6169	6190	6209
2	98.5	99.0	99.2	99.2	99.3	99.3	99.4	99.4	99.4	99.4	99.4	99.4	99.4	99.4	99.4
3	34.1	30.8	29.5	28.7	28.2	27.9	27.7	27.5	27.3	27.2	27.1	26.9	26.8	26.8	26.7
4	21.2	18.0	16.7	16.0	15.5	15.2	15.0	14.8	14.7	14.5	14.4	14.2	14.2	14.1	14.0
5	16.3	13.3	12.1	11.4	11.0	10.7	10.5	10.3	10.2	10.1	9.89	9.77	9.68	9.61	9.55
6	13.7	10.9	9.78	9.15	8.75	8.47	8.26	8.10	7.98	7.87	7.72	7.60	7.52	7.45	7.40
7	12.2	9.55	8.45	7.85	7.46	7.19	6.99	6.84	6.72	6.62	6.47	6.36	6.27	6.21	6.16
8	11.3	8.65	7.59	7.01	6.63	6.37	6.18	6.03	5.91	5.81	5.67	5.56	5.48	5.41	5.36
9	10.6	8.02	6.99	6.42	6.06	5.80	5.61	5.47	5.35	5.26	5.11	5.00	4.92	4.86	4.81
10	10.0	7.56	6.55	5.99	5.64	5.39	5.20	5.06	4.94	4.85	4.71	4.60	4.52	4.46	4.41
11	9.65	7.21	6.22	5.67	5.32	5.07	4.89	4.74	4.63	4.54	4.40	4.29	4.21	4.15	4.10
12	9.33	6.93	5.95	5.41	5.06	4.82	4.64	4.50	4.39	4.30	4.16	4.05	3.97	3.91	3.86
13	9.07	6.70	5.74	5.21	4.86	4.62	4.44	4.30	4.19	4.10	2.96	3.86	3.73	3.71	3.66
14	8.86	6.51	5.56	5.04	4.70	4.46	4.23	4.14	4.03	3.94	3.80	3.70	3.62	3.56	3.51
15	8.68	6.36	5.42	4.89	4.56	4.32	4.14	4.00	3.89	3.80	3.67	3.56	3.49	3.42	3.37
16	8.53	6.23	5.29	4.77	4.44	4.20	4.03	3.89	3.78	3.69	3.55	3.45	3.37	3.31	3.26
17	8.40	6.11	5.18	4.67	4.34	4.10	3.93	3.79	3.68	3.59	3.46	3.35	3.27	3.21	3.16
18	8.29	6.01	5.39	4.58	4.25	4.01	3.84	3.71	3.60	3.51	3.37	3.27	3.19	3.13	3.68
19	8.18	5.93	5.01	4.50	4.17	3.94	3.77	3.63	3.52	3.43	3.30	3.10	3.12	3.05	3.00
20	8.10	5.85	4.94	4.43	4.10	3.37	3.70	3.56	3.46	3.37	3.23	3.13	3.05	2.99	2.94
21	8.02	5.78	4.87	4.37	4.04	3.81	3.64	3.51	3.40	3.31	3.17	3.07	2.99	2.93	2.88
22	7.95	5.72	4.82	4.31	3.99	3.76	3.59	3.45	3.35	3.26	3.12	3.02	2.94	2.88	2.83
23	7.88	5.66	4.76	4.26	3.94	3.71	3.54	3.41	3.30	3.21	3.07	2.97	2.89	2.83	2.78
24	7.82	5.61	4.72	4.22	3.90	3.67	3.50	3.36	3.26	3.17	3.03	2.93	2.85	2.79	2.74
25	7.77	5.57	4.68	4.18	3.86	3.63	3.46	3.32	3.22	3.13	2.99	2.89	2.81	2.75	2.70
26	7.72	5.53	4.64	4.14	3.82	3.59	3.42	3.29	3.18	3.09	2.96	2.86	2.78	2.72	2.66

续表

v_2	v_1（较大均方的自由度）														
	1	2	3	4	5	6	7	8	9	10	12	14	16	18	20
27	7.68	5.49	4.60	4.11	3.78	3.56	3.39	3.26	3.15	3.06	2.93	2.82	2.75	2.68	2.63
28	7.64	5.45	4.57	4.07	3.75	3.53	3.36	3.23	3.12	3.03	2.90	2.79	2.72	2.65	2.60
29	7.60	5.42	4.54	4.04	3.73	3.50	3.33	3.20	3.09	3.00	2.87	2.77	2.69	2.62	2.57
30	7.56	5.39	4.51	4.02	3.70	3.47	3.30	3.17	3.07	2.98	2.84	2.74	2.66	2.60	2.55
32	7.50	5.34	4.46	3.07	3.65	3.43	3.26	3.13	3.02	2.93	2.80	2.70	2.62	2.55	2.50
34	7.44	5.29	4.42	3.93	3.61	3.39	3.22	3.09	2.98	2.89	2.76	2.66	2.58	2.51	2.46
36	7.40	5.25	4.38	3.89	3.57	3.35	3.18	3.05	2.95	2.86	2.72	2.62	2.54	2.48	2.43
38	7.35	5.21	4.34	3.86	3.54	3.32	3.15	3.02	2.92	2.83	2.69	2.59	2.51	2.45	2.40
40	7.31	5.18	4.31	3.83	3.51	3.29	3.12	2.99	2.89	2.80	2.66	2.56	2.48	2.42	2.37
42	7.28	5.15	4.29	3.80	3.49	3.27	3.10	2.97	2.86	2.78	2.64	2.54	2.46	2.40	2.34
44	7.25	5.12	4.26	3.78	3.47	3.24	3.08	2.95	2.84	2.75	2.62	2.52	2.44	2.37	2.32
46	7.22	5.10	4.24	3.76	3.44	3.22	3.06	2.93	2.82	2.73	2.60	2.50	2.42	2.35	2.30
48	7.20	5.08	4.22	3.74	3.43	3.20	3.04	2.91	2.80	2.72	2.58	2.48	2.40	2.33	2.28
50	7.17	5.06	4.20	3.72	3.41	3.19	3.02	2.89	2.79	2.70	2.56	2.46	2.38	2.32	2.27
60	7.08	4.98	4.13	3.65	3.34	3.12	2.95	2.82	2.72	2.63	2.59	2.39	2.31	2.25	2.20
80	6.96	4.88	4.04	3.56	3.26	3.04	2.87	2.74	2.64	2.55	2.42	2.31	2.23	2.17	2.12
100	6.90	4.82	3.98	3.51	3.21	2.99	2.82	2.69	2.59	2.50	2.37	2.26	2.19	2.12	2.07
125	6.84	4.78	3.94	3.47	3.17	2.95	2.79	2.66	2.55	2.47	2.33	2.23	2.15	2.08	2.03
150	6.81	4.75	3.92	3.45	3.14	2.92	2.76	2.63	2.53	2.44	2.31	2.20	2.12	2.06	2.00
200	6.76	4.71	3.88	3.41	3.11	2.89	2.73	2.60	2.50	2.41	2.27	2.17	2.09	2.02	1.97
300	6.72	4.68	3.85	3.38	3.08	2.86	2.70	2.57	2.47	2.38	2.24	2.14	2.06	1.99	1.94
500	6.69	4.65	3.82	3.36	3.05	2.84	2.68	2.55	2.44	2.36	2.22	2.12	2.04	1.97	1.92
1000	6.66	4.63	3.80	3.34	3.04	2.82	2.66	2.53	2.43	2.34	2.20	2.10	2.02	1.95	1.90
∞	6.63	4.61	3.78	3.32	3.02	2.80	2.64	2.51	2.41	2.32	2.18	2.08	2.00	1.93	1.88

附表 3　x^2 界值表

自由度 (v)	概率(P)												
	0.995	0.990	0.975	0.950	0.900	0.750	0.500	0.250	0.100	0.050	0.025	0.010	0.005
1	…	…	…	…	0.02	0.10	0.45	1.32	2.71	3.84	5.02	6.63	7.88
2	0.01	0.02	0.02	0.10	0.21	0.58	1.39	2.77	4.61	5.99	7.38	9.21	10.60
3	0.07	0.11	0.22	0.35	0.58	1.21	2.37	4.11	6.25	7.81	9.35	11.34	12.84
4	0.21	0.30	0.48	0.71	1.06	1.92	3.36	5.39	7.78	9.49	11.14	13.28	14.86
5	0.41	0.55	0.83	1.15	1.61	2.67	4.35	6.63	9.24	11.07	12.83	15.09	16.75
6	0.68	0.87	1.24	1.64	2.20	3.45	5.35	7.84	10.64	12.59	14.45	16.81	18.55
7	0.99	1.24	1.69	2.17	2.83	4.25	6.35	9.04	12.02	14.07	16.01	18.48	20.28
8	1.34	1.65	2.18	2.73	3.40	5.07	7.34	10.22	13.36	15.51	17.53	20.09	21.96
9	1.73	2.09	2.70	3.33	4.17	5.90	8.34	11.39	14.68	16.92	19.02	21.67	23.59
10	2.16	2.56	3.25	3.94	4.87	6.74	9.34	12.55	15.99	18.31	20.48	23.21	25.19
11	2.60	3.05	3.82	4.57	5.58	7.58	10.34	13.70	17.28	19.68	21.92	24.72	26.76
12	3.07	3.57	4.40	5.23	6.30	8.44	11.34	14.85	18.55	21.03	23.34	26.22	28.30
13	3.57	4.11	5.01	5.89	7.04	9.30	12.34	15.98	19.81	22.36	24.74	27.69	29.82
14	4.07	4.66	5.63	6.57	7.79	10.17	13.34	17.12	21.06	23.68	26.12	29.14	31.32
15	4.60	5.23	6.27	7.26	8.55	11.04	14.34	18.25	22.31	25.00	27.49	30.58	32.80
16	5.14	5.81	6.91	7.96	9.31	11.91	15.34	19.37	23.54	26.30	28.85	32.00	34.27
17	5.70	6.41	7.56	8.67	10.09	12.79	16.34	20.49	24.77	27.59	30.19	33.41	35.72
18	6.26	7.01	8.23	9.39	10.86	13.68	17.34	21.60	25.99	28.87	31.53	34.81	37.16
19	6.84	7.63	8.91	10.12	11.65	14.56	18.34	22.72	27.20	30.14	32.85	36.19	38.58
20	7.43	8.26	9.59	10.85	12.44	15.45	19.34	23.83	28.41	31.41	34.17	37.57	40.00
21	8.03	8.90	10.28	11.59	13.24	16.34	20.34	24.93	29.62	32.67	35.48	38.93	41.40
22	8.64	9.54	10.98	12.34	14.04	17.24	21.34	26.04	30.81	33.92	36.78	40.29	42.80
23	9.26	10.20	11.69	13.09	14.85	18.14	22.34	27.14	32.01	35.17	38.08	41.64	44.18
24	9.89	10.86	12.40	13.85	15.66	19.04	23.34	28.24	33.20	36.42	39.36	42.98	45.56
25	10.52	11.52	13.12	14.61	16.47	19.94	24.34	29.34	34.38	37.65	40.65	44.31	46.93
26	11.16	12.20	13.84	15.38	17.29	20.84	25.34	30.43	35.56	38.89	41.92	45.64	48.29
27	11.81	12.88	14.57	16.15	18.11	21.75	26.34	31.53	36.74	40.11	43.19	46.96	49.64
28	12.46	13.56	15.31	16.93	18.94	22.66	27.34	32.62	37.92	41.34	44.46	48.28	50.99
29	13.12	14.26	16.05	17.71	19.77	23.57	28.34	33.71	39.09	42.56	45.72	49.59	52.34
30	13.79	14.95	16.79	18.49	20.60	24.48	29.34	34.80	40.26	43.77	46.98	50.89	53.67
40	20.71	22.16	24.43	26.51	29.05	33.66	39.34	45.62	51.80	55.76	59.34	63.69	66.77
50	27.99	29.71	32.36	34.76	37.69	42.94	49.33	56.33	63.17	67.50	71.42	76.15	79.49
60	35.53	37.48	40.48	43.19	46.46	52.29	59.33	66.98	74.40	79.08	83.30	88.38	91.95
70	43.28	45.44	48.76	51.74	55.33	61.70	69.33	77.58	85.53	90.53	95.02	100.42	104.22
80	51.17	53.54	57.15	60.39	64.28	71.14	79.33	88.13	96.58	101.88	106.63	112.33	116.32
90	59.20	61.75	65.65	69.13	73.29	80.62	89.33	98.64	107.56	113.14	118.14	124.12	128.30
100	67.33	70.06	74.22	77.93	82.36	90.13	99.33	109.14	118.50	124.34	129.56	135.81	140.17

附表 4　配对资料符号等级检验界值表

对子数(*n*)	概率(*P*)			
	双侧	0.05	0.02	0.01
	单侧	0.02	0.01	0.005
6		0	—	—
7		2	0	—
8		4	2	0
9		6	3	2
10		8	5	3
11		11	7	5
12		14	10	7
13		17	13	10
14		21	16	13
15		25	20	16
16		30	24	20
17		35	28	23
18		40	33	28
19		46	38	32
20		52	43	38
21		59	49	43
22		66	56	49
23		73	62	55
24		81	69	61
25		89	77	68

附表 5 秩和检验界值表(双侧检验)

n_2较大	P	n_1较小													
		2	3	4	5	6	7	8	9	10	11	12	13	14	15
4	0.05			10											
	0.01			—											
5	0.05		6	11	17										
	0.01		—	—	15										
6	0.05		7	12	18	26									
	0.01		—	10	16	23									
7	0.05		7	13	20	27	36								
	0.01		—	10	17	24	32								
8	0.05	3	8	14	21	29	38	49							
	0.01	—	—	11	17	25	34	43							
9	0.05	3	8	15	22	31	40	51	63						
	0.01	—	6	11	18	26	35	45	56						
10	0.05	3	9	15	23	32	42	53	65	78					
	0.01	—	6	12	19	27	37	47	58	71					
11	0.05	4	9	16	24	34	44	55	68	81	96				
	0.01	—	6	12	20	28	38	49	61	74	87				
12	0.05	4	10	17	26	35	46	58	71	85	99	115			
	0.01	—	7	13	21	30	40	51	63	76	90	106			
13	0.05	4	10	18	27	37	48	60	73	88	103	119	137		
	0.01	—	7	14	22	31	41	53	65	79	93	109	125		
14	0.05	4	11	19	28	38	50	63	76	91	106	123	141	160	
	0.01	—	7	14	22	32	43	54	67	81	96	112	129	147	
15	0.05	4	11	20	29	40	52	65	79	94	110	127	145	164	185
	0.01	—	8	15	23	33	44	56	70	84	99	115	133	151	171
16	0.05	4	12	21	31	42	54	67	82	97	114	131	150	169	
	0.01	—	8	15	24	34	46	58	72	86	102	119	137	155	
17	0.05	5	12	21	32	43	56	70	84	100	117	135	154		
	0.01	—	8	16	25	36	47	60	74	89	105	122	140		
18	0.05	5	13	22	33	45	58	72	87	103	121	139			
	0.01	—	8	16	26	37	49	62	76	92	108	125			
19	0.05	5	13	23	34	46	60	74	90	107	124				
	0.01	3	9	17	27	38	50	64	78	94	111				
20	0.05	5	14	24	35	48	62	77	93	110					
	0.01	3	9	18	28	39	52	66	81	97					
21	0.05	6	14	25	37	50	64	79	95						
	0.01	3	9	18	29	40	53	68	83						
22	0.05	6	15	26	38	51	66	82							
	0.01	3	10	19	29	42	55	70							
23	0.05	6	15	27	39	53	68								
	0.01	3	10	19	30	43	57								
24	0.05	6	16	28	40	55									
	0.01	3	10	20	31	44									
25	0.05	6	16	28	42										
	0.01	3	11	20	32										
26	0.05	7	17	29											
	0.01	3	11	21											
27	0.05	7	17												
	0.01	4	11												
28	0.05	7													
	0.01	4													

附表 6　相关系数 *r* 界值表（双侧检验）

自由度（v）	概率（P）	
	0.05	0.01
1	0.997	1.000
2	0.950	0.990
3	0.878	0.959
4	0.811	0.917
5	0.755	0.875
6	0.707	0.834
7	0.666	0.798
8	0.632	0.765
9	0.602	0.735
10	0.576	0.708
11	0.553	0.684
12	0.532	0.661
13	0.514	0.641
14	0.497	0.623
15	0.482	0.606
16	0.468	0.590
17	0.456	0.575
18	0.444	0.561
19	0.433	0.549
20	0.423	0.537
21	0.413	0.526
22	0.404	0.515
23	0.396	0.505
24	0.388	0.496
25	0.381	0.487
26	0.374	0.479
27	0.367	0.471
28	0.361	0.463
29	0.355	0.456
30	0.349	0.449
35	0.325	0.418
40	0.304	0.393
45	0.288	0.372
50	0.273	0.354

续表

自由度（v）	概率（P）	
	0.05	0.01
60	0.250	0.325
70	0.232	0.302
80	0.217	0.283
90	0.205	0.267
100	0.195	0.254
125	0.174	0.228
150	0.159	0.208
170	0.150	0.196
200	0.138	0.181
300	0.113	0.148
400	0.098	0.128
500	0.088	0.115
800	0.060	0.091
1000	0.062	0.081

参考文献

1. 王家良. 临床流行病学——临床科研设计、测量与评价. 第4版. 上海: 上海科学技术出版社, 2014
2. 林果为, 沈福民. 现代临床流行病学. 上海: 复旦大学出版社, 2004
3. 陈洁. 临床经济学. 上海: 上海医科大学出版社, 2002
4. 金丕焕. 医用统计方法(第3版). 上海: 复旦大学出版社, 2009
5. Hans Limberg, Walter Reester Ing, et al. RAAB6, RAPID ASSESSMENT OF AVOIDABLE BLINDNESS. Version 6 for Windows®. International Center for Eye Health, London School of Hygiene & Tropical Medicine, London, U.K., October 2013

汉英对照索引

Y

Z